U0377018

Ear Surgery Illustrated
A Comprehensive Atlas of Otologic Microsurgical Techniques

图解耳外科学
耳科显微手术技术

原　著　[美]Robert K. Jackler

插　图　[美]Christine Gralapp

主　译　肖红俊　华中科技大学同济医学院附属协和医院

主　审　孙建军　中国人民解放军总医院第六医学中心
　　　　　　　　（原海军总医院）

译　者（按姓氏笔画顺序）

王　懿　华中科技大学同济医学院附属协和医院

王文雯　华中科技大学同济医学院附属协和医院

孙　宇　华中科技大学同济医学院附属协和医院

肖红俊　华中科技大学同济医学院附属协和医院

吴　瑕　华中科技大学同济医学院附属协和医院

冷杨名　华中科技大学同济医学院附属协和医院

张文娟　华中科技大学同济医学院附属协和医院

罗凌惠　华中科技大学同济医学院附属协和医院

周　鹏　华中科技大学同济医学院附属协和医院

宗世民　华中科技大学同济医学院附属协和医院

赵学艳　华中科技大学同济医学院附属协和医院

胡钰娟　华中科技大学同济医学院附属协和医院

袁　杰　华中科技大学同济医学院附属协和医院

程华茂　华中科技大学同济医学院附属协和医院

温莹莹　华中科技大学同济医学院附属协和医院

秘　书　赵学艳　华中科技大学同济医学院附属协和医院

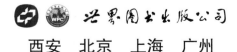

世界图书出版公司

西安　北京　上海　广州

图书在版编目（CIP）数据

图解耳外科学：耳科显微手术技术 /（美）罗伯特·K. 杰克勒 (Robert K. Jackler) 著；（美）克里斯廷·吉拉普 (Christine Gralapp) 插图；肖红俊主译 . —西安：世界图书出版西安有限公司 , 2021.1

书名原文：Ear Surgery Illustrated A Comprehensive Atlas of Otologic Microsurgical Techniques

ISBN 978-7-5192-7581-5

Ⅰ .①图… Ⅱ .①罗… ②克… ③肖… Ⅲ .①耳病—显微外科手术   Ⅳ .① R764.9

中国版本图书馆 CIP 数据核字（2020）第 195839 号

Copyright© 2020 of the original English Language edition by Thieme Medical Publishers, Inc., New York, USA.（由美国纽约 Thieme Medical 公司 2020 年英文原版授权）

Original title（原书名）:

Ear Surgery Illustrated A Comprehensive Atlas of Otologic Microsurgical Techniques

By（原著者）Robert K. Jackler

Illustrated（插图作者）by Christine Gralapp

Illustrations © 2020 Robert K. Jackler, MD and Christine Gralapp, MA, CMI, FAMI

封面图片引自原著正文第 2 章（P78），第 3 章（P147），第 5 章（P243），第 8 章（P332），第 12 章（P452）

书　　名	**图解耳外科学：耳科显微手术技术** TUJIE ER WAIKEXUE ERKE XIANWEI SHOUSHU JISHU	
原　　著	〔美〕Robert K. Jackler	
插　　图	〔美〕Christine Gralapp	
主　　译	肖红俊	
责任编辑	张　丹	
装帧设计	新纪元文化传播	
出版发行	**世界图书出版西安有限公司**	
地　　址	西安市高新区锦业路 1 号都市之门 C 座	
邮　　编	710065	
电　　话	029-87214941　029-87233647（市场营销部） 029-87234767（总编室）	
网　　址	http://www.wpcxa.com	
邮　　箱	xast@wpcxa.com	
经　　销	新华书店	
印　　刷	西安雁展印务有限公司	
开　　本	889mm×1194mm　　1/16	
印　　张	33.5	
字　　数	350 千字	
版　　次	2021 年 1 月第 1 版	
印　　次	2021 年 1 月第 1 次印刷	
版权登记	25-2020-066	
国际书号	ISBN 978-7-5192-7581-5	
定　　价	398.00 元	

医学投稿　xastyx@163.com　‖　029-87279745　029-87284035

☆如有印装错误，请寄回本公司更换☆

献给 Laurie，我的灵感来自她的创造力，我非常珍惜并感谢她的陪伴！

致 谢
Acknowledgments

感谢斯坦福大学和加利福尼亚旧金山大学的耳鼻咽喉科住院医生和神经耳科专科医生们，他们学习的热忱、聪慧的才智以及与生俱来的好奇心使我能够从读者的角度将耳科显微手术中的关键环节分解为最重要的步骤呈现给读者。感谢 Jennifer Alyono 博士提出的编辑建议并校对样稿。特别感谢医学插画家 Christine Gralapp 女士，她用精湛的技艺将数千张我用铅笔绘制的初稿转换为精美的彩图。

Robert K. Jackler, MD

Sewall Professor and Chair

Department of Otolaryngology–Head and Neck Surgery

Professor of Neurosurgery and Surgery

Stanford University School of Medicine

Stanford, California

Illustrations by

Christine Gralapp, MA, CMI, FAMI

Medical and Scientific Illustrator

Fairfax, California

Jennifer Alyono, MD
Assistant Professor
Department of Otolaryngology-Head and Neck Surgery
Division of Otology & Neurotology
Stanford University School of Medicine
Stanford, California
(Cochlear Implants, Mastoid Obliteration)

Nikolas H. Blevins, MD
Larry and Sharon Malcolmson Professor of Otolaryn-
    gology-Head and Neck Surgery
Chief, Division of Otology & Neurotology
Medical Director, Stanford Cochlear Implant Center
Stanford University School of Medicine
Stanford, California
(Cochlear Implants, Mastoid Obliteration, Transfacial
    Recess)

Kay W. Chang, MD
Professor of Otolaryngology-Head and Neck Surgery and
    Pediatrics
Stanford University School of Medicine
Division of Pediatric Otolaryngology
Lucile Packard Children's Hospital at Stanford
Stanford, California
(Atresia, Microtia)

Peter H. Hwang, MD
Professor of Otolaryngology-Head and Neck Surgery
Vice Chair of Clinical Affairs
Chief, Division of Rhinology
Stanford University School of Medicine
Stanford, California
(Transphenoidal Approach to Petrous Apex)

Robert K. Jackler, MD
Sewall Professor and Chair
Department of Otolaryngology-Head and Neck Surgery
Professor of Neurosurgery and Surgery
Stanford University School of Medicine
Stanford, California

Jennifer Y. Lee, MD
Clinical Assistant Professor
Department of Otolaryngology-Head and Neck Surgery
Division of Comprehensive Otolaryngology
Stanford University School of Medicine
Stanford, California
(Eustachian Tuboplasty)

Sam P. Most, MD
Professor
Chief, Division of Facial Plastic and Reconstructive
    Surgery
Department of Otolaryngology-Head and Neck Surgery
Stanford University School of Medicine
Stanford, California
(Otoplasty)

Jon-Paul Pepper, MD
Assistant Professor
Division of Facial Plastic and Reconstructive Surgery
Stanford University School of Medicine
Stanford, California
(Hypoglossal/Trigeminal Facial Anastomoses, Gracilis
    Microvascular facial reanimation)

Mai Thy Truong, MD
Clinical Associate Professor
Division of Pediatric Otolaryngology
Department of Otolaryngology-Head and Neck Surgery
Stanford University School of Medicine
Lucile Packard Children's Hospital at Stanford
Stanford, California
(Microtia, Pre-auricular cyst, Atresia)

Yona Vaisbuch, MD
Clinical Instructor
Division of Otology & Neurotology
Department of Otolaryngology-Head and Neck Surgery
Stanford University School of Medicine
Stanford, California
(Ergonomics, Butterfly Tympanoplasty)

郑重声明

本书提供的相关主题的准确及权威信息。由于医学是不断更新并拓展的领域，因此相关实践操作、治疗方法及药物都有可能会改变，建议读者审查相关主题的最新信息，包括产品的制造商、建议剂量、配方、方法和疗程、不良反应及相关措施。作者、编辑、出版者或经销商不对书中的错误或疏漏以及应用其中信息产生的任何后果负责，关于出版物的内容不作任何明确或暗示的保证。作者、编辑、出版者和经销商不承担由本出版物所造成的人身或财产损害任何责任。

这是一本好书。

由斯坦福大学医学院耳鼻咽喉头颈外科主任 Robert K. Jackler 教授与医学插画家 Christine Gralapp 女士联合所著作的 *Ear Surgery Illustrated*，以其精美的彩色图画全面地展现了耳科各种手术相关的局部解剖知识、手术方法及其技术要领。书中解说文字简练，易读易懂。不愧为受到广大读者欢迎的一本佳作。

本书主译者——华中科技大学同济医学院附属协和医院耳鼻咽喉科主任肖红俊教授，在其二十多年的临床、科研、教学工作中勤勉致学，潜心钻研，在耳外科领域有较深的技术积累和学术造诣。他带领科内的同事们翻译此书，希望为国内耳鼻咽喉科医生，特别是中青年医生的基础培训、技术提升以及教学活动提供有价值的参考。

在全书翻译过程中，他们斟字酌句，力求完美。这种严谨细致、求真务实的敬业精神和治学态度让我感到欣慰。我对年轻一代医生们不断进取、砥砺前行的品质给予极大的赞赏，同时祝愿我国的耳鼻咽喉头颈外科事业蓬勃发展，以为人民谋得更多福祉。

我十分高兴地看到本书中文版的面世，并乐于为此作序！

华中科技大学同济医学院附属协和医院耳鼻咽喉科

2020 年 10 月于武汉

序 二

仔细阅读了 Robert K. Jackler 教授的新作 *Ear Surgery Illustrated*，觉得收获很大。该书内容丰富，既描述了耳显微手术的经典术式，也有很多作者的独特见解和方法，可作为耳外科初学者的入门教材，也可作为耳外科高年资医生的进阶读物。

插图为主轴、配以画龙点睛的文字说明是本书的最大特点。无论是应用解剖，还是手术步骤，都是以一幅幅栩栩如生的画面呈现在读者面前。俗话说：画意达万言。插图直观易懂、有很强的诠释功能。有些很难用文字语言表达清楚的概念、甚至操作方法，通过插图，读者就一目了然了。书中插图生动地反映了本书每个章节的具体内容。认真品读本书的文字和图片，在头脑中构建三维图像，对手术操作会有很大帮助。

感谢肖红俊教授及其团队，及时将本书翻译成中文。肖教授攻于耳外科多年，造诣很深，他将自己的丰富经验和精准解读融注于翻译工作中，从而保证了这部译著的高品质。

我愿将本书推荐给从事耳外科的同道们，特别是中青年的同道们！

吴宏元

武汉大学人民医院耳鼻咽喉头颈外科

2020 年 10 月于武汉

颞骨解剖训练与外科技术的不断积累，是耳外科医生职业素质提升的必经之路。随着科学技术的进步与临床实践的深入，耳外科的内涵也逐步拓展，包含了从外耳整形、中耳乳突炎清除、人工听觉植入到侧颅底与桥小脑角区占位病变的切除等，疗效的要求也从单纯的病变切除向微创化与面、听神经功能的保全方向发展。如何掌握耳外科的基本技能和前沿技术，以顺应临床工作的实际需要？唯有不断学习更新知识、提升能力、积累经验并勇于创新。

近年来，国内同道陆续出版或翻译了数本颞骨及侧颅底解剖和耳科手术图谱，通过手术实景照片、颞骨解剖图片、线图示意及文字描述等多种形式将耳部精细结构和手术关键步骤呈现给读者，既利于初学者掌握相关要领，也有助高年资医生提升手术技巧。

斯坦福大学医学院耳鼻咽喉头颈外科主任 Robert K. Jackler 教授和医学插画家 Christine Gralapp 女士合作三十年多年，原创了数千张彩色耳科学插图，并出版过多部相关专著。作者通过明晰的线条，逼真的色彩勾勒出关键解剖标志及相互关系，结合精炼的文字，简明扼要地阐述了各项手术的详细步骤和技术要领，以图释意，通俗易懂。

早在加拿大多伦多大学和中国香港大学研修时，我了解到他们创作的这些高品质的医学彩色插图已被广泛使用，深受广大耳科医生和颅底外科医生的喜爱。正如美国耳科学会前任主席 Samuel H. Selesnick 在本书序言中写到，他们创作的这种形式是其他任何作品或个人所不能比拟的。

我个人非常喜爱这部新作，并和我的同事们将其进行了翻译整理，期望能与国内同行，尤其是中青年医生分享。本书应是国内第一本以彩色插图为全部内容的耳科手术图解译著。全书共有十六个章节，涵盖了从耳部解剖、耳科手术基本技能到耳及侧颅底手术的具体步骤，可用于不同层次耳科医生颞骨解剖学习、手术规范化培训及技能持续提升时参考借鉴。翻译采用独立分工与交叉审校的方式，力求将精美的插图和简练的文字准确无误地呈献给广大读者。

在本书出版之际，特别感谢我国著名耳科学专家孙建军教授在百忙之中担任主审，对全书逐字审阅、修改并提出了许多宝贵建议。我们对他严谨治学、务真求实的科学精神和学者风范印象深刻，并备受激励！

由于译者翻译风格的差异及知识水平所限，难免有较多疏漏或值得商榷之处，恳请同道和读者们不吝赐教，在此致谢！

华中科技大学同济医学院附属协和医院耳鼻咽喉科

2020 年 10 月于武汉

外科医生如何掌握手术操作技巧？它的基础在于掌握全面的解剖知识来构建三维空间的手术视野，这需要通过文字、图片、照片、模型的学习，以及解剖训练才能获得。通常学生从阅读局部解剖教材开始，将文字描述转换为意象图形。与之类似，外科医生通过聆听讲座将信息吸收转换为意象图形。手术图谱有助于消除可能产生的错误意象，使对耳科手术感兴趣的读者成为"视觉学习者"。了解不同来源的信息是一个不断叠加的过程，对不同的信息模式协同转换，从而加快理解过程。

Robert K. Jackler 博士通过突出关键标志、定义结构关系和概念，深入浅出地阐明复杂的解剖知识。他的同事 Christine Gralapp 女士是一名优秀的医学插画家，将这些知识绘制成本书的插图。这对搭档非常高产，他们创作了大量清晰、有价值的医学插图，这些插图被广泛使用。这些作品影响了整整一代耳科和颅底外科医生，这是其他任何作品或个人所不能比拟的。

作为序言作者，我们也从 Robert K. Jackler 博士和 Christine Gralapp 女士的著作中获益良多。和许多人一样，我们在教学和讲座中使用过他们创作的插图，非常乐见这部耳科手术解剖图谱呈现在读者面前。毫无疑问，本书和他们先前的著作一样，将为当今和未来的耳外科医生提供全面的知识。

最后，Jackler 博士认为一名优秀的外科医生需要有深厚的解剖学知识基础，但这只是外科医生的必备能力之一。作为医学生、住院医生、专科医生和教职人员的导师，Jackler博士认为最高层次的医疗源于周密的计划、对患者愿望的尊重以及明确什么可为的外科智慧。我们对他所作的贡献深表感激。

Colin L.W. Driscoll, MD

Professor and Chair

Department of Otolaryngology

Mayo Clinic

Rochester, Minnesota

Samuel H. Selesnick, MD, FACS

Professor and Vice Chairman of Otolaryngology and

Neurological Surgery

Weill Cornell Medical College

New York, New York

Past President, American Otological Society

Past President, American Neurotology Society

外科医生 Robert K. Jackler 博士和医学插画家 Christine Gralapp 女士历经三十余载合作著书，其中包含了数千张原创的医学彩色插图。早期，我们创作了数本插图作品（文末列出）。本书是 *Atlas of Skull Base Surgery and Neurotology* (1996 第 1 版，2009 第 2 版) 的配套部分。*Atlas of Skull Base Surgery and Neurotology* 一书适用于神经耳科医生和神经外科医生，主要关注中颅窝、后颅窝和颅底的肿瘤。近十年来，我们把目光转向耳显微外科，力图为处理耳外科疾病的耳鼻咽喉科医生提供参考。本书旨在为医生提供操作技术指导以进行安全有效的耳显微手术。内容涵盖所有累及颞骨的主要外科疾病。书中的绝大部分插图为全新绘制，部分和耳科特别相关的插图则来自我们的前作。

在 21 世纪的今天，艺术插图在解剖和外科教学方面仍占有重要地位。本书将插图与操作简述相结合，即看图知意。视频和照片在外科教学中虽然重要，但插图仍具有其独特的价值。插图可以简化解剖关系，凸显技术要点，这是保证手术安全和效果的基础。颞骨的解剖结构关系错综复杂。手术照片提供的解剖细节过于烦冗，即使是经验丰富的外科医生也不易解读。手术视频，尤其是经过仔细编辑和解说的视频，非常有价值，但剪辑加工耗时费力，对于学习者也过于耗时。通过增强色彩、突出手术相关结构，同时隐去无关结构，数张插图即可传递大量有用的解剖和操作信息。尽管准确的插图可以提供手术操作的理论框架，但不能代替实际经验。

必须指出的是，耳显微外科手术没有唯一的正确方式。不同地区、同一地区的不同医生甚至是不同培训背景都有可能在方式、风格上存在较大差异。我们尽可能涵盖各种不同术式，而不仅限于作者的偏好。虽然力图详尽，但仍难做到全面无遗、包罗万象。

关于本书插图的版权，我和 Christine Gralapp 女士鼓励读者可将其用于教学目的，但用于发表或商业用途前必须获得 Robert K. Jackler 博士和 Christine Gralapp 女士的书面授权。

Robert K. Jackler MD

Jackler RK. Atlas of Skull Base Surgery and Neurotology. 1st edition Mosby. St. Louis 1996, 2nd edition. Thieme. New York. 2009.

Jackler RK, Brackmann DE. Neurotology. Mosby. St Louis. 1994. 2nd edition Elsevier/Mosby. Philadelphia. 2005.

Jackler RK, Driscoll CLW. Tumors of the Ear and Temporal Bone. Lippincott, Williams & Wilkins. Philadelphia. 2000.

目 录
Contents

第 1 章
耳部手术解剖学

Robert K. Jackler

1.1 导 言

安全有效的耳科显微手术要求术者具备全面细致的耳部解剖知识，而颞骨解剖是学习耳部及其周围相关结构解剖关系的重要手段。鉴于获取颞骨标本越来越困难，维护解剖实验室的费用日益增长，以及使用率等原因，作为颞骨解剖的补充，以影像学为基础的解剖工具逐渐成为主要的学习手段。常规 CT 和 MRI 影像是很有价值的学习工具。有经验的医生可将横断面、冠状面和矢状面的解剖关系整合并转换为三维立体解剖关系。医学插图的局限性在于为二维平面结构，但通过增强色彩、突出相关结构，同时隐去无关结构，它仍能够有效表达有用的解剖和手术信息。未来耳科显微手术训练将主要通过虚拟三维模拟并配备有触觉增强、计算机生成的显微手术工具，但这一技术有待成熟。

延伸阅读

1. Andersen SAW, Cayé-Thomasen P, Sørensen MS. Mastoidectomy performance assessment of virtual simulation training using final-product analysis. Laryngoscope, 2015,125(2):431–435

2. Awad Z, Tornari C, Ahmed S, et al. Construct validity of cadaveric temporal bones for training and assessment in mastoidectomy. Laryngoscope, 2015,125(10):2376–2381

3. Chan S, Li P, Locketz G, et al. High-fidelity haptic and visual rendering for patient-specific simulation of temporal bone surgery. Comput Assist Surg (Abingdon),2016,21(1):85–101

4. Cheattle AH. The Surgical Anatomy of the Temporal Bone. London: J&A Churchill Ltd,1907

5. Donaldson JA, Duckert LG, Lambert PM, et al. Surgical Anatomy of the Temporal Bone. 4th ed. New York, NY: Raven Press,1992

6. Gulya AJ. Anatomy of the Temporal Bone with Surgical Implications.3rd ed. New York, NY: Informa Healthcare USA,2007

7. Locketz GD, Lui JT, Chan S, et al. Anatomy-specific virtual reality simulation in temporal bone dissection: perceived utility and impact on surgeon confidence. Otolaryngol Head Neck Surg,2017,156(6):1142–1149

8. Lustig LR, Jackler RK, Mandelcorn R. The history of otology through its eponyms I: anatomy. Am J Otol,1998,19(3): 371–389

9. Piromchai P, Wijewickrema S, Smeds H, et al. Correlations of external landmarks with internal structures of the temporal bone. Otol Neurotol,2015,36(8):1366–1373

10. Sanna M, Russo A, Taibah A, et al. The Temporal Bone: Anatomical Dissection and Surgical Approaches.New York, NY: Thieme, 2018

1.2 颞 骨

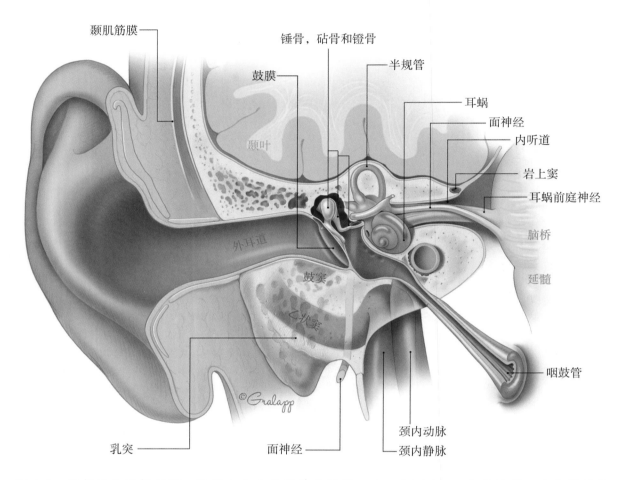

颞肌筋膜

锤骨，砧骨和镫骨

鼓膜

半规管

耳蜗

面神经

内听道

颞叶

岩上窦

耳蜗前庭神经

脑桥

延髓

外耳道

鼓窦

©Gralapp

咽鼓管

乳突

面神经

颈内动脉

颈内静脉

图 1.1 耳部冠状面解剖图。该图由杰出的医学插画家 Max Brödel（1939）所绘制。我们将耳部三维结构按照正确的比例压缩绘制，在保持准确的解剖关系的同时简洁明了地描绘出耳部结构的全貌（有兴趣的读者可参阅 Jackler RK, Gralapp CL, Mudry A. Revisiting Max Brödel's classic coronal illustration of the ear. Otol Neurotol, 2014,35：555-560）

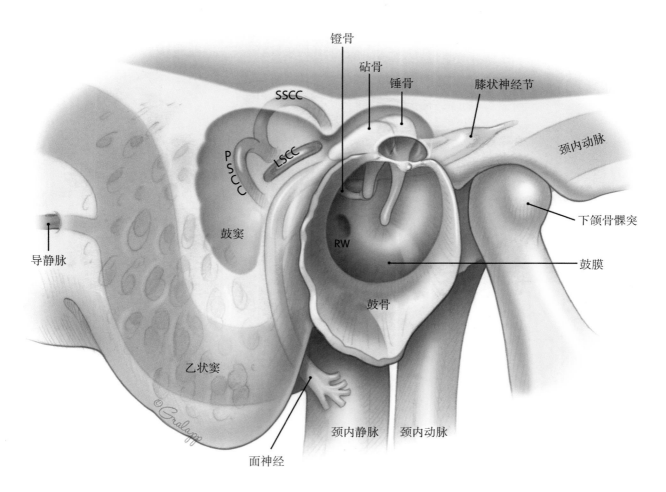

图 1.2　耳部解剖侧面观。LSCC：外半规管；PSCC：后半规管；SSCC：上半规管；RW：圆窗

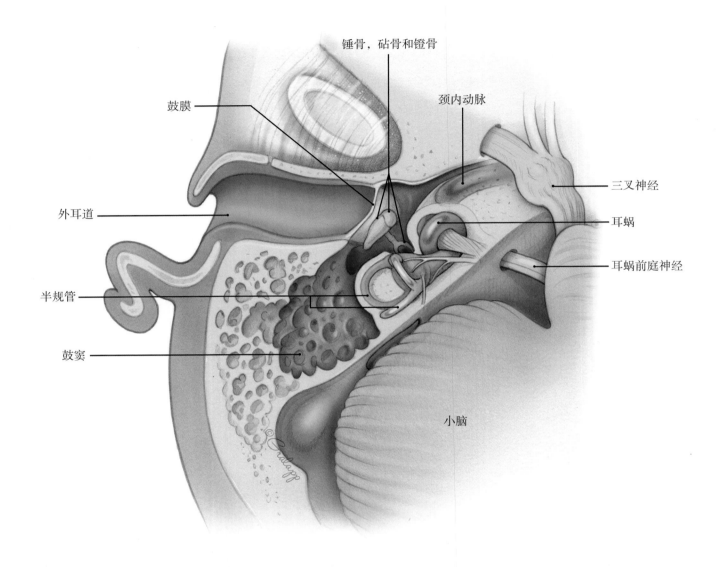

锤骨，砧骨和镫骨

颈内动脉

鼓膜

三叉神经

外耳道

耳蜗

耳蜗前庭神经

半规管

鼓窦

小脑

图 1.3 耳部解剖轴位观

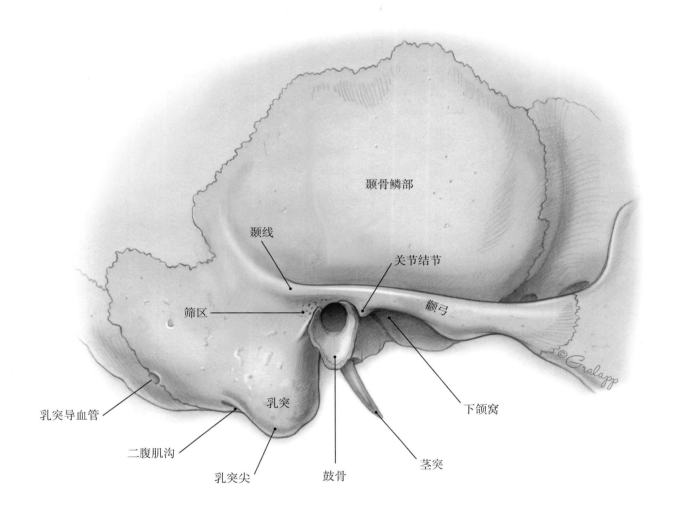

图 1.4　颞骨表面解剖

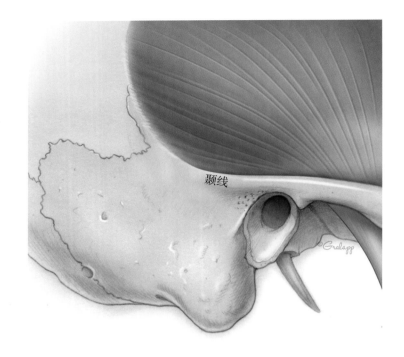

图 1.5　颞肌和颞线的关系

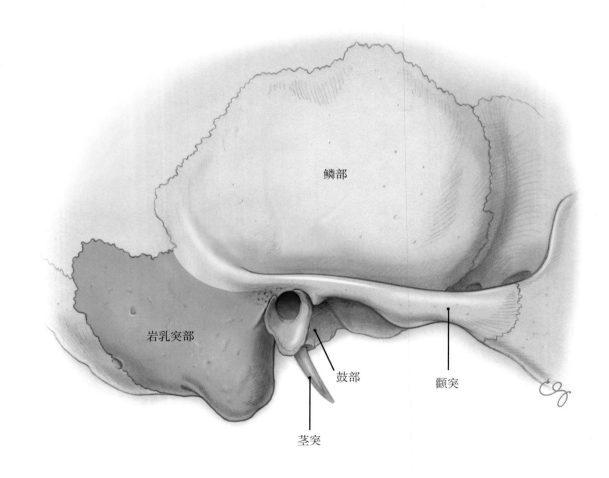

鳞部

岩乳突部

鼓部

颧突

茎突

图 1.6　颞骨四个骨性部分的外侧面观

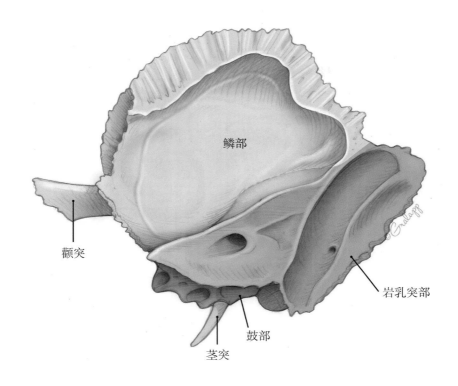

图 1.7　颞骨四个骨性部分的内侧面观

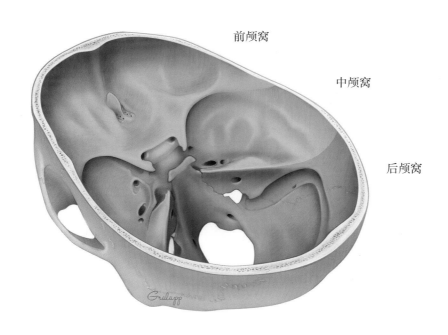

图 1.8　颅底的三个颅窝。耳部结构包含于岩锥之中，为中后颅窝之分界

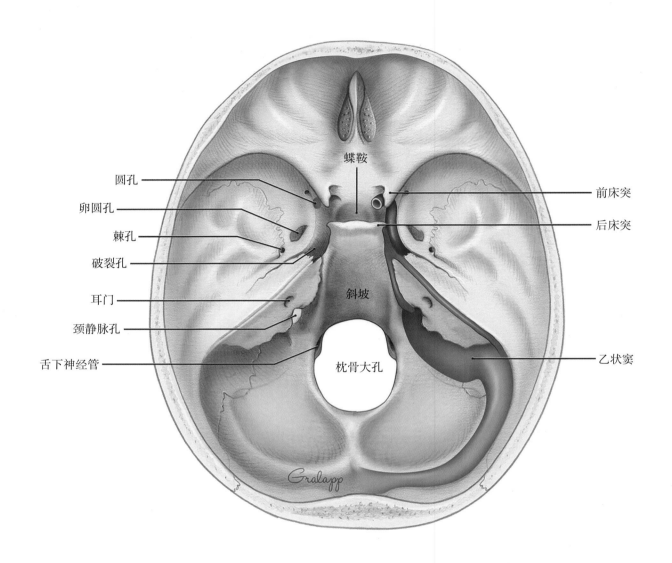

图 1.9　颅底上面观

圆孔

卵圆孔

棘孔

破裂孔

耳门

颈静脉孔

舌下神经管

蝶鞍

斜坡

枕骨大孔

前床突

后床突

乙状窦

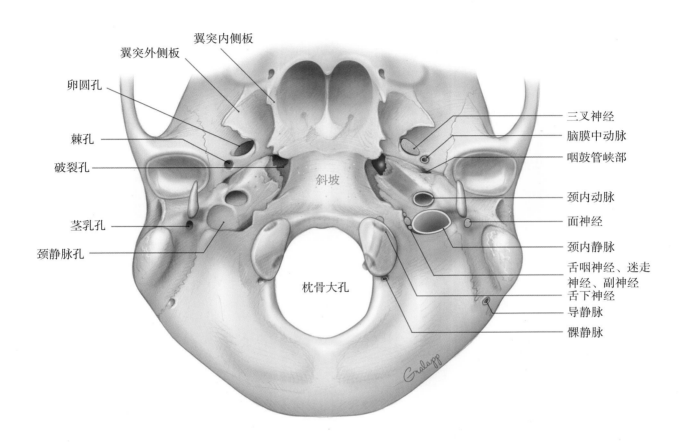

图 1.10 颅底下面观

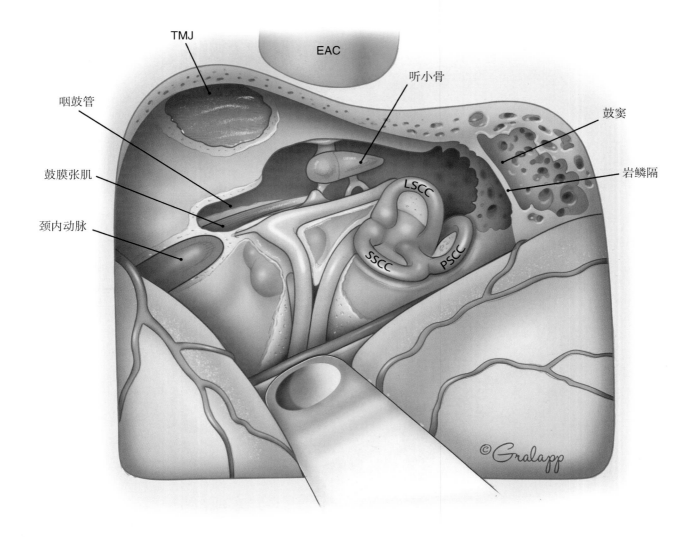

图 1.11 从中颅窝径路显示的颞骨底部观。EAC：外耳道；TMJ：颞下颌关节；LSCC：外半规管；PSCC：后半规管；SSCC：上半规管

1.3　外　耳

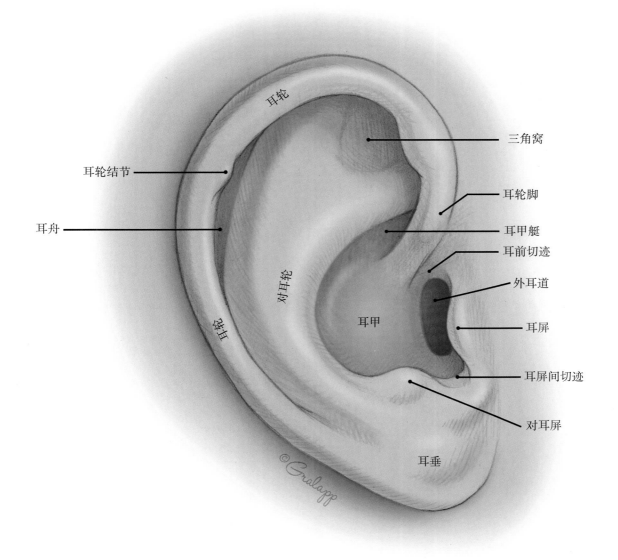

图 1.12　耳廓解剖

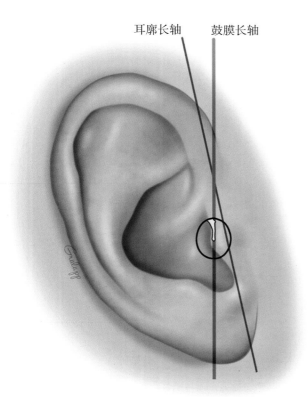

耳廓长轴　鼓膜长轴

图 1.13 耳廓长轴相对于锤骨柄的长轴是向后倾斜的，这对于术中放置患者体位很重要

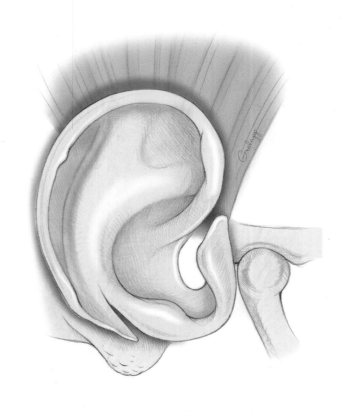

图 1.14 耳廓软骨支架。注意耳轮脚和耳屏之间的耳前切迹。做耳内切口时需切开此处

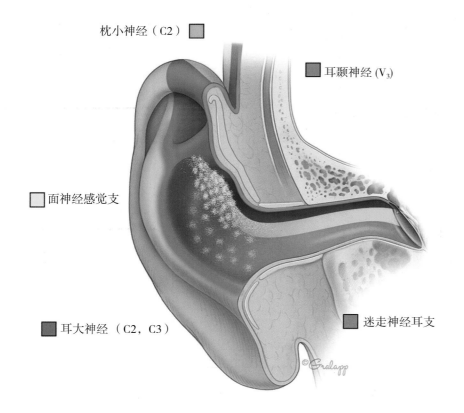

枕小神经（C2）

耳颞神经 (V₃)

面神经感觉支

耳大神经（C2，C3）

迷走神经耳支

图 1.15 耳廓和外耳道的神经支配

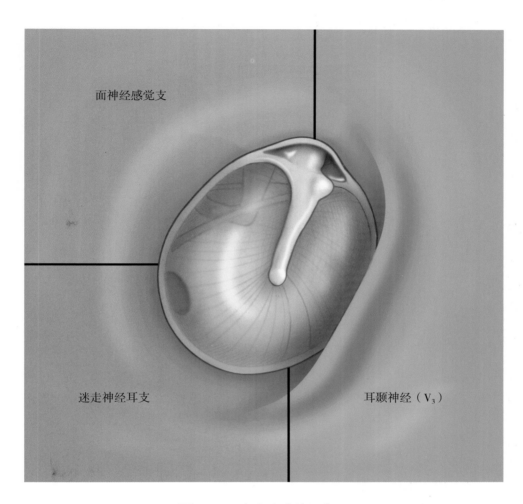

面神经感觉支

迷走神经耳支

耳颞神经（V₃）

图 1.16　外耳道的神经支配

1.4 中耳（含乳突）

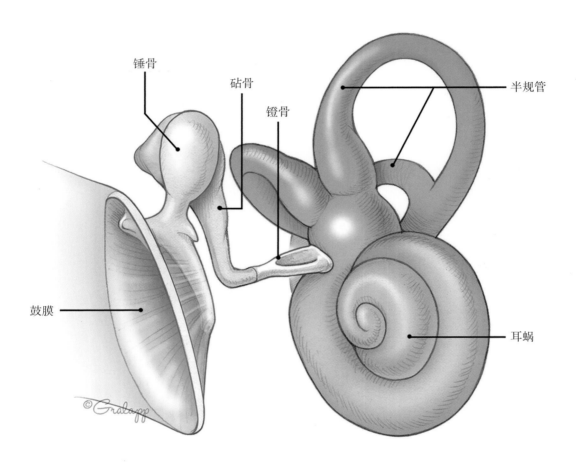

锤骨

砧骨

镫骨

半规管

鼓膜

耳蜗

图 1.17 中耳和内耳解剖

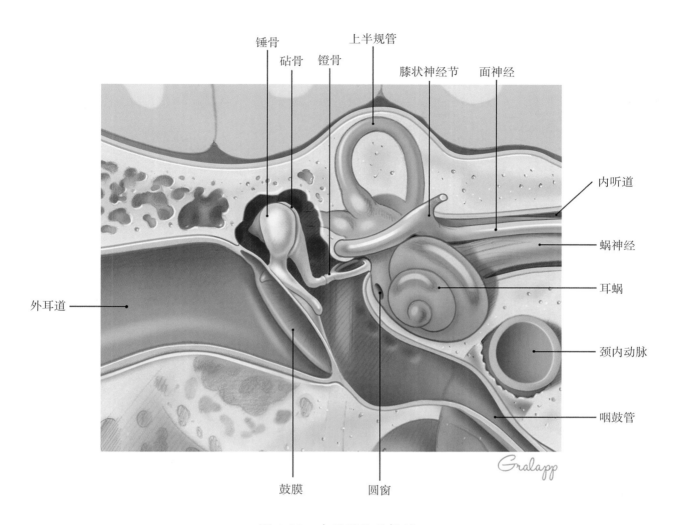

锤骨
砧骨
镫骨
上半规管
膝状神经节
面神经
内听道
蜗神经
耳蜗
颈内动脉
咽鼓管
外耳道
鼓膜
圆窗

图 1.18　中耳冠状面解剖

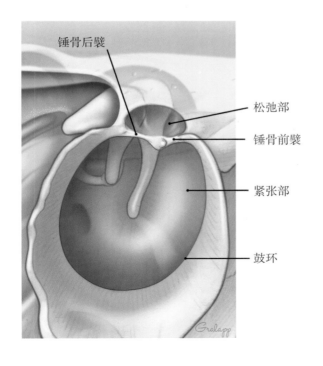

锤骨后襞
松弛部
锤骨前襞
紧张部
鼓环

图 1.19　鼓膜和听小骨

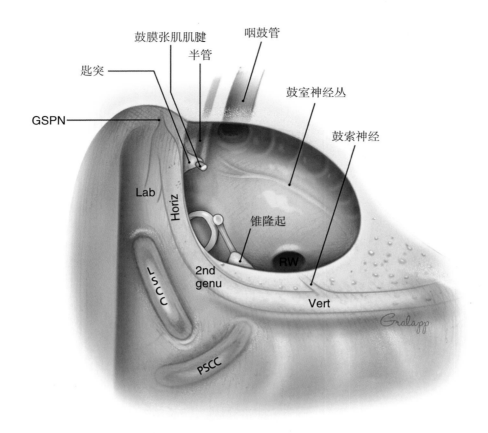

图 1.20 中耳和乳突内壁。面神经组成有 GSPN、Lab、Horiz、Vert、LSCC、PSCC。GSPN：岩浅大神经；Lab：迷路段；Horiz：水平段或鼓室段；2nd genu：外膝部；Vert：垂直段或乳突段；RW：圆窗；LSCC：外半规管；PSCC：后半规管

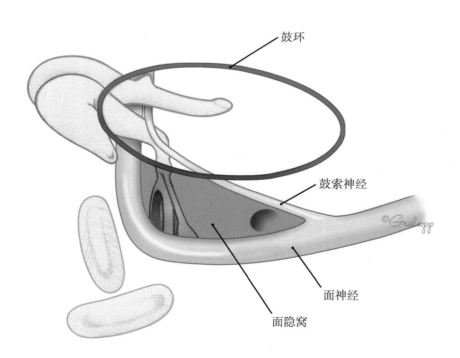

图 1.21 面隐窝（蓝色）：经乳突至中耳的手术径路

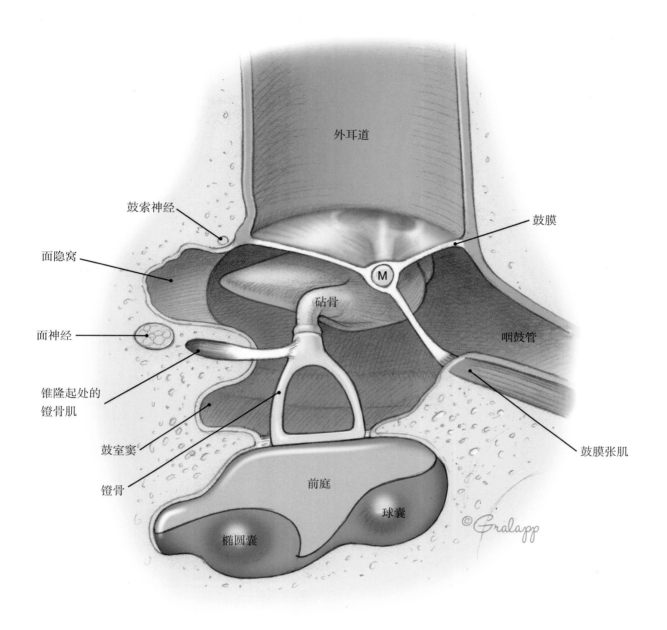

外耳道

鼓索神经

面隐窝

面神经

锥隆起处的
镫骨肌

鼓室窦

镫骨

椭圆囊

前庭

球囊

砧骨

鼓膜

咽鼓管

鼓膜张肌

图 1.22　中耳和内耳前庭下面观。面隐窝和鼓室窦是中耳手术中的重要结构。M：锤骨

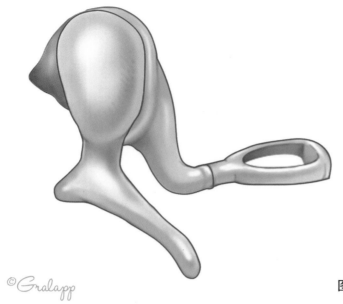

©Gralapp

图 1.23　听骨链及其关节连结

锤骨

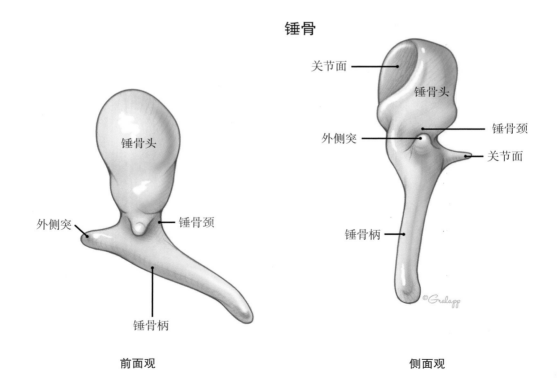

关节面

锤骨头

外侧突

锤骨颈

关节面

锤骨头

外侧突

锤骨颈

锤骨柄

锤骨柄

©Gralapp

前面观

侧面观

图 1.24　锤骨解剖

砧骨

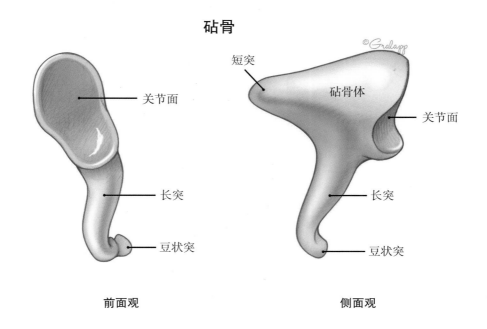

前面观　　　　　　　　　　　　　　　侧面观

图 1.25　砧骨解剖

镫骨

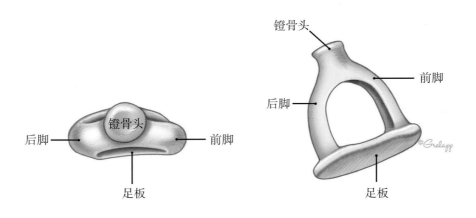

侧面观　　　　　　　　　　　　　　　下面观

图 1.26　镫骨解剖

1.5　咽鼓管

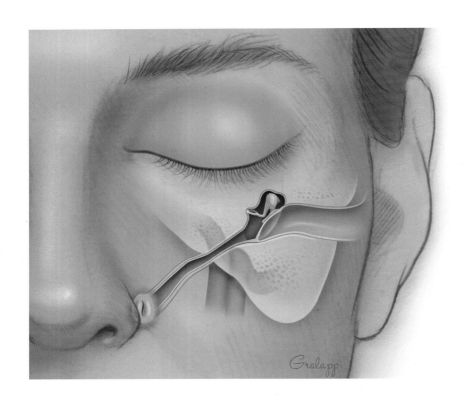

图 1.27　咽鼓管解剖

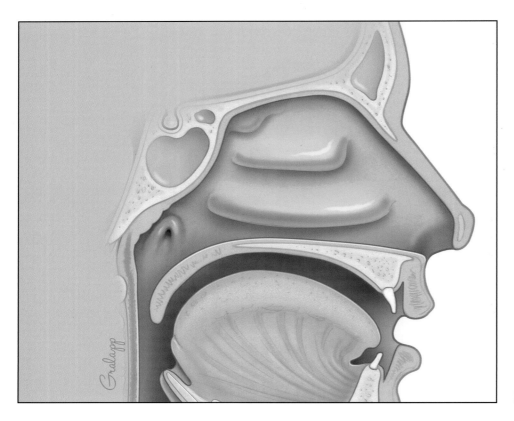

图 1.28　咽鼓管咽口解剖

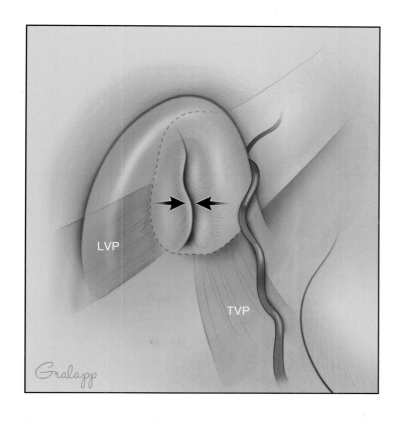

图 1.29　咽鼓管闭合。LVP：腭帆提肌；TVP：腭帆张肌

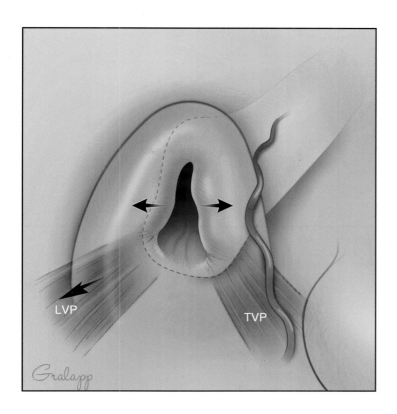

图 1.30　咽鼓管通过腭帆张肌和腭帆提肌调节开放。LVP：腭帆提肌；TVP：腭帆张肌

1.6 听觉系统

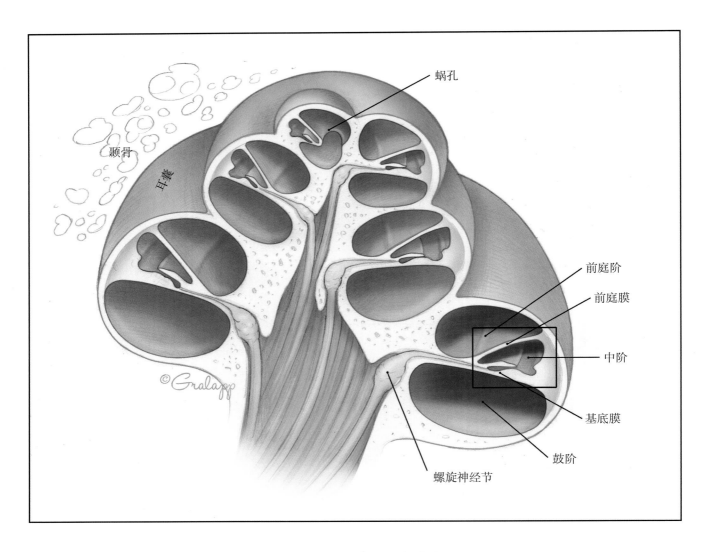

图 1.31 蜗轴正中层面上的耳蜗

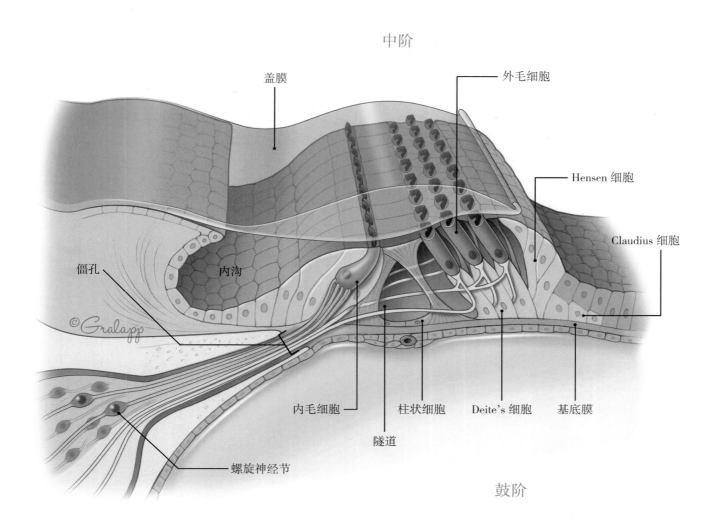

图 1.32　螺旋器（Corti 器）

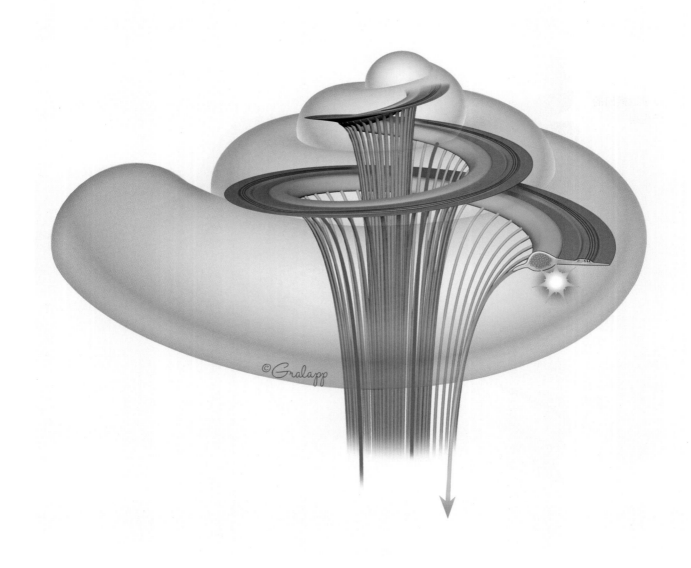

图 1.33　螺旋神经节（星形标记）和听神经纤维

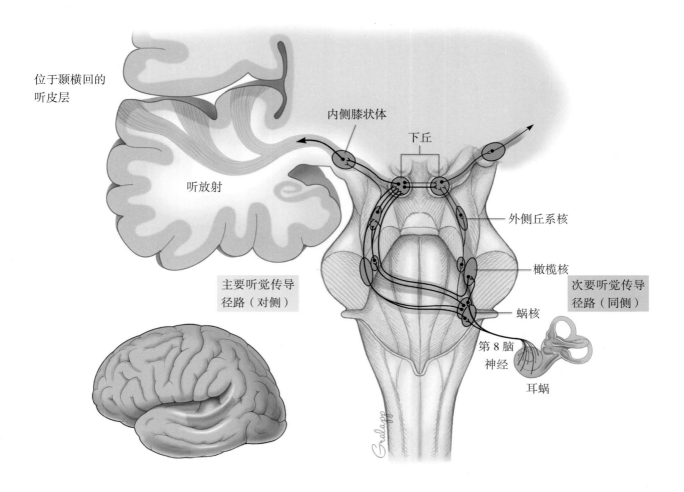

位于颞横回的
听皮层

内侧膝状体

下丘

听放射

外侧丘系核

主要听觉传导
径路（对侧）

橄榄核

次要听觉传导
径路（同侧）

蜗核

第 8 脑
神经

耳蜗

图 1.34 听觉中枢传导径路

1.7 前庭系统

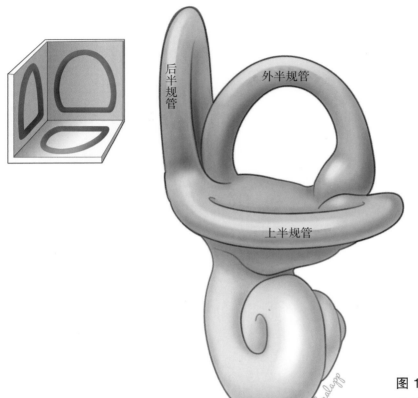

后半规管

外半规管

上半规管

图 1.35 三个半规管互相垂直，感受三维空间的角加速度刺激

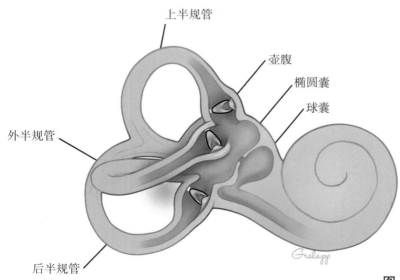

上半规管

壶腹

椭圆囊

球囊

外半规管

后半规管

图 1.36 半规管壶腹中的嵴帽（橘黄）

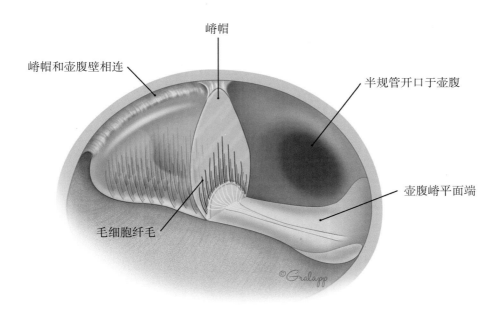

嵴帽和壶腹壁相连

嵴帽

半规管开口于壶腹

毛细胞纤毛

壶腹嵴平面端

图 1.37　半规管壶腹

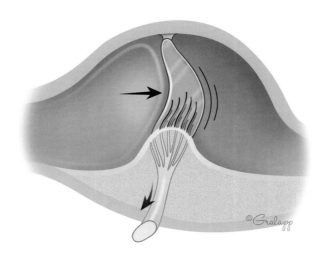

图 1.38　嵴帽随内淋巴流动而弯曲

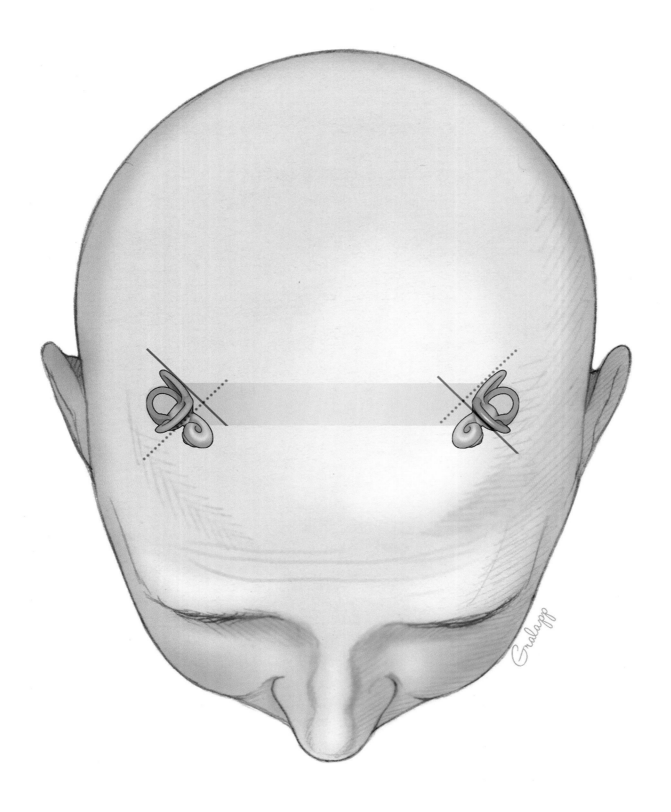

图 1.39 双侧外半规管位于同一平面，一侧后半规管和对侧上半规管位于同一平面

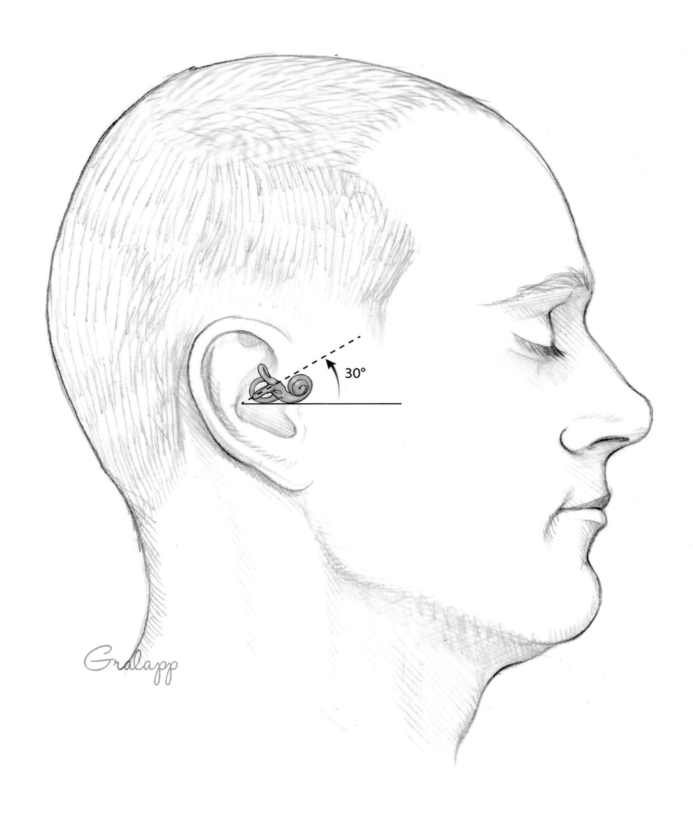

图 1.40　外半规管和水平面成 30° 夹角

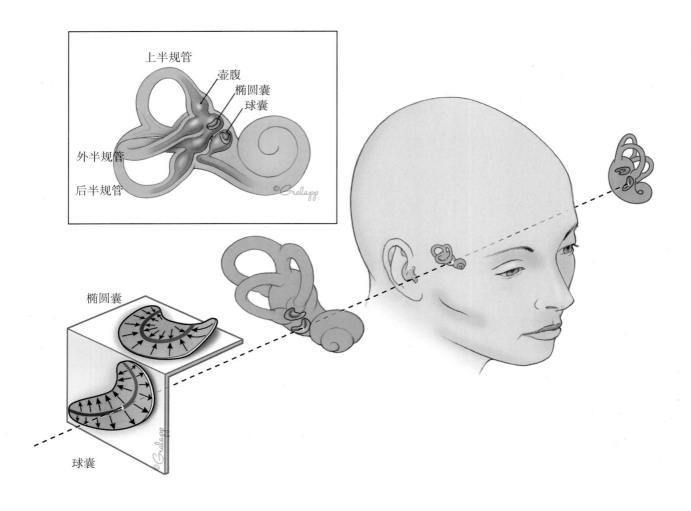

上半规管

壶腹

椭圆囊

球囊

外半规管

后半规管

椭圆囊

球囊

图 1.41　耳石器，即椭圆囊和球囊，互相垂直，感受水平面和垂直面的直线加速度刺激

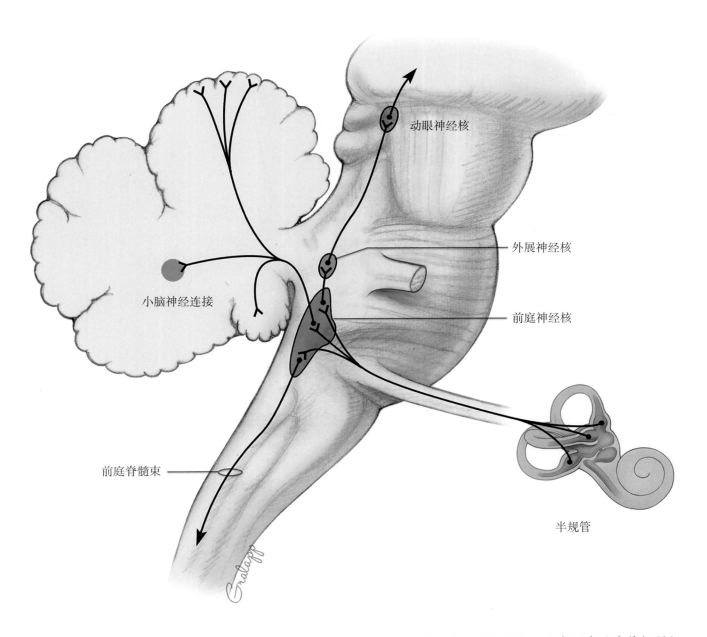

动眼神经核

外展神经核

前庭神经核

小脑神经连接

前庭脊髓束

半规管

图 1.42　前庭中枢传导径路矢状面观，显示前庭核和小脑、动眼（眼球运动控制）以及脊髓束（姿势控制）的神经通路

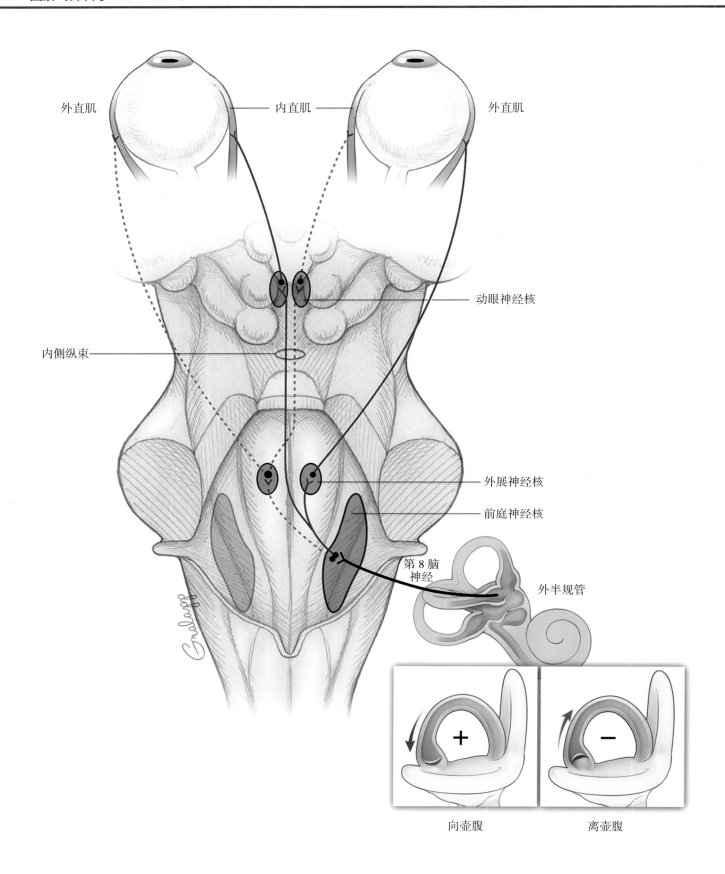

外直肌　　　　　　内直肌　　　　　　外直肌

动眼神经核

内侧纵束

外展神经核

前庭神经核

第8脑神经

外半规管

向壶腹　　　　　　离壶腹

图 1.43 前庭中枢系统，显示前庭眼反射通路

1.8　内听道和桥小脑角

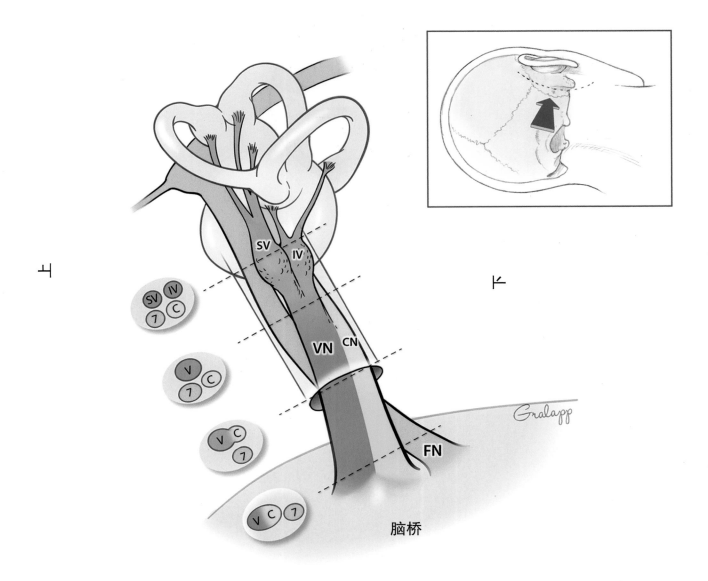

图 1.44　乙状窦后径路所见内听道中神经束空间位置关系。注意：前庭神经和蜗神经从内听道进入脑干时，二者的相对位置旋转了 90°。C：蜗神经；CN：蜗神经；IV：前庭下神经；VN：前庭神经；SV：前庭上神经；7：面神经；FN：面神经

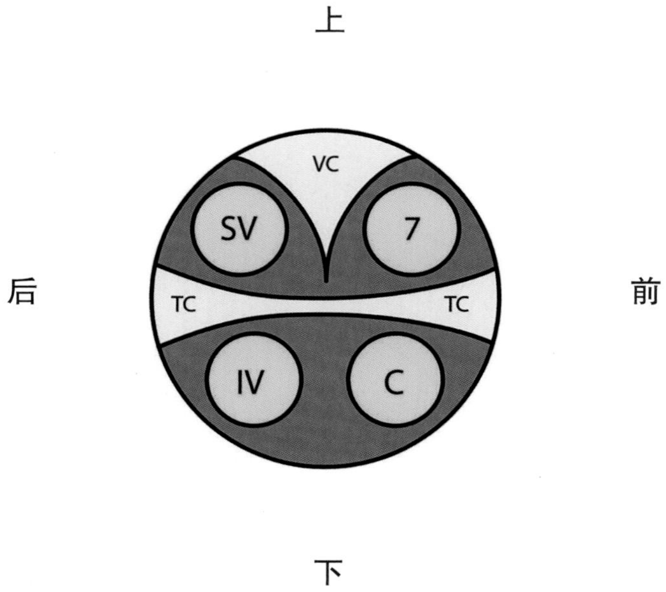

图 1.45 在内听道的外侧端，前庭上神经（SV）、前庭下神经（IV）、面神经（7）和蜗神经（C）的相对位置是可预测的。此处内听道被横嵴（TC）分为上下两部分，且上部被垂直骨嵴（VC）即 Bill 嵴进一步分隔

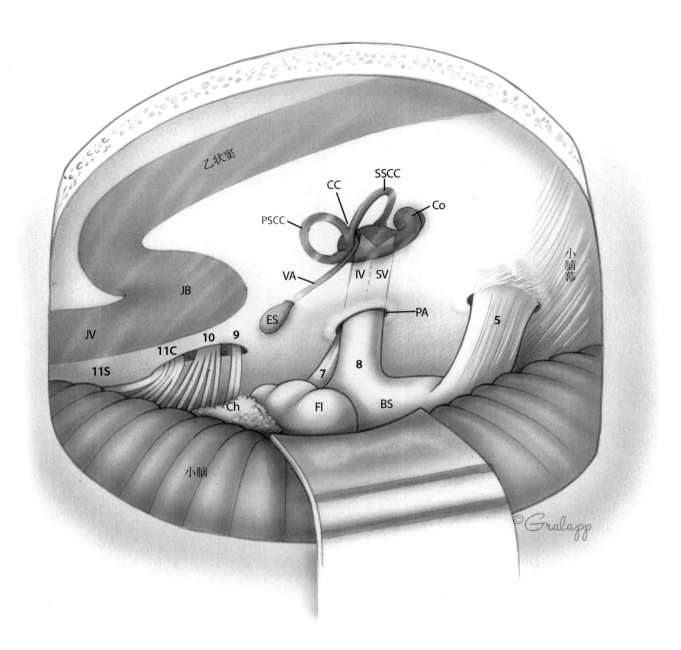

图 1.46　乙状窦后径路所见桥小脑角结构。JV：颈内静脉；JB：颈静脉球；11 S：副神经脊髓成分；11C：副神经颅脑成分；10：迷走神经；9：舌咽神经；Ch：从第四脑室外侧隐窝发出的脉络丛；Fl：绒球；BS：脑干表面（脑桥）；7：面神经；8：听前庭神经；5：三叉神经；PA：耳门；IV：前庭下神经；SV：前庭上神经；ES：内淋巴囊；VA：前庭导水管；PSCC：后半规管；CC：总脚；SSCC：上半规管；Co：耳蜗

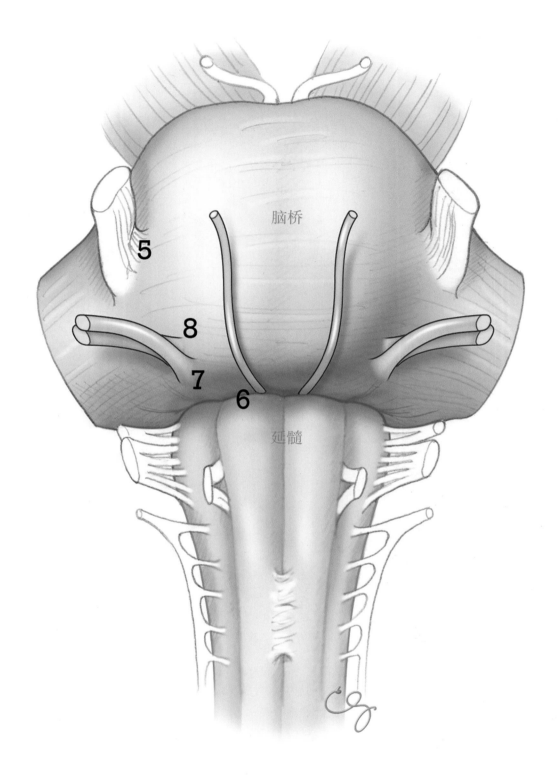

图 1.47 脑干腹侧面观，显示神经根进入脑干处和第 5 至第 8 脑神经的近端走行。注意第 7 脑神经位于第 8 脑神经下方。既往许多解剖绘图在此细节有误（已获得授权使用 Corrales CE, Jackler RK, Mudry A. Perpetuation of errors in illustrations of cranial nerve anatomy. J Neurosurg, 2016, 28：1-7.）

1.9　耳部肿瘤

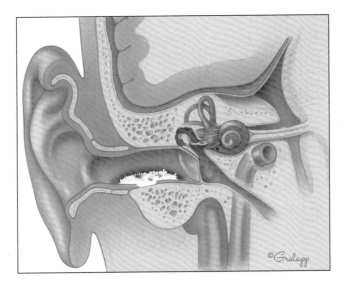

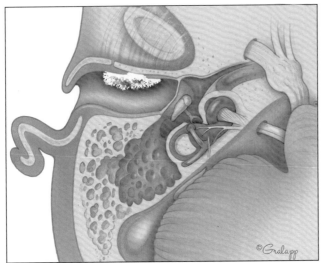

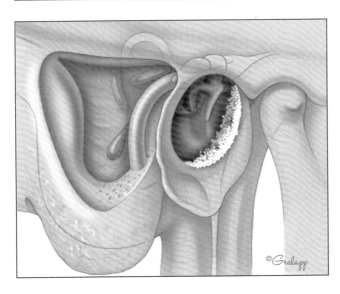

图 1.48　早期外耳道鳞状细胞癌累及外耳道前壁、下壁与前下壁，病变范围表浅

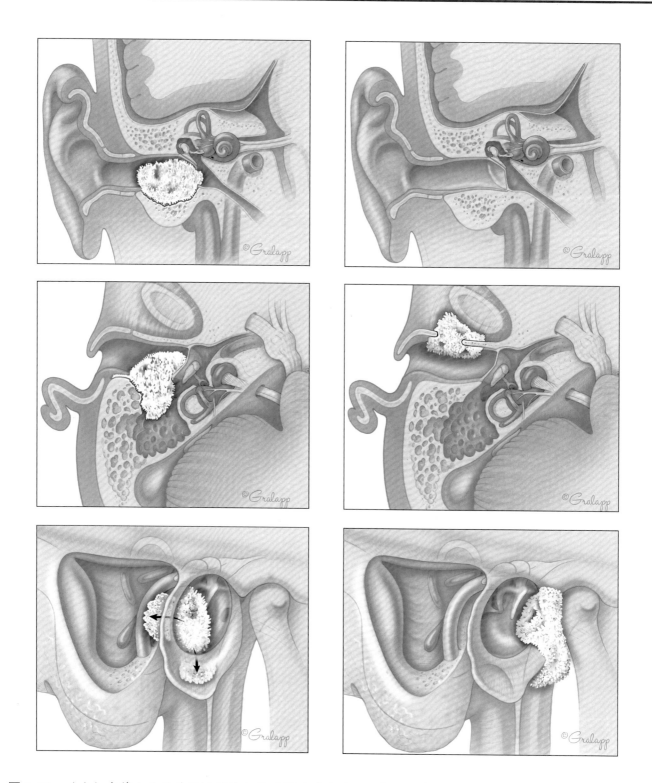

图 1.49 （左）中等大小的外耳道鳞状细胞癌累及外耳道后下部。注意：肿瘤突破外耳道后壁进入乳突。外耳道底壁亦受累，鼓膜穿孔。（右）中等大小的外耳道鳞状细胞癌累及外耳道前壁。注意下颌骨髁窝受累，肿瘤沿颅底向前、向下侵犯

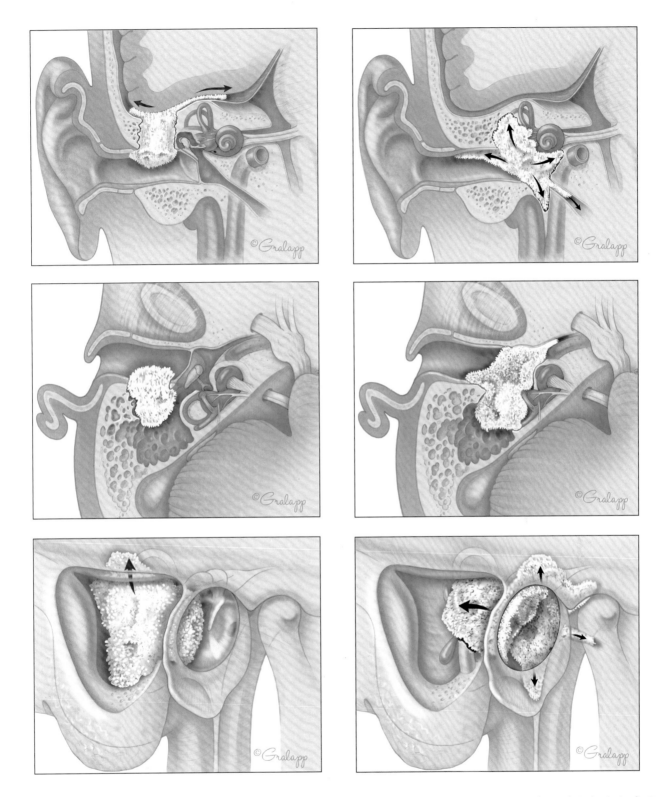

图 1.50　（左）晚期外耳道鳞状细胞癌通过乳突天盖侵犯中颅窝。肿瘤沿硬脑膜面扩散。（右）晚期外耳道鳞状细胞癌通过向内侵犯中耳至耳囊。肿瘤侵犯前鼓室并沿着咽鼓管扩散，接近岩骨内颈内动脉

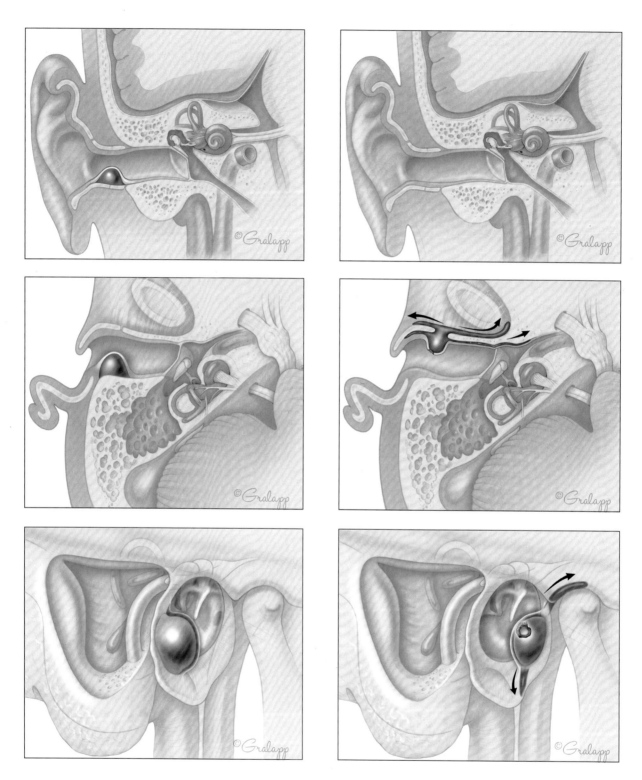

图 1.51　外耳道腺瘤。（左）注意：病变外形规则并且对骨质影响轻微。（右）中等大小的原发性肿瘤在外耳道骨膜下广泛扩散，颅底受累。肿瘤可能表现为向神经性生长，尤其是沿岩骨内面神经走行生长

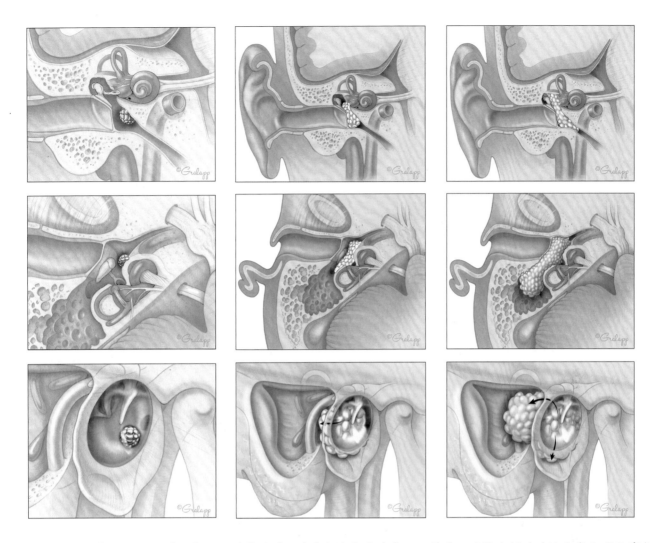

图 1.52　（左）源于鼓岬前下部的小鼓室体瘤。（中）鼓室体瘤突入下鼓室，后鼓室间隙（鼓室窦和面隐窝）以及前庭窗区域，累及镫骨。（右）范围较广的鼓室体瘤累及整个中耳腔，并通过鼓窦入口进入乳突

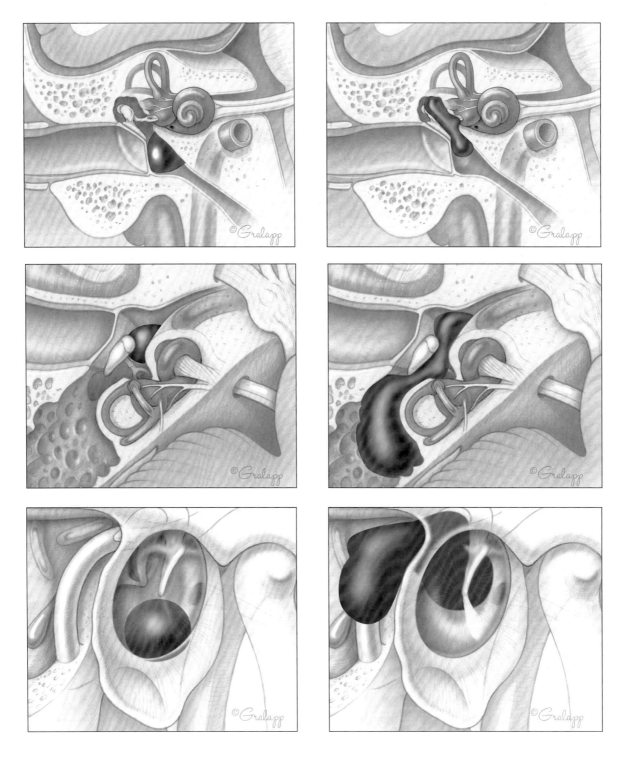

图 1.53 （左）源于中耳黏膜表面的腺瘤。大部分鼓室乳突腺瘤为神经内分泌肿瘤（类癌）。肿瘤通常表面光滑、外形规则、基底较宽。（右）范围较广的中耳乳突黏膜腺瘤。肿瘤沿着含气腔扩散并不侵犯骨质

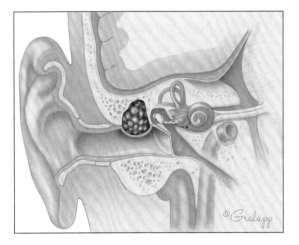

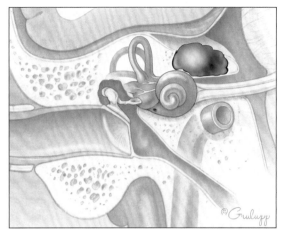

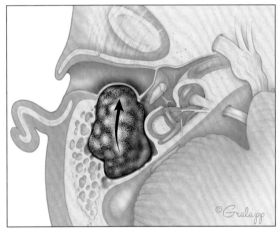

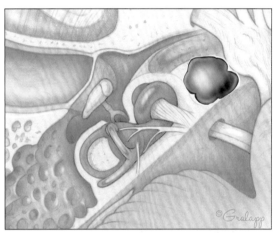

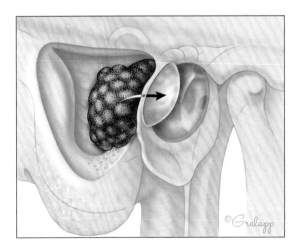

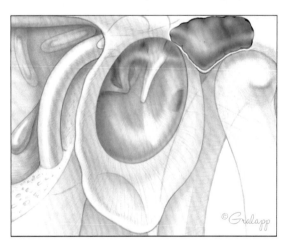

图 1.54　乳突嗜酸性肉芽肿。肿瘤的临床表现和化脓性中耳乳突炎类似，可以从乳突扩散累及外耳道

图 1.55　岩尖转移癌。岩尖骨髓腔是肿瘤（如乳腺癌、肺癌、前列腺癌）颞骨内转移的最常见部位

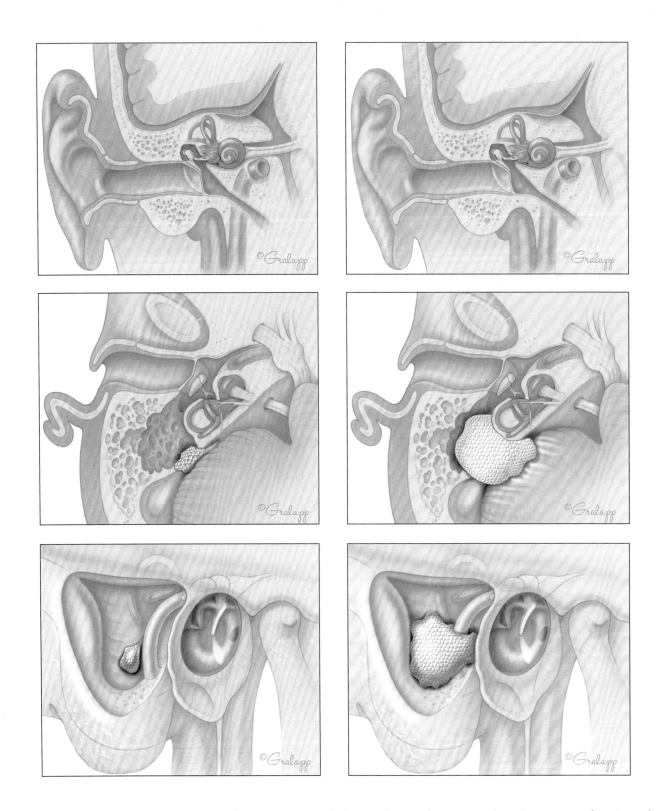

图 1.56 （左）源于内淋巴囊皱褶部的早期乳头状腺瘤。肿瘤可向外生长至乳突，向后至后颅窝，或沿着前庭导水管至内耳。（右）晚期内淋巴囊肿瘤可广泛侵犯乳突，破坏半规管，扩散至后颅窝并压迫小脑。von Hippel–Lindau 综合征患者可罹患双侧内淋巴囊肿瘤

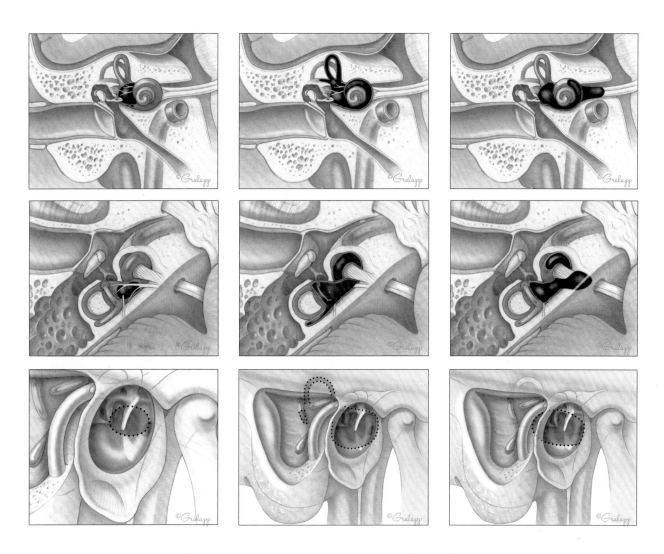

图 1.57　（左）迷路内前庭神经鞘膜瘤，病变范围从前庭窗至圆窗区域（名副其实的前庭神经鞘膜瘤）。（中）内耳神经鞘膜瘤累及后半规管、上半规管和耳蜗底回。（右）神经鞘膜瘤累及内耳（前庭和耳蜗）和内听道底，表明前庭神经肿瘤（听神经瘤）已穿透外半规管外侧

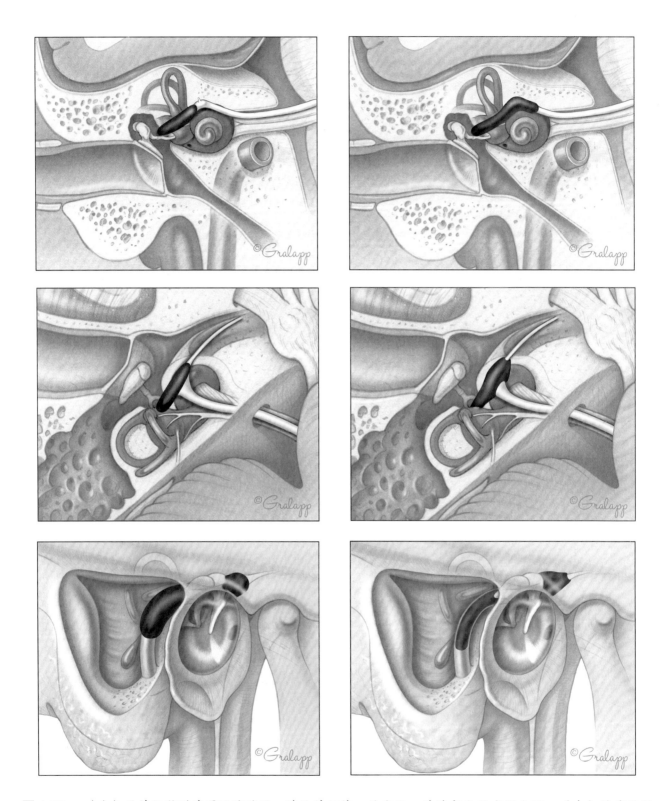

图 1.58 （左）面神经鞘膜瘤累及迷路段、膝状神经节、鼓室段、外膝部和乳突段上段。（中）肿瘤局限于面神经骨管内。面神经鼓室段的鞘膜瘤累及范围从外膝部至膝状神经节外侧。（右）肿瘤呈梭形，和面神经骨管的形状大体一致

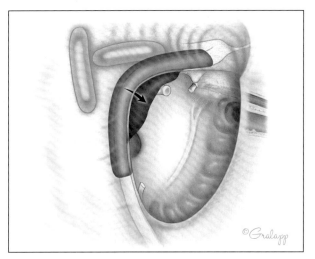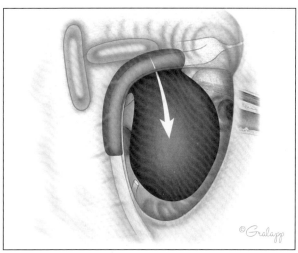

图 1.59 面神经鼓室段神经鞘膜瘤，病变范围从外膝部至膝状神经节外侧。中耳腔内可见外生性肿物。这类肿瘤患者可出现传导性听力下降，面神经功能可正常。少数初诊为耳硬化症者在鼓室探查术中意外发现实为面神经鞘膜瘤

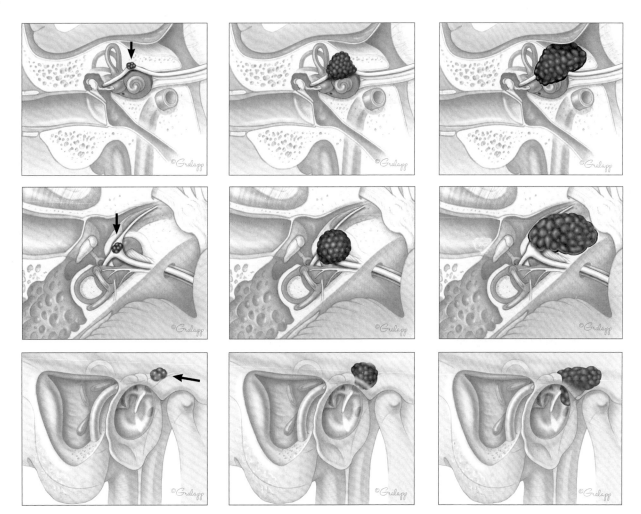

图 1.60 （左）膝状神经节血管瘤。小的骨内血管瘤位于膝状神经节的顶部。血管瘤累及整个膝状神经节和岩浅大神经的近端。（中）耳蜗上方部分受累。（右）膝状神经节区域血管瘤向内生长突入岩尖。耳蜗上部受累

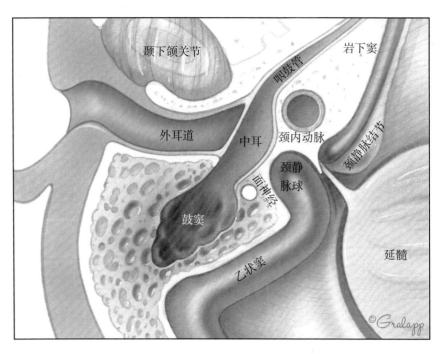

图 1.61 颈静脉孔区解剖（横断面观）

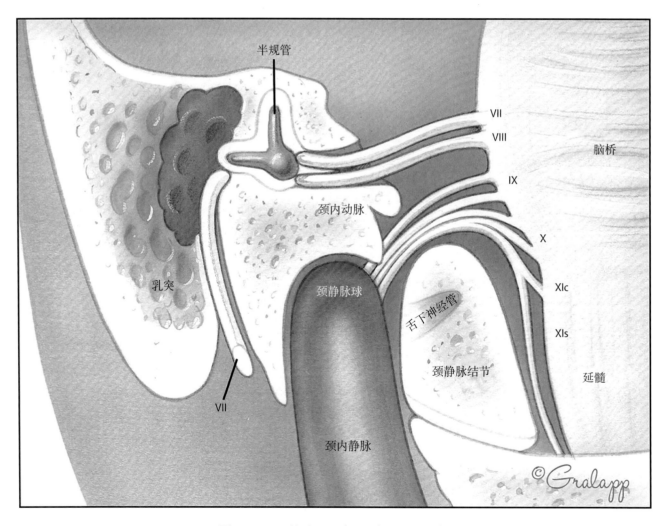

图 1.62 颈静脉孔区解剖（冠状面观）

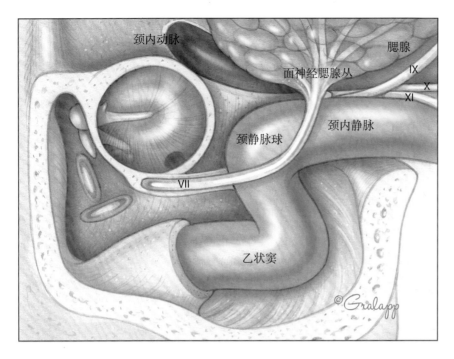

图 1.63　颈静脉孔区解剖（外侧面观）

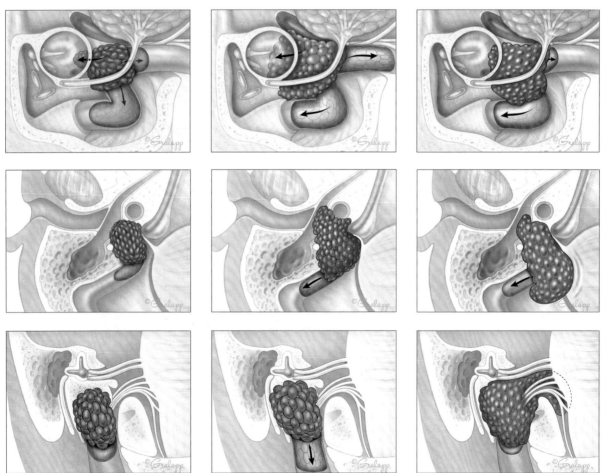

图 1.64　（左）颈静脉球瘤。中等大小的颈静脉球瘤突入下鼓室。肿瘤亦在乙状窦内向近端生长并向远端突入颈内静脉上部。（中）颈静脉球瘤广泛累及颈内动脉和面神经骨管。（右）颈静脉球瘤累及后颅窝，向上侵犯内听道底

（肖红俊　冷杨名　译）

第 2 章
耳科手术基础

Robert K. Jackler

2.1 导 言

在耳科显微手术的培训中，我们往往忽略了相关基础知识。即使是高水平的受训者也存在手部稳定性不足的问题，以及暴露角度不合适导致的术者身体扭曲。在操作中如何确保稳定性和精确性？这并不依赖与生俱来的天赋，而是需要对手部、身体的控制以及患者体位摆放等后天习得的技巧。需要强调的是，许多耳科显微操作需要双手协作。经过训练，优势手往往很快能变得灵敏，但非优势手的灵敏性和双手协调性还需要通过更多练习才能达到。

在显微操作的整个过程中，术者通常需要保持坐位，采取合适的姿势、使用腰部有支撑的座椅非常重要。许多耳科医生忽视了自身的舒适性而不得不忍受慢性腰背痛。为了降低职业损伤的概率，我们建议外科团队的所有成员都应接受人体工学方面的培训。此外，还需要注意防护来自高功率电钻的噪声刺激。

延伸阅读

1. Bolduc-Bégin J, Prince F, Christopoulos A, et al. Workrelated musculoskeletal symptoms amongst otolaryngologists and head and neck surgeons in Canada. Eur Arch Otorhinolaryngol,2018,275（1）:261–267

2. Coskun BU, Cinar U, Seven H, et al. The effects of the incision types in myringoplasty operations on cosmesis. Eur Arch Otorhinolaryngol, 2006, 263（9）:820–822

3. Ho TT, Hamill CS, Sykes KJ, et al. Work-related musculoskeletal symptoms among otolaryngologists by subspecialty: A national survey. Laryngoscope, 2018, 128（3）:632–640

4. Inwood JL, Wallace HC, Clarke SE. Endaural or postaural incision for myringoplasty: does it make a difference to the patient? Clin Otolaryngol Allied Sci, 2003, 28（5）: 396–398

5. Khan I, Mohamad S, Ansari S, et al. Are head bandages really required after middle-ear surgery? A systematic review.J Laryngol Otol, 2015, 129（8）: 740–743

6. Montague P, Bennett D, Kellermeyer B. How was your otology training? A survey of recent otolaryngology residents. Otol Neurotol, 2017, 38（10）:1535–1539

7. Mudry A. The history of the microscope for use in ear surgery. Am J Otol, 2000, 21（6）:877–886

8. Vaisbuch Y, Alyono JC, Kandathil C, et al. Occupational noise exposure and risk for noiseinduced hearing loss due to temporal bone drilling. Otol Neurotol, 2018, 39（6）: 693–699

9. Vaisbuch Y, Alyono JC, Kandathil C, et al. Occup-ational Noise Exposure and Risk for Noise-Induced Hearing Loss Due to Temporal Bone Drilling. Otol Neurotol, 2018, 39:693–699

10.Vijendren A, Yung M, Sanchez J, et al. Occupational musculoskeletal pain amongst ENT surgeons-are we looking at the tip of an iceberg? J Laryngol Otol, 2016, 130（5）:490–496

2.2　患者体位

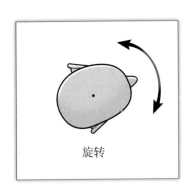

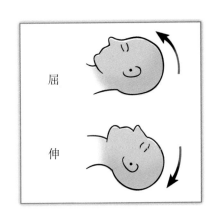

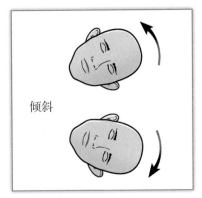

图 2.1　耳科显微手术中头位摆放的三个参数：旋转，侧倾和屈伸（仰头或低头）

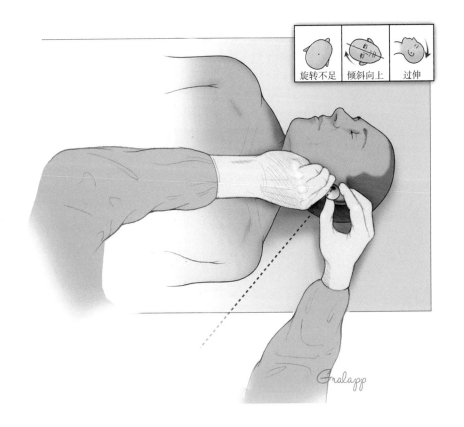

图 2.2　错误的体位：头部旋转不足、过伸（仰头）、倾斜。这使手术医生不得不以一种不舒适的姿势进行操作。如图所示，术者的手臂需置于患者胸前

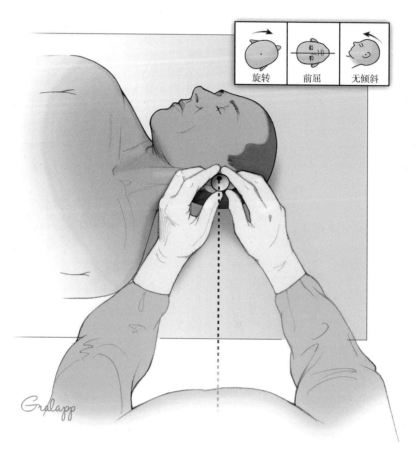

图 2.3　正确的体位：头部转向健侧、前屈（低头）、无倾斜

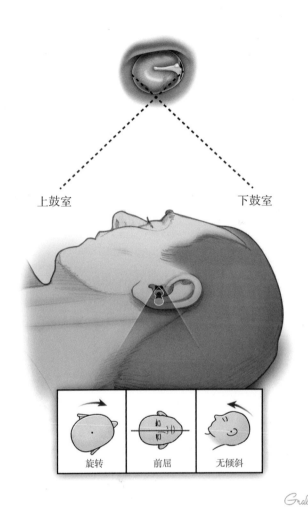

上鼓室　　　　　　　　　　　下鼓室

旋转　　　前屈　　　无倾斜

图 2.4 如患者体位摆放正确，手术医生应能
观察到上鼓室至下鼓室的整个区域，否则易导
致手术医生颈部和腰背疼痛

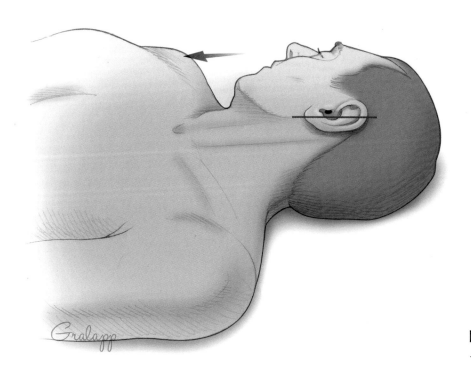

图 2.5 下压对侧肩部有助于使头部转向健侧并前屈（低头）以达到最佳体位

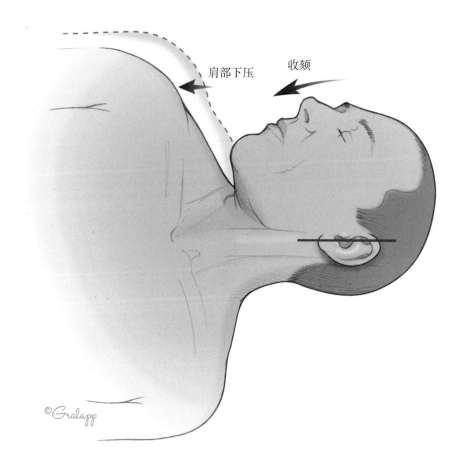

图 2.6 正确体位需要下压对侧肩部从而使头部转向健侧并前屈（低头）

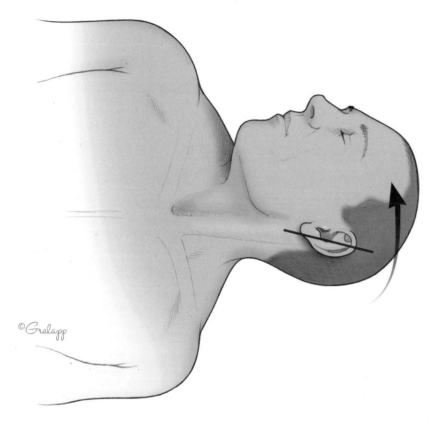

图 2.7　如果患者的对侧肩部没有下压，往往会出现头部旋转不足和颈部过伸（仰头）

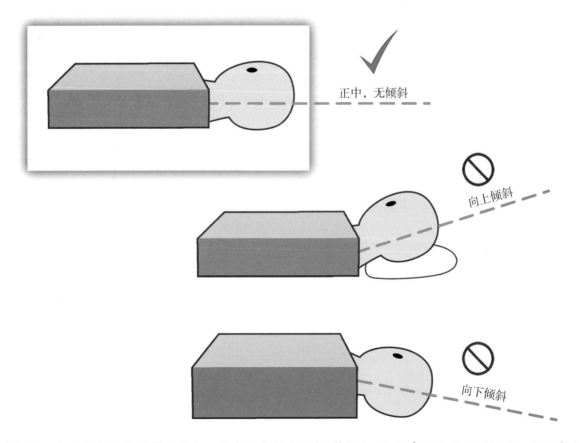

正中，无倾斜

向上倾斜

向下倾斜

图 2.8　在大部分耳科显微手术中，患者头部转向健侧并前屈，但没有向上或向下倾斜，即正中头位

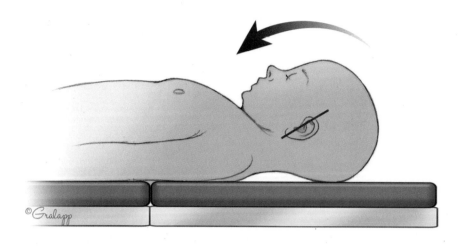

图2.9 相较于躯干的体积，儿童患者头部的体积更大，因此儿童患者平卧时头部呈前屈位

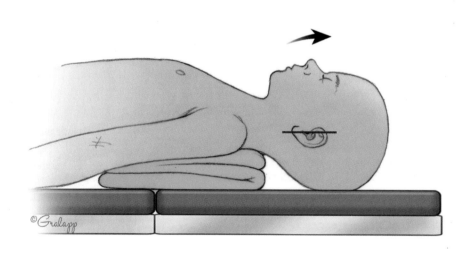

图2.10 将儿童患者背部垫高即可使儿童患者头位恢复正常

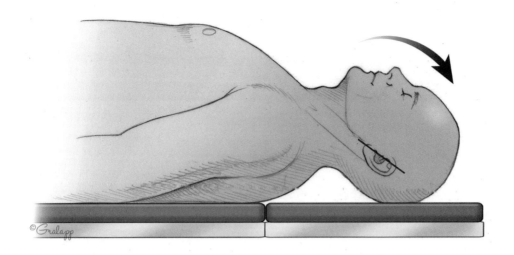

图 2.11　相较于头部的体积，桶状胸患者躯干的体积更大

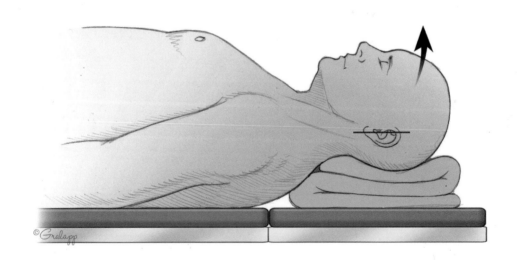

图 2.12　将患者头部垫高即可使患者头位恢复正常

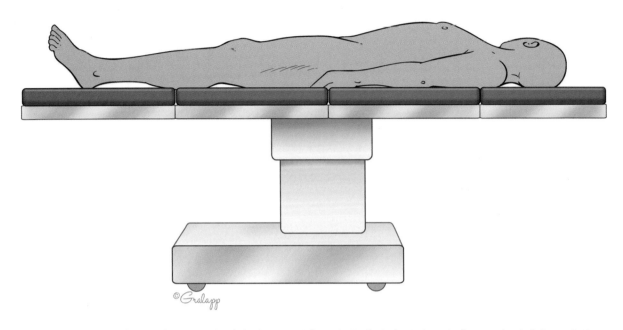

图 2.13 镫骨手术中需要调整手术床的倾斜角以充分暴露中耳的后上象限。本图为初始体位

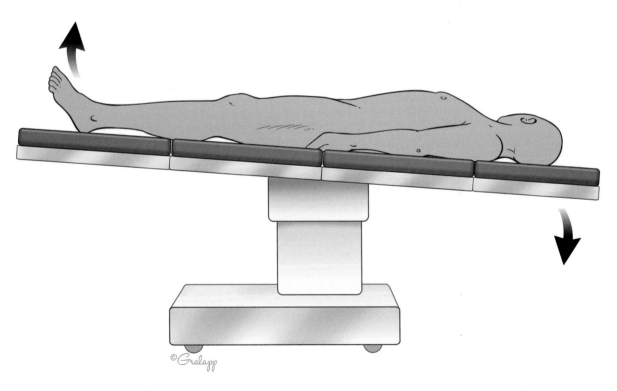

图 2.14 镫骨手术中调整手术床的倾斜角度：轻度 Trendelenburg 体位（头低脚高位）

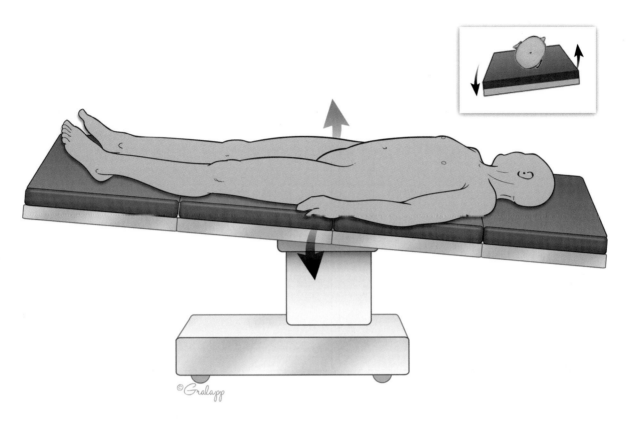

图 2.15 镫骨手术中调整手术床的倾斜角度：将手术床向术者一侧倾斜，充分暴露后上象限

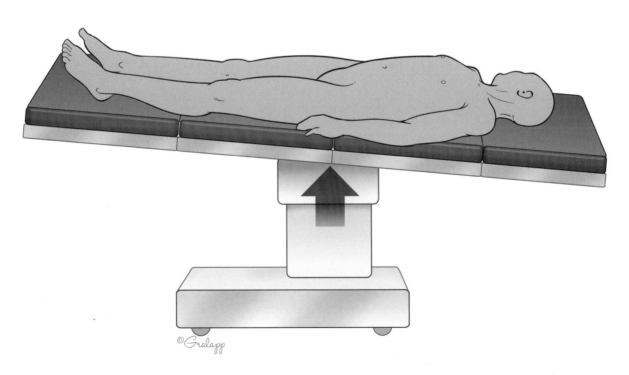

图 2.16 镫骨手术中调整手术床倾斜角度的最后一步：升高手术床，使术者以舒适的高度操作

2.3　显微器械与手部操作

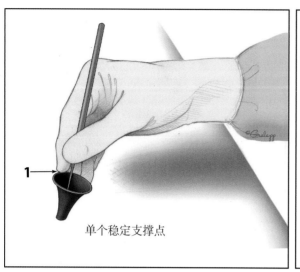
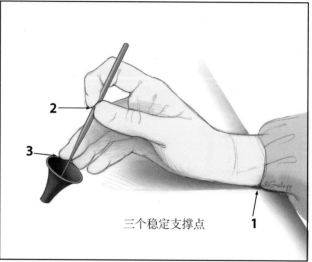

图 2.17　耳显微手术中错误的手部姿势会降低术者操作的稳定性并使视野受限。正确的手部姿势需要 3 个稳定的支撑点

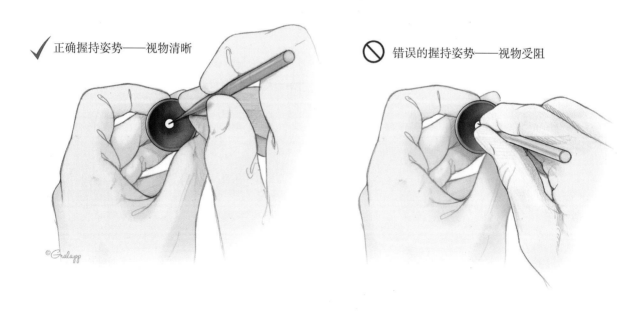

图 2.18　正确的手部姿势使术者的操作稳定性更高，并且能够双目视物

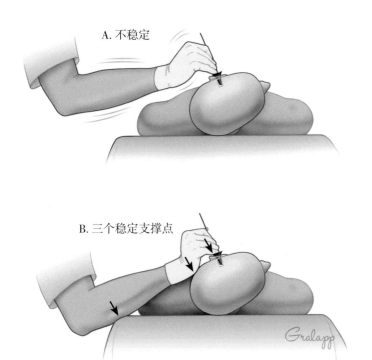

A. 不稳定

B. 三个稳定支撑点

图 2.19　正确的手臂和手部姿势需要多个稳定支撑点。在前臂和手腕没有稳定支撑的情况下（以手肘进行操作），术者难以稳定地操作和控制显微器械的尖端

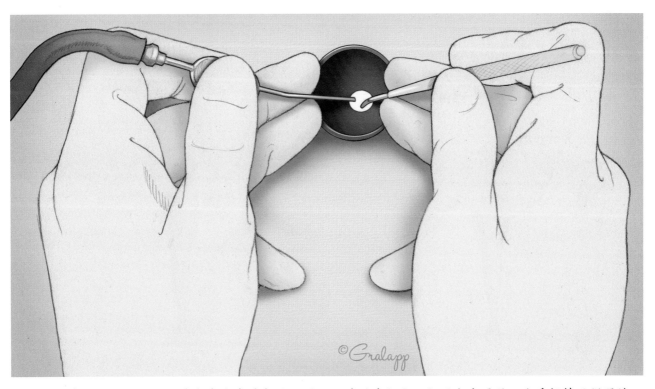

图 2.20　在经耳道入路显微手术中术者手部的位置。双手的中指和示指固定窥耳器。右手握持显微器械，左手握持吸引器，以便于双手稳定操作和双目视物。部分术者采用窥耳器支架来保持窥耳器的稳定，但并非所有机构均能提供这一装置，因此建议所有的耳科医生应练习在没有支架的条件下进行操作

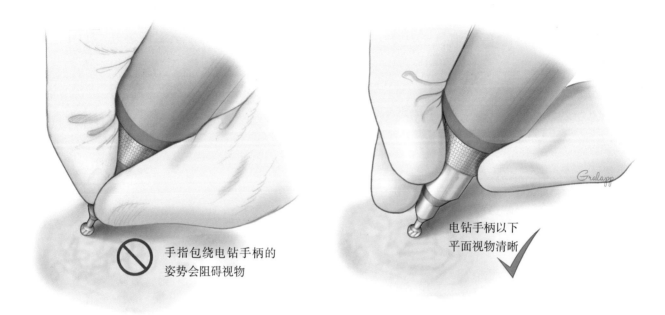

手指包绕电钻手柄的
姿势会阻碍视物

电钻手柄以下
平面视物清晰

图 2.21　正确的握持电钻有利于双目视物

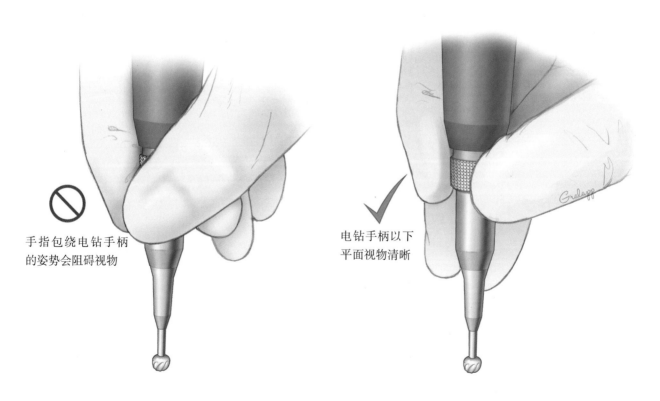

手指包绕电钻手柄
的姿势会阻碍视物

电钻手柄以下
平面视物清晰

图 2.22　两点法握持电钻的稳定性更高，手柄以下平面视物清晰

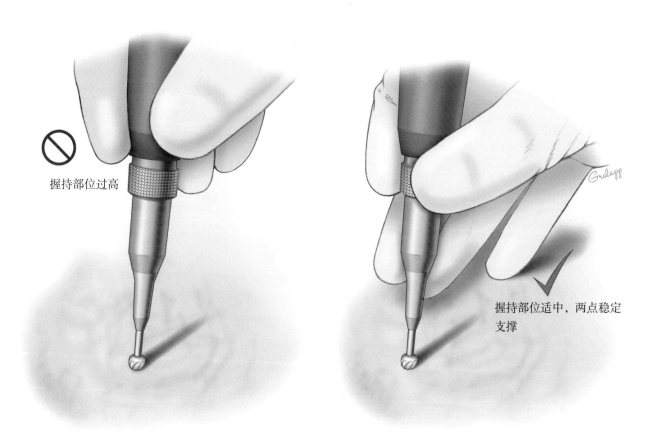

握持部位过高

握持部位适中，两点稳定支撑

图 2.23　握持电钻的部位过高会降低电钻钻头的稳定性

2.4 人体工程学

Yona Vaisbuch

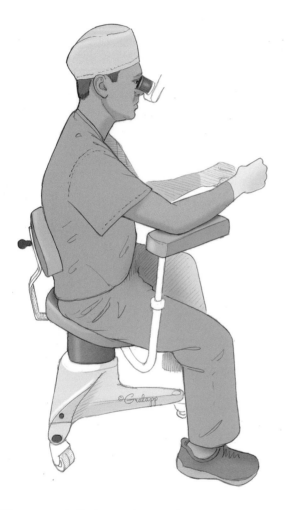 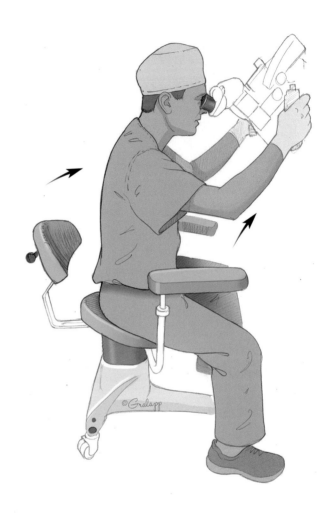

图 2.24 随着时间的推移，相当一部分耳外科医生会出现腰背劳损。手术中采取合适的姿势，包括端坐位和良好的腰部支撑，可以减轻这一不适。适当休息可使手部的操作更稳定，也可以减轻手臂的疲劳

图 2.25 术者身体前倾时，腰背部没有良好的支撑而受到更多的压力

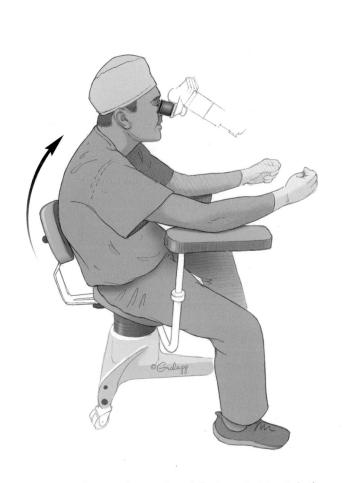

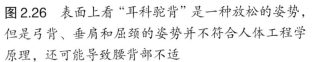

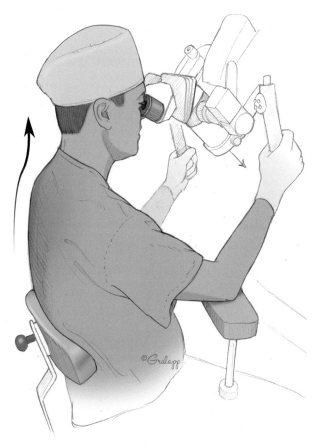

图 2.26 表面上看"耳科驼背"是一种放松的姿势，但是弓背、垂肩和屈颈的姿势并不符合人体工程学原理，还可能导致腰背部不适

图 2.27 避免"颈椎问题"，术者使用显微镜时应保持正确的颈部姿势，以减轻颈部的劳损

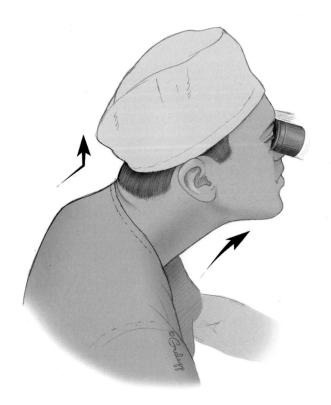

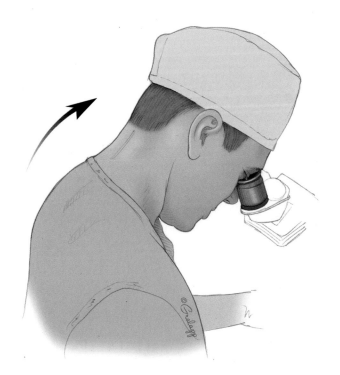

图 2.28　术者长时间身体前倾接近显微镜目镜，这会导致向前用力和不舒适的颈部过伸

图 2.29　长时间低头也会引起慢性颈椎病

2.5　耳后切口

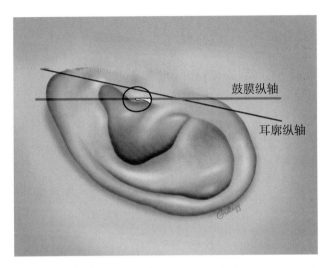

图 2.30　相较于锤骨柄纵轴，耳廓纵轴向后倾斜约 15°

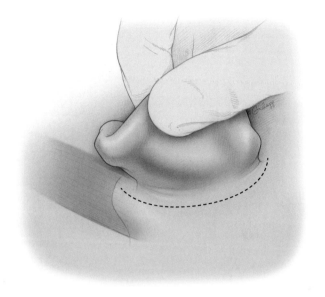

图 2.31　耳后切口可沿耳后沟切开，也可在耳后沟后 5~10mm 处切开，后者更易愈合且不易出现瘢痕。切口范围应上至耳廓附着处上缘高度，下至乳突尖，使耳廓向前翻转、充分暴露中耳腔。婴儿和幼童的乳突尖尚未发育完全，切口下缘不宜过低，以免损伤面神经

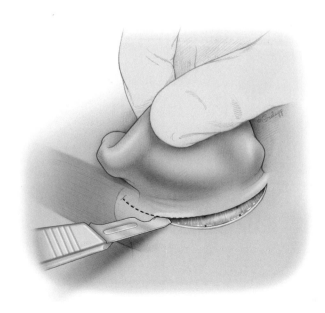

图 2.32　用手术刀切开皮肤，有些医生则偏好使用电刀

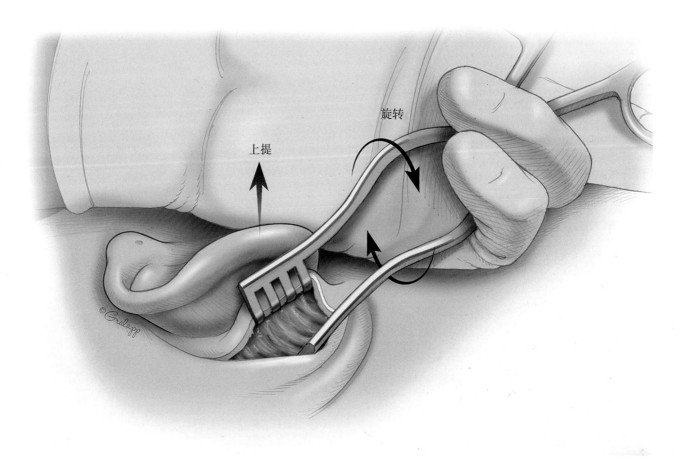

图 2.33　认清颞肌筋膜和颞线。使用乳突牵开器撑开切口。使用电刀快速分离表层组织

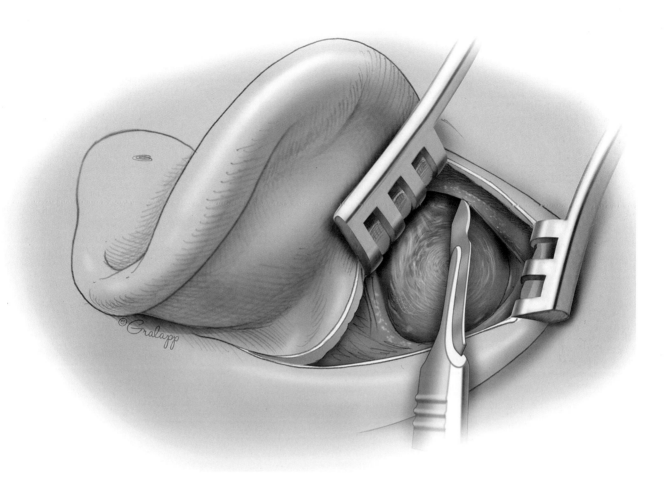

图 2.34　分离耳上部表层组织时，颞肌表面的皮下组织需锐性分离

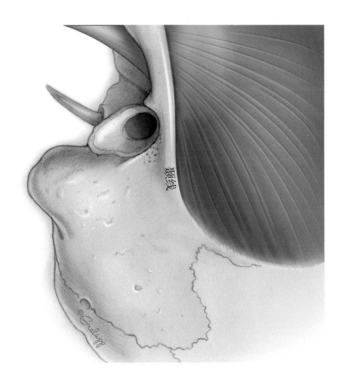

颞线

图 2.35　颞肌位于颞窝内，下缘止于颞线

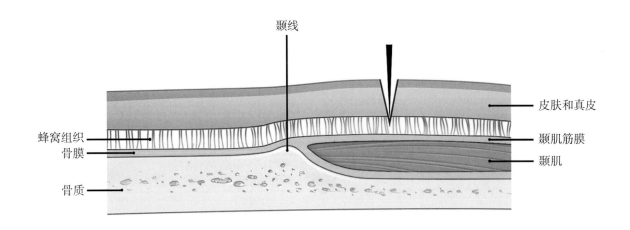

图 2.36 　和颞线有关的软组织层次

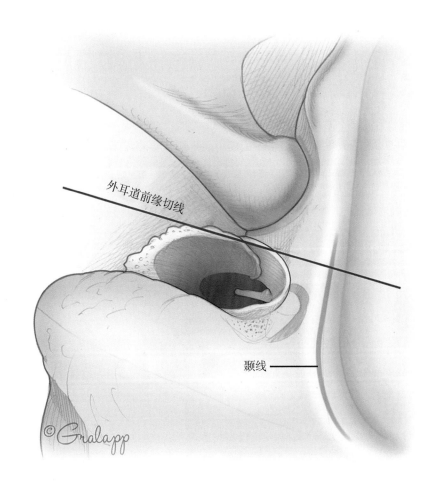

图 2.37 　沿颞线切开骨膜并向前分离至外耳道前缘，将软组织向前翻折，充分暴露骨性外耳道直至中耳

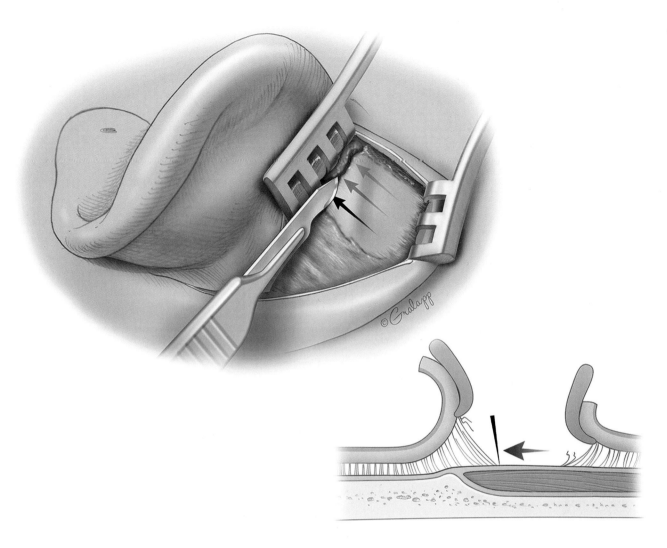

图 2.38　放置乳突牵开器，以手术刀锐性分离软组织，认清颞肌筋膜。手术刀刃斜面向上。如斜面向下，容易损伤颞肌筋膜甚至切开外耳道顶壁

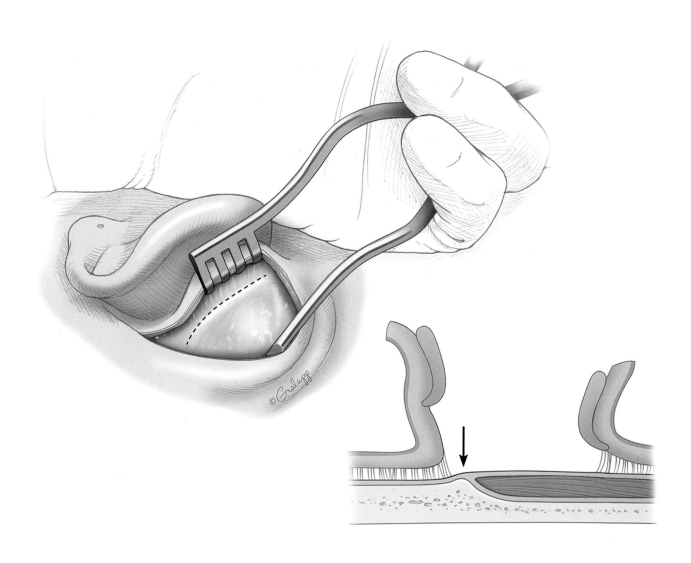

图 2.39 认清颞线，即颞肌下缘的弧形骨嵴（虚线和箭头所指）

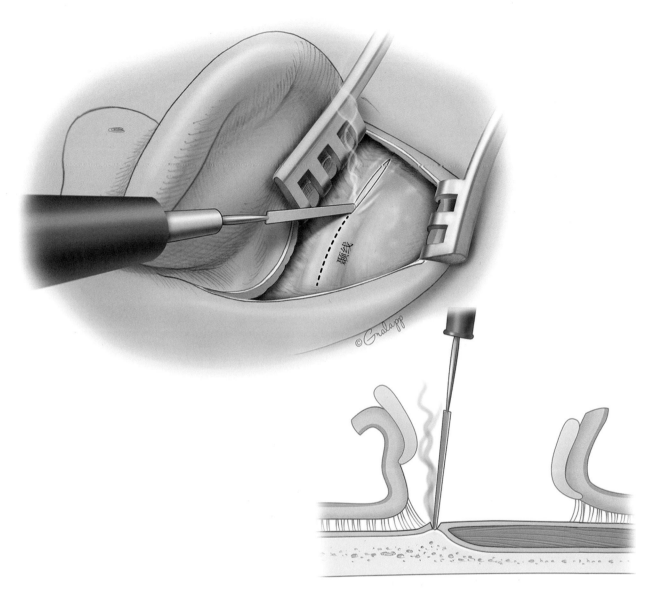

图 2.40　用电刀沿颞线切开，在切口前端常需结扎颞浅动脉的后支

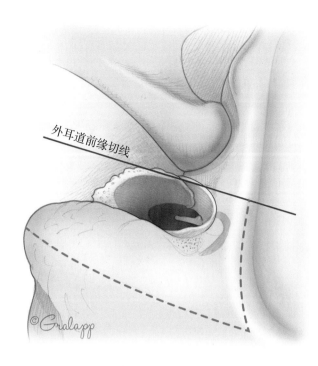

图 2.41 如拟行乳突开放术，则在完成上方的切口后切开乳突骨皮质直至乳突尖。如拟行鼓室成形术，则紧贴外耳道后方切开骨膜

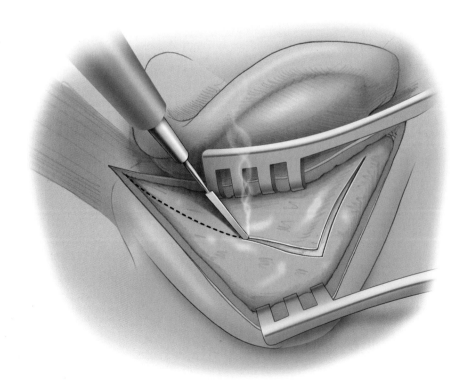

图 2.42 切开骨膜直至乳突尖

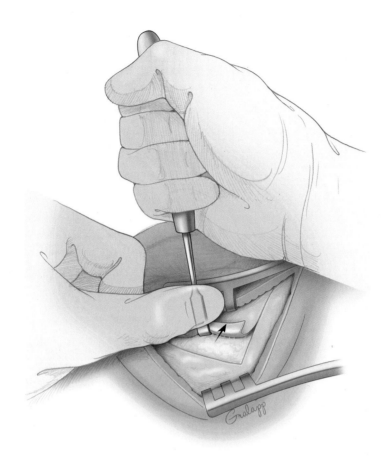

图 2.43　用骨膜分离器，向外耳道方向分离并暴露乳突皮质。如图显示 Lempert 骨膜分离器

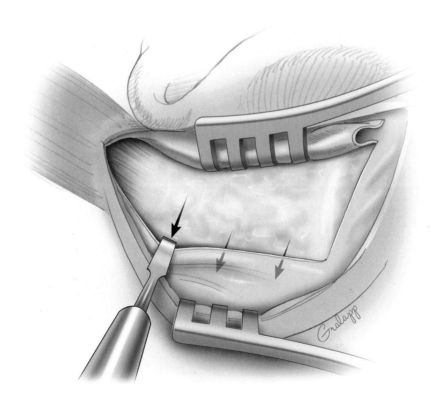

图 2.44　用骨膜分离器暴露乳突皮质后部

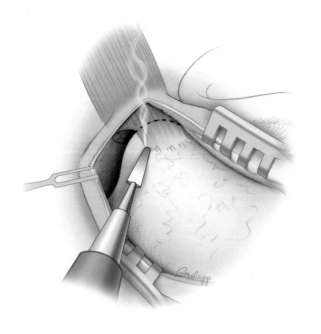

图 2.45　用电刀离断胸锁乳突肌乳突端

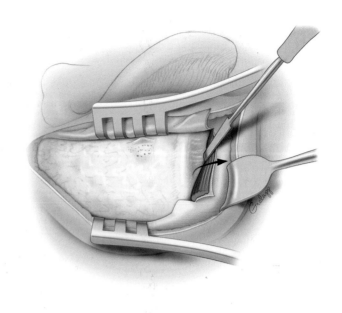

图 2.46　将颞肌从颞线处分离，此时常需要在颞肌后方做一小切口以减少张力

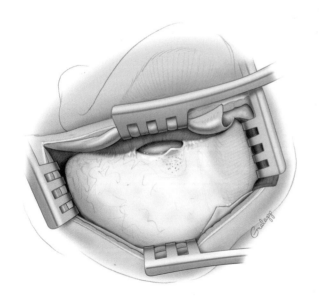

图 2.47　乳突开放术的暴露范围。放置两个乳突牵开器，一个从外耳道到窦脑膜角方向撑开，另一个牵开颞肌并下拉胸锁乳突肌。放置第一个乳突牵开器时需注意避免撕裂外耳道皮肤，为降低这一风险应将外耳道皮肤与骨性外耳道分离并松解

2.6　耳后皮瓣设计

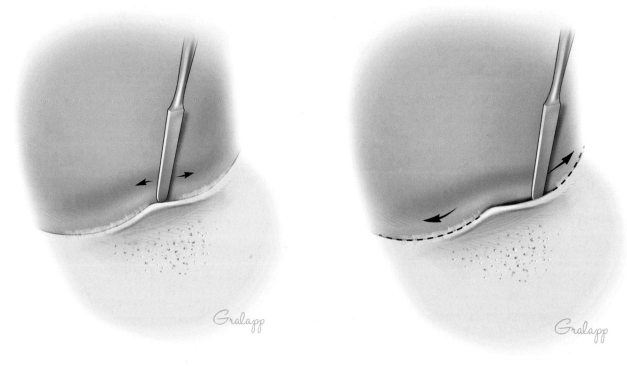

图 2.48　从 Henle 嵴处分离外耳道皮肤 - 骨膜瓣。注意筛区就位于 Henle 嵴后方

图 2.49　显露外耳道的骨膜平面

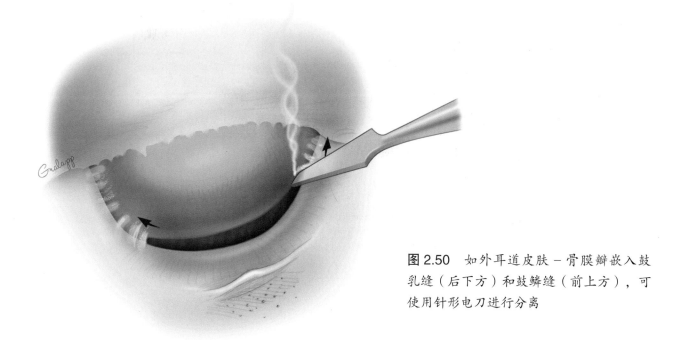

图 2.50　如外耳道皮肤 - 骨膜瓣嵌入鼓乳缝（后下方）和鼓鳞缝（前上方），可使用针形电刀进行分离

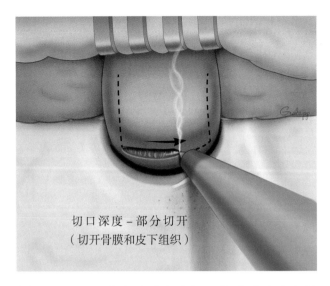

切口深度 - 部分切开
（切开骨膜和皮下组织）

图 2.51 另一种外耳道皮肤切口是外耳道后皮瓣
（Koerner 皮瓣）。外耳道内切口常引起明显出血，
可使用针形电刀分离骨膜和皮下组织

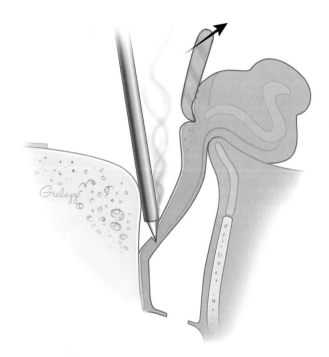

图 2.52 在骨性外耳道中段做第一切口

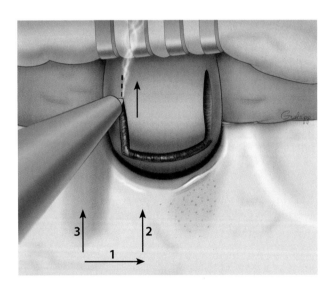

图 2.53 于上述切口的两端由内向外做纵向切口，
以免出血干扰术野、影响操作

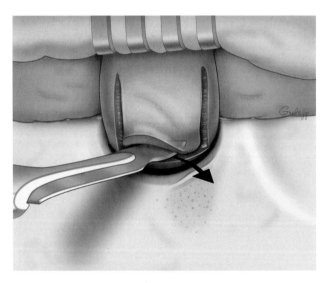

图 2.54 用手术刀锐性切开皮肤

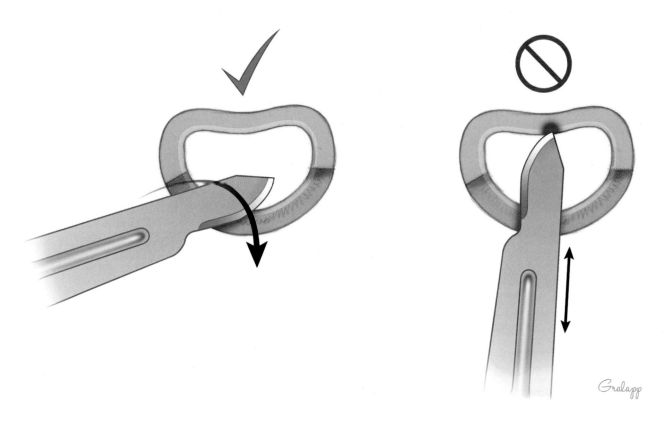

图 2.55 切开皮肤时刀尖应朝向术者，以免损伤外耳道前壁皮肤

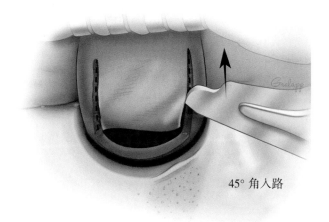

45° 角入路

图 2.56 外耳道后皮瓣垂直切口

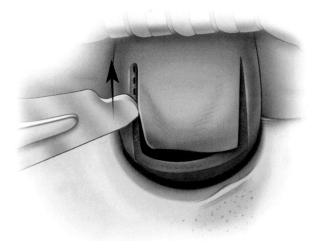

图 2.57 外耳道后皮瓣垂直切口

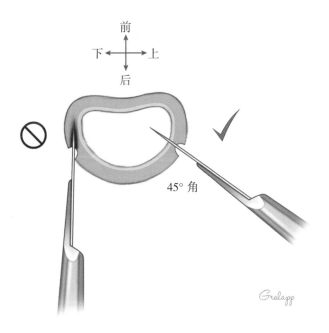

图 2.58 做纵向切口时应以 45° 角切开，以免仅切穿外耳道软组织而未切透皮肤

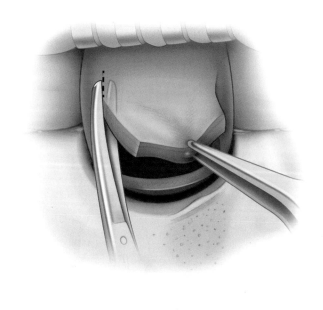

图 2.59 用手术刀或剪刀向外做纵向切口

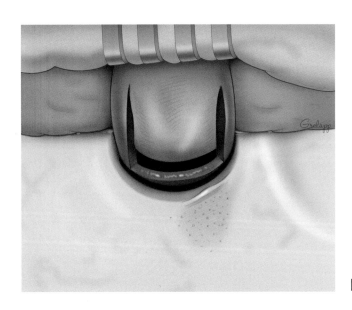

图 2.60 外耳道后皮瓣完成

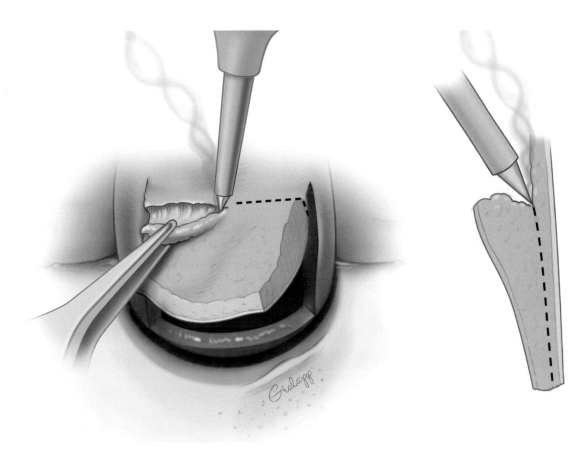

图 2.61　削薄皮瓣是软组织外耳道成形术的重要步骤

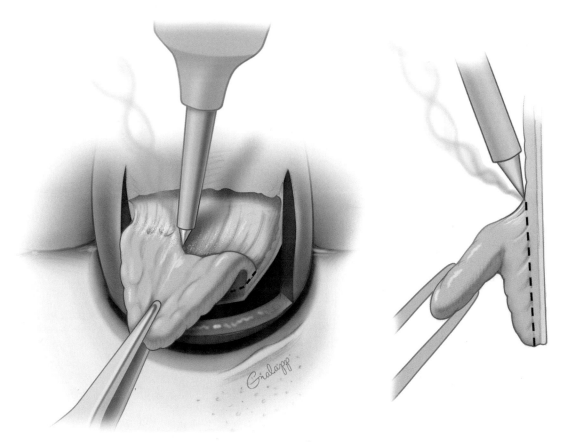

图 2.62　可采用电刀削薄皮瓣以减少出血

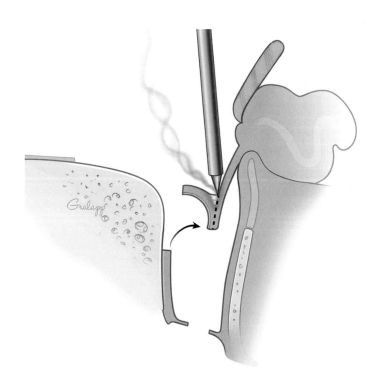

图 2.63　削薄皮瓣

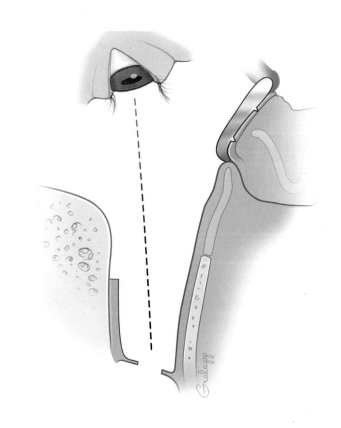

图 2.64　用有齿扁刃牵开器（如 Perkin 牵开器）将 Koerner 皮瓣向外掀起，术者可在直视下检查外耳道，没有软组织遮挡

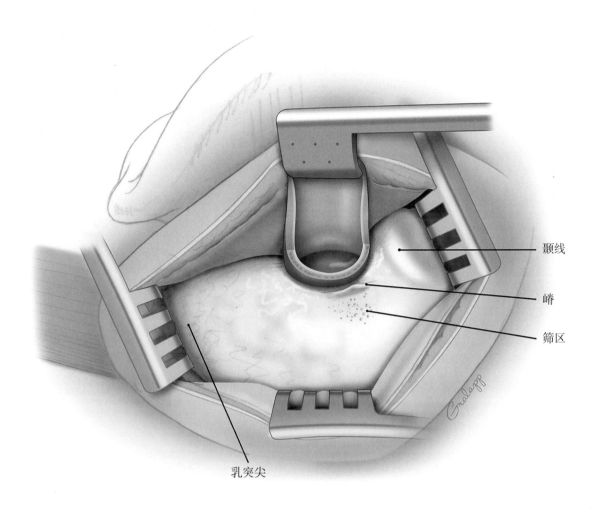

颞线

嵴

筛区

乳突尖

图 2.65　外耳道后皮瓣完成后的术野

2.7　耳内切口

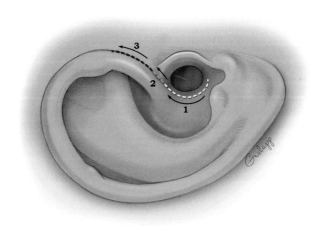

图 2.66　耳内切口包括三个部分：环形段，软骨间段（位于耳轮脚和耳屏之间）和垂直段。和耳后切口相比，该切口的瘢痕明显和乳突后部暴露受限，目前已不常用

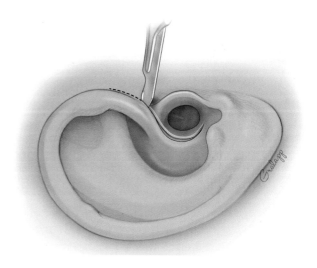

图 2.67　开始耳内切口

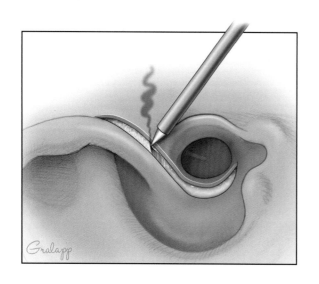

图 2.68　针形电刀切开皮肤，向上直达颞肌筋膜

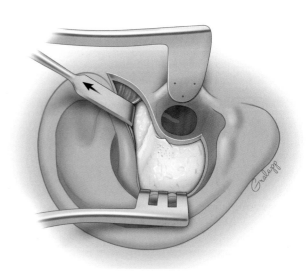

图 2.69　从颞线处向上分离颞肌

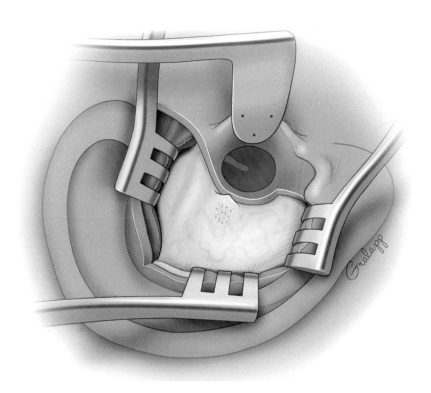

图 2.70　耳内切口完成

2.8 切口缝合

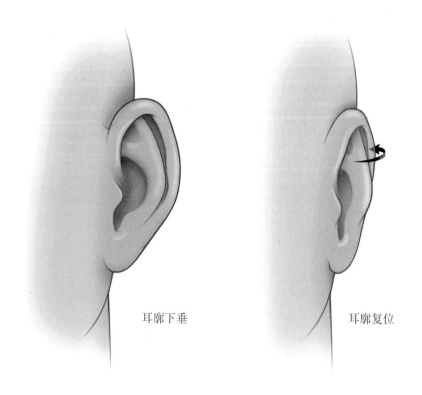

耳廓下垂

耳廓复位

图 2.71 在鼓室乳突手术完成后缝合耳后切口，耳廓可能向外旋转、出现有碍美观的耳廓下垂（招风耳）。由于儿童的耳廓软骨弹性好，这一状况在儿童中尤为常见

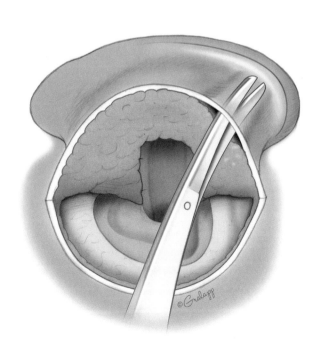

图 2.72 先分离皮下组织，形成一隧道直至暴露对耳轮皱褶

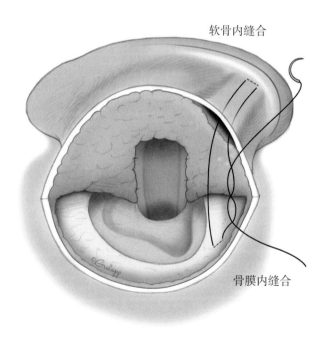

软骨内缝合

骨膜内缝合

图 2.73 将耳廓向前翻折以避免打结时缝线穿过软骨膜

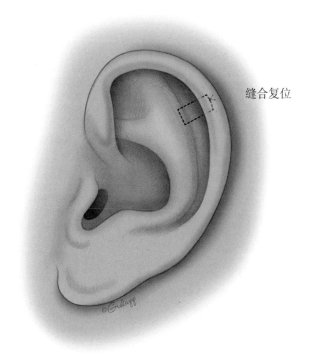

缝合复位

图 2.74　缝合后耳廓复位

（肖红俊　冷杨名　译）

第 3 章
外耳手术

Robert K. Jackler

3.1 导　言

大多数患者认为耳朵就是耳廓，与此同时许多耳外科医生也将耳廓手术推给了面部整形外科医生。然而，垂耳、小耳畸形、外耳道闭锁、耳廓损伤和耳廓肿瘤的修复需要依赖耳科的医疗设备与技术。

小耳畸形修复是一项有挑战性的多阶段手术技术，只有经过专业训练的外科医生才能完成。在小耳畸形的修复过程中，无论是使用自体肋软骨还是高密度聚乙烯，都必须按照正确的顺序进行耳道闭锁或狭窄的修复。以自体肋软骨修复小耳畸形为例，只有在完成耳廓再造后才能进行耳道闭锁或狭窄的修复。小耳畸形修复的难点在于保持皮瓣的柔韧及血管化，即覆盖软骨的皮瓣有良好的血供。Firmin和 Nagata 两步修复法对皮肤的要求非常高，皮肤原有的任何切口，都可能对修复效果造成严重的影响。相反，对于高密度聚乙烯植入物，耳道重建必须在小耳畸形修复前或同时完成。聚乙烯假体的稳定性依赖于颞顶面部皮瓣的颞上动脉的血供，而颞顶面部皮瓣会在耳道形成后升高。因此，在进行耳道闭锁修复时，术者必须小心避免损伤动脉。

熟练掌握外耳道成形术对于处理耳部疾病的耳外科医生至关重要。采用恰当技术的外耳道成形术，其效果是可预测和可靠的，外耳道再狭窄的发生率也很低。人们普遍误认为外耳道由 1/3 的软骨部和 2/3 的骨部组成。在前方，软骨部分因为其与耳屏融合而被延长，但在后方，耳甲腔却直接位于乳突上，这意味着后方耳甲边缘软骨部仅有数毫米厚度。

多数骨性外耳道成形术，都是作为耳科手术的辅助手段。狭窄的耳道妨碍术中暴露和术后处理，影响慢性中耳炎治疗效果。原发性外耳道疾病最常见的手术是外生骨疣切除术，病变通常发生于患者反复间歇接触水浸时，如冲浪或皮划艇。多数外科医生使用磨钻，但仍有些专家采用骨凿。扩大外耳道有一定风险，如果错误定位耳道的方向，可能会损伤面神经。始终保持最深的磨骨位置靠上（朝向硬脑膜）和靠前（朝向颞下颌关节）是外生骨疣和外耳道闭锁手术的经验法则。轻微暴露颞下颌关节囊并无大碍，但应避免广泛移除此骨板。

为保持成形后外耳道正常大小，需有足够的皮肤覆盖，这一点在先天性和后天性狭窄以及闭锁的修复中尤为重要。虽然在耳科手术中，常有耳道骨质小面积暴露，但广泛骨质外露则必须进行薄层半厚皮片移植。值得注意的是，全厚皮片或半厚皮片容易导致耳道再狭窄。此外，环形剥离耳道皮肤也存在狭窄的高风险，应考虑皮肤移植。

延伸阅读

1. Barrett G, Ronan N, Cowan E, et al. To drill or to chisel?A long-term follow-up study of 92 exostectomy procedures in the UK. Laryngoscope, 2015, 125（2）:453–456

2. Brent B. Microtia repair with rib cartilage grafts: a review of personal experience with 1000 cases. Clin Plast Surg, 2002, 29（2）:257–271

3. Chen Y, Zhang T. Modified meatoplasty for external auditory canal stenosis with endoaural-conchal incision. Otol Neurotol,2015,36（1）:1–3

4. Constantine KK, Gilmore J, Lee K,et al. Comparison of microtia reconstruction outcomes using rib cartilage vs porous

polyethylene implant. JAMA Facial Plast Surg, 2014, 16
（4）:240–244

5. Dedhia K, Yellon RF, Branstetter BF IV, et al. External
auditory canal: inferior, posterior-inferior, and anterior
canal wall overhangs. Int J Pediatr Otorhinolaryng
ol,2018,109:138–143

6. Firmin F, Dusseldorp J, Marchac A. Auricular Reconstruction.
New York, NY: Thieme, 2017

7. Firmin F. State-of-the-art autogenous ear reconstruction in
cases of microtia. Adv Otorhino-laryngol, 2010, 68:25–52

8. Gandy JR, Lemieux B, Foulad A, et al. Modular component
assembly approach to microtia reconstruction. JAMA Facial
Plast Surg, 2016, 18（2）:120–127

9. Goldsztein H, Roberson JB Jr. Anatomical facial nerve
findings in 209 consecutive atresia cases. Otolaryngol Head
Neck Surg, 2013, 148（4）:648–652

10.Hetzler DG. Osteotome technique for removal of
symptomatic ear canal exostoses. Laryngoscope, 2007, 117
（1, Pt 2:Suppl 113）:1–14

11.Huang WJ, Chu CH, Wang MC, et al. Decision making in the
choice of surgical management for preauricular sinuses with
different severities. Otolaryngol Head Neck Surg,2013,148
（6）:959–964

12.Jahrsdoerfer RA, Lambert PR. Facial nerve injury in
congenital aural atresia surgery. Am J Otol,1998,19
（3）:283–287

13.Jahrsdoerfer RA, Yeakley JW, Aguilar EA, et al.Grading
system for the selection of patients with congenital aural
atresia. Am J Otol,1992,13（1）:6–12

14.Lam HC, Soo G, Wormald PJ, et al. Excision of the
preauricular sinus: a comparison of two surgical techniques.
Laryngoscope,2001,111（2）:317–319

15.Litton WB, Krause CJ, Anson BA, et al. The relationship of
the facial canal to the annular sulcus. Laryngoscope, 1969,79
（9）:1584–1604

16.Moss WJ, Lin HW, Cueva RA. Surgical and audiometric
outcomes for repair of congenital aural atresia and
hypoplasia.JAMA Otolaryngol Head Neck Surg,2016,142
（1）:52–57

17.Nagata S. A new method of total reconstruction of the auricle
for microtia. Plast Reconstr Surg,1993,92（2）:187–201

18.Nguyen TB, Chin RY, Da Cruz M. The semilunar
meatoplasty.Otol Neurotol,2014,35（7）:e208–e210

19.Patil S, Ahmed J, Patel N. Endaural meatoplasty: the Whipps
Cross technique. J Laryngol Otol,2011,125（1）:78–81

20.Stephan S, Reinisch J. Auricular reconstruction using porous
polyethylene implant technique. Facial Plast Surg Clin North
Am,2018,26（1）:69–85

21.Yeo SW, Jun BC, Park SN, et al. The preauricular sinus:
factors contributing to recurrence after surgery. Am J
Otolaryngol,2006,27（6）:396–400

3.2 耳廓成形术

Sam P. Most

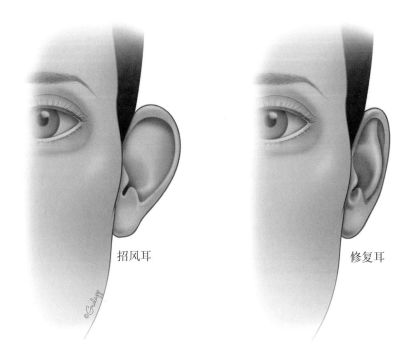

图 3.1 招风耳可能是由于缺乏对耳轮或耳甲软骨突出，或两者同时存在。耳廓成形术可纠正上述情况，从而使从正面看起来耳廓不那么突出

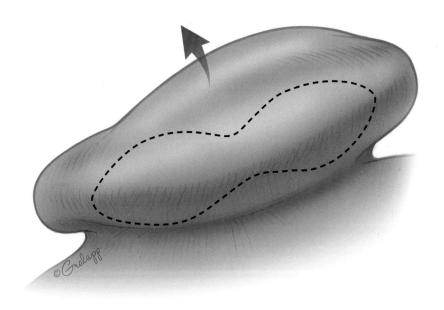

图 3.2 耳廓背面皮肤椭圆形切口，可减少耳廓中部后方张力，此张力可导致"电话耳"畸形

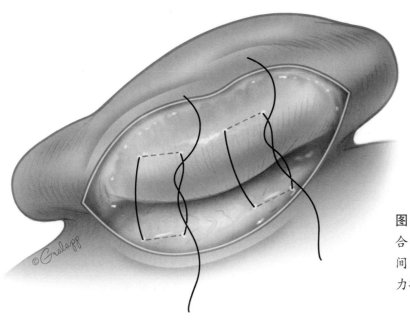

图 3.3　经皮黑色尼龙线褥式缝合,形成新的对耳轮。缝线 5mm 宽,间距 1cm。褥式缝合的宽度和张力将纠正对耳轮的解剖缺陷

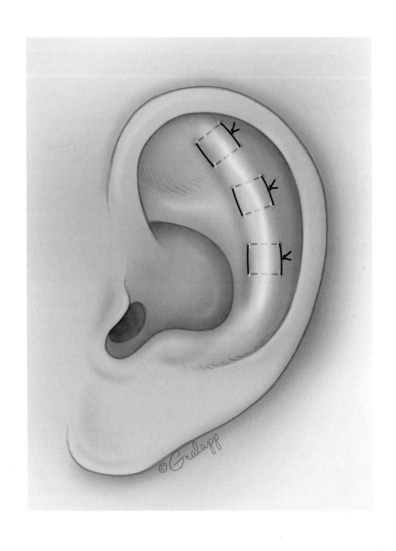

图 3.4　耳轮形成,可见黑色的缝线。根据 Mustardé 法褥式缝合,注意避免穿透耳前皮肤

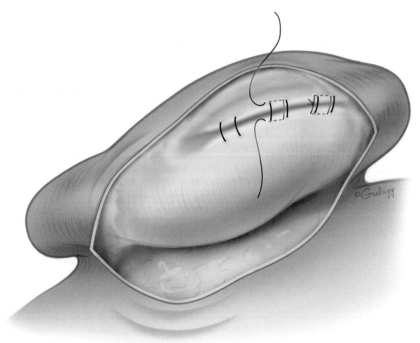

图 3.5 轴向耳廓视图显示构建对耳轮的临时和永久缝线位置。注意：永久缝线（图中蓝色部分）并不穿透皮肤表面，仅穿透软骨膜

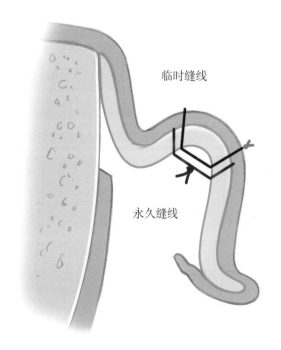

临时缝线

永久缝线

图 3.6 Fumas 法：将两个永久性褥式缝合线穿过耳廓软骨和前软骨膜，注意避免穿透皮肤。然后将其固定在乳突骨膜上，避免耳廓前移

3.3 小耳畸形手术

Mai Thy Truong, Kay W. Chang

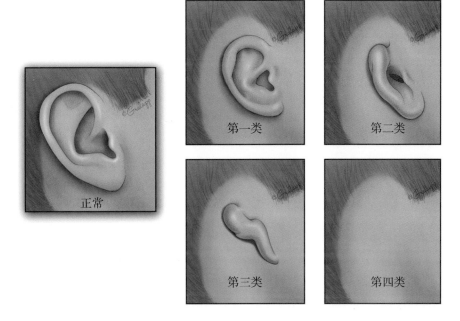

图 3.7 根据耳廓大小和受累亚结构划分小耳畸形类别。 耳廓的亚结构包括耳轮、对耳轮、耳舟、耳屏、对耳屏、耳甲艇和耳垂。第一类：耳廓所有解剖亚结构存在，但可能部分形态异常；第二类：耳廓部分亚结构缺如；第三类：典型的小耳，除耳垂外，没有其他可识别的亚结构；第四类：无耳畸形（耳廓完全缺如）。小耳畸形手术涉及多个阶段，包括两期法、三期法或更多分期手术。每次分期手术之间通常间隔至少 3 到 4 个月。本章介绍 Francoise Firmin 两期法，此术式基于 Burt Brent 四期法和 Satoru Nagata 两期法改良而成

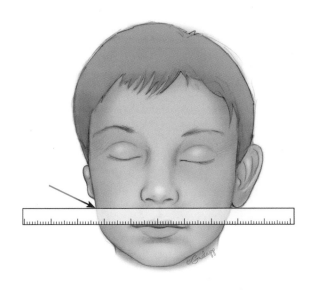

图 3.8 第一期：再造耳定位。站在患者床头，用尺子标记对侧正常耳耳垂的下端在小耳侧的对称点。双侧小耳畸形，以眼和口的连接处作为耳廓位置参考点，新耳廓尽可能置于耳后发际以外的皮肤区域最高点

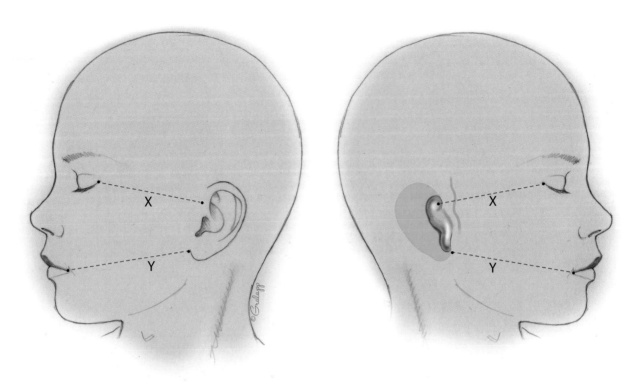

图 3.9 对侧耳测量，从眼外眦到耳轮根部的距离为 X，从口角外侧到耳垂前点的距离为 Y。这些测量用于定位再造耳。用超声多普勒定位颞浅动脉

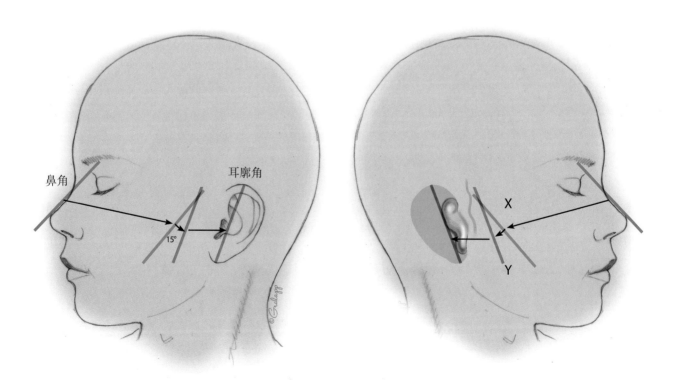

图 3.10 耳的旋转。耳廓具有极性，即旋转轴。首先，在非小耳侧，将鼻梁的倾斜线平行绘制在面部，并根据耳廓的最长径绘制耳廓倾斜线，测量二者间的角度。在小耳侧，同样绘制出鼻梁的倾斜线，测量角度，在面部绘制重建耳的旋转轴，以此作为重建耳旋转的标志

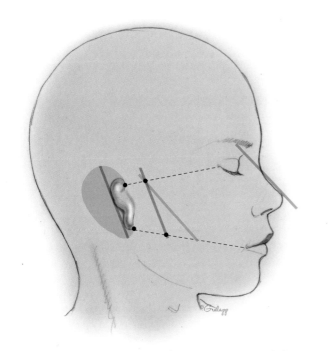

图 3.11　手术全程将再造耳的定位标记保持在视野范围内

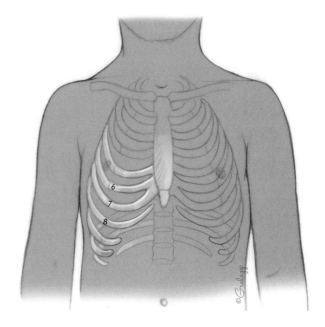

图 3.12　从同侧 6~9 肋取肋软骨，第 9 肋软骨发育较好时可取

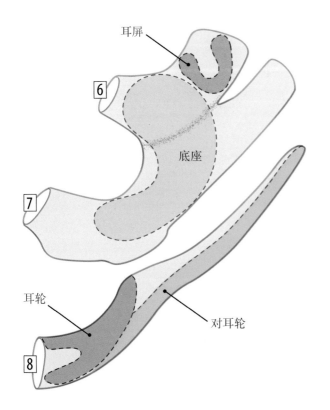

图 3.13　以左侧小耳耳廓构建为例：第 8 浮肋软骨通常用作耳轮缘，如厚实，也可用于对耳轮。基座采用 6 和 7 肋软骨结合部。剩余的软骨片作为 Firmin 法的凸凹构件（P1）存放在胸部皮下囊袋中，供二期立耳之用

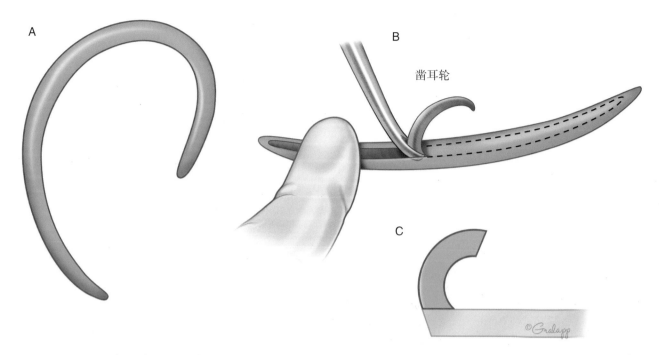

图 3.14　耳轮通常由第 8 肋软骨雕刻而成，制备时沿长轴雕出沟槽，使之易于弯曲，成形后可平放在基座上

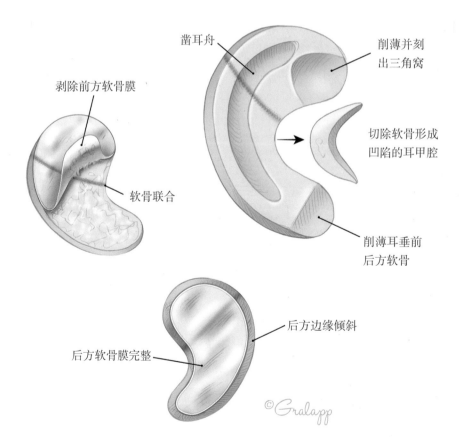

图 3.15　制备基座时应去除肋软骨前表面的软骨膜，保持后表面软骨膜完整。在软骨上标记出对耳轮和耳舟的正确位置。在 X 线片上绘制对侧耳廓的描图，然后翻转 X 线片以显示镜像，绘制于纸上并将纸张浸入水溶性墨水中，压印在软骨上。雕刻时先削薄耳垂部软骨并凿削出耳舟，然后构建三角窝。基座软骨背面的边缘是倾斜的，使耳后有一定斜度

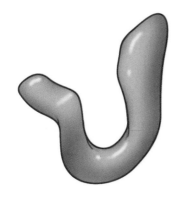

图 3.16　耳屏 – 对耳屏为凸凹结构的三维复合体。耳屏间切迹是最薄的部分

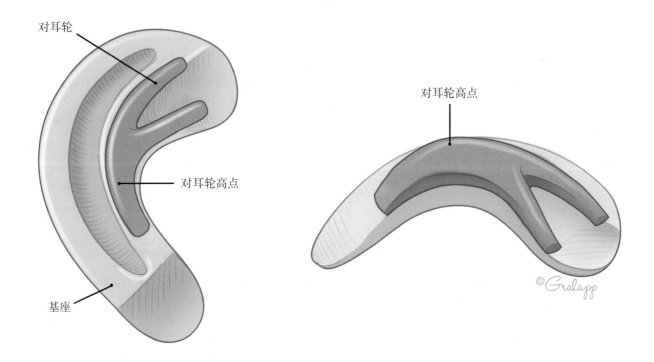

对耳轮

对耳轮高点

基座

对耳轮高点

图 3.17　对耳轮最先放置于基座软骨上

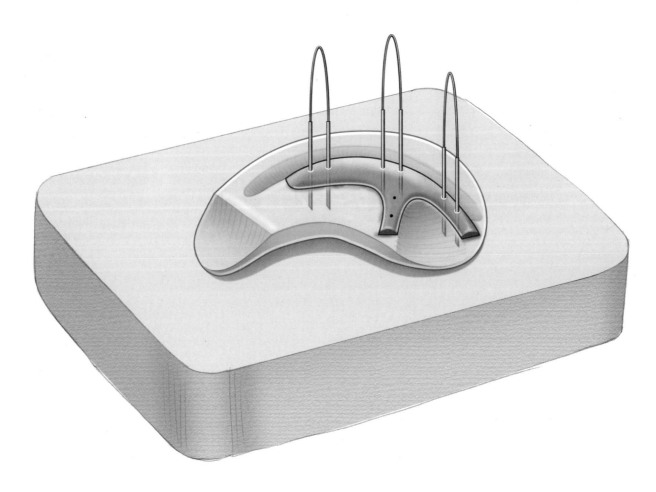

图 3.18 用硅胶块固定软骨。首选双头 5.0 钢丝线用于缝合软骨，防止软骨片因皮肤张力移位。双头钢丝缝线可用 5.0 钢丝穿过切割后的直针孔眼制成

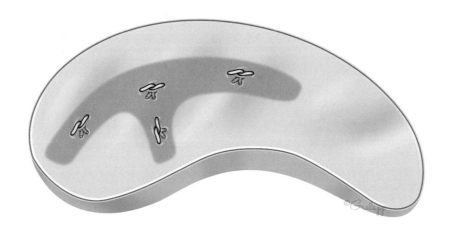

图 3.19 下表面观：从硅胶块上取下软骨，剪断针头，拧紧钢丝缝合线修剪末端并转至软骨的下表面。硅胶块用于固定各添加结构的软骨片

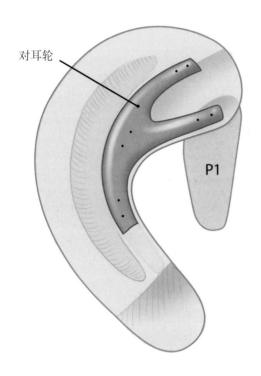

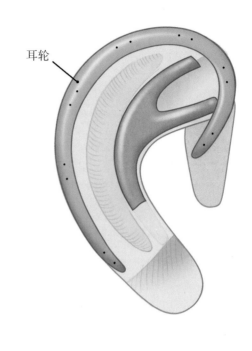

图 3.20　放置对耳轮后，将 P1 软骨片固定到基座上，以备耳轮的放置。P1 软骨片可使耳轮脚位于较低平面，以保持耳轮曲度稳定

图 3.21　钢丝线缝合固定耳轮

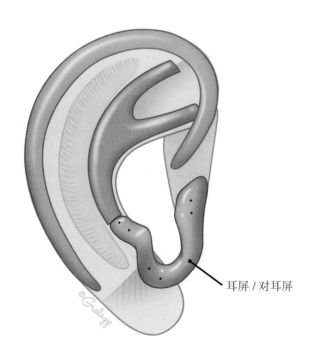

图 3.22　将耳屏 – 对耳屏复合体放置并固定于基座和 P1 软骨片上

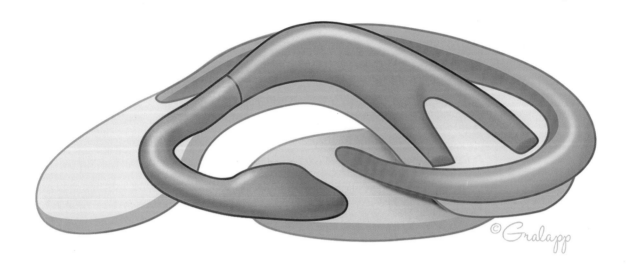

图 3.23 前视图可观察到耳廓构型的适当轮廓

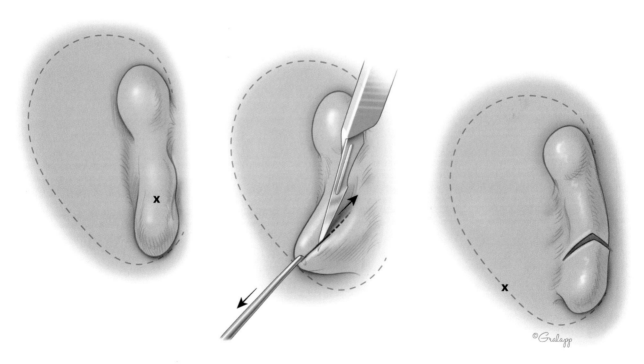

图 3.24 Firmin 术式切口，为 2 型皮肤入路备皮。第 3 类小耳畸形常采用这种方法，小耳残余的下半部将用于形成新的耳垂。基于小耳绘制耳廓重建的轮廓，拉动小耳，直至残余部分张力最小时耳垂与计划切口相接的自然点，即为耳垂转位点。X 为耳垂皮肤与计划转位部的交汇点

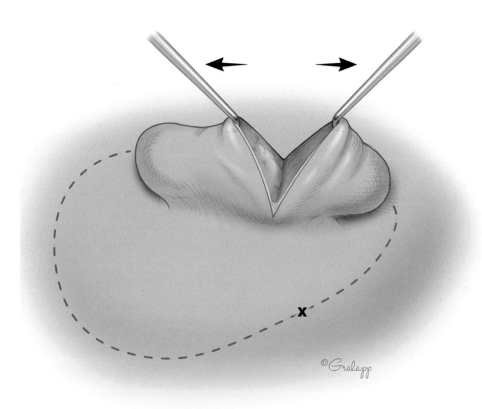

图 3.25　切开皮肤并在耳垂中分离形成囊袋，以便插入软骨框架。当软骨能插入耳垂的尖端时效果最佳

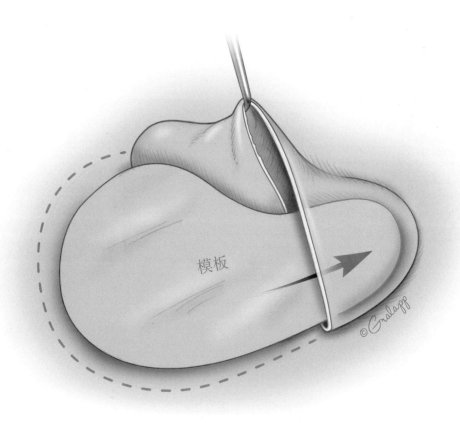

图 3.26　当耳垂翻转到新位置时，可用模拟耳廓基座的 X 线片检查插入耳垂后的情况

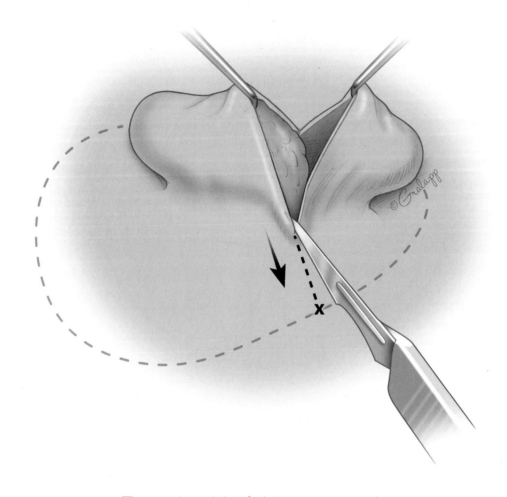

图 3.27 切开耳垂后部皮肤，使耳垂转位到新位置

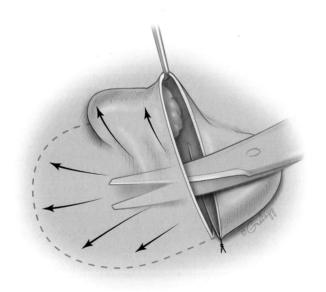

图 3.28 解剖耳后皮肤，去除畸形小耳残留的软骨。这块皮肤会覆盖新建软骨，整个过程必须小心以保留皮肤血管并使其厚度均匀

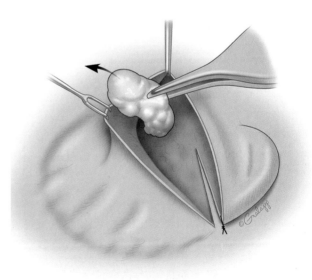

图 3.29 去除残留的软骨。对残余软骨进行细致的分离，同时保持皮瓣的完整性和血供

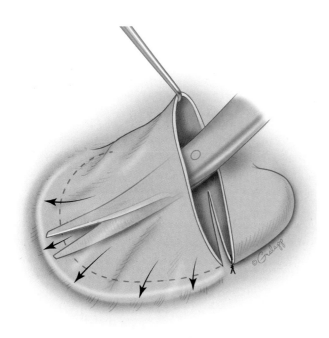

图 3.30　皮肤分离范围必须超出再造耳放置区域，使皮肤能充分覆盖软骨并适于放置引流管

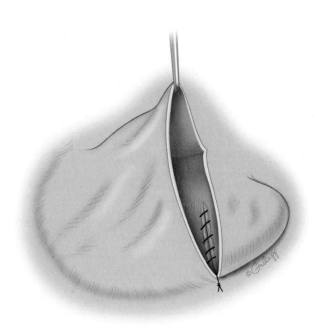

图 3.31　将转位的耳垂后方用 4-0 可吸收缝线缝合，即"耳垂固定"

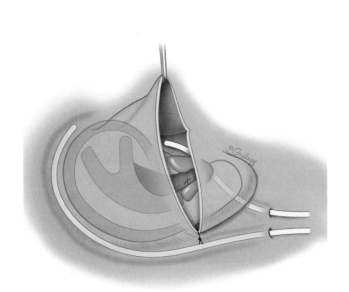

图 3.32　将耳廓软骨支架插入耳垂并置于皮肤下。在其前缘和后方埋放负压引流管，以便皮肤黏附在软骨上。通常情况下，使用 10F 的 Blake 引流管，在低负压下保持吸力

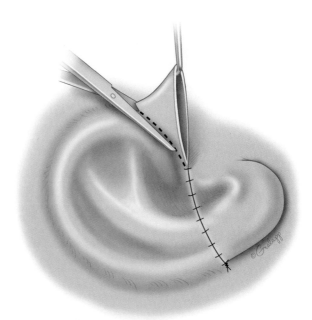

图 3.33　切除多余的皮肤。切口应隐藏在亚结构的自然连接处，尽可能避免缝合处的分叉

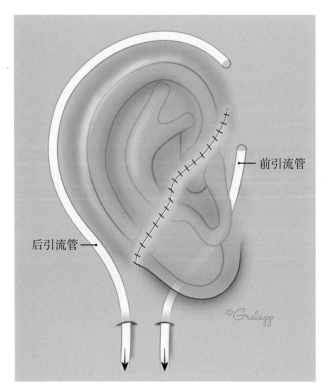

图 3.34 用 6.0 尼龙缝合线封闭皮肤，保留引流管抽吸 3~5d。术后，每 3~4h 更换吸引袋以保持负压

前引流管

后引流管

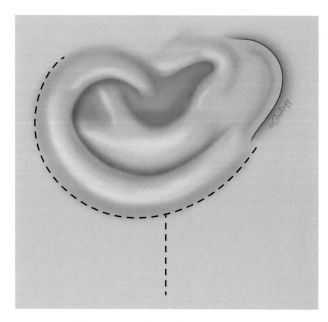

图 3.35 第二期：立耳。第 2 阶段的初始步骤设计耳后切口，必须注意耳后切口不能远离软骨边缘，设计一松解切口使耳后皮肤前移

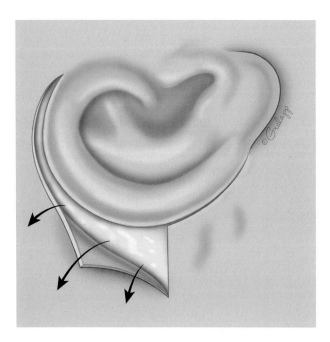

图 3.36 翻转上部皮瓣。仅切开皮肤，保留筋膜和骨膜完整覆盖软骨至关重要

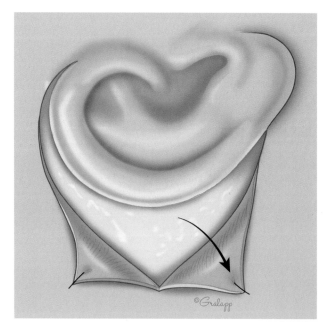

图 3.37 翻转下部皮瓣。削薄覆盖乳突的疏松结缔组织以加深耳后沟

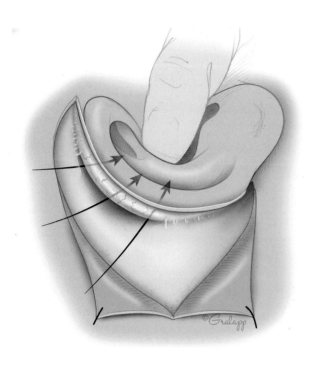

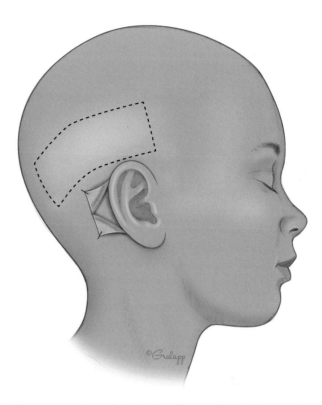

图 3.38 制备耳后沟时，需抬高耳廓软骨。重要的是保护软骨周围的软组织（移植皮肤不会与软骨融合），任何软骨的暴露都可能导致伤口裂开

图 3.39 从发际内头皮区取薄层中厚皮片（STSG），此区域皮肤质地及颜色与耳部皮肤相近，而供体部位能被头发所掩盖。供皮区为 5×10cm，也可从腹部、腹股沟、手臂或大腿取皮。必须用湿纱布清理皮片上的毛发。

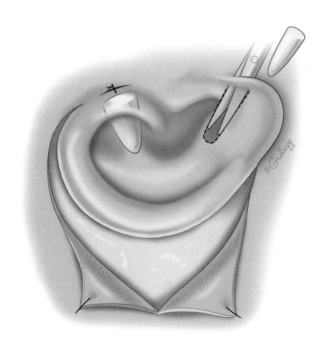

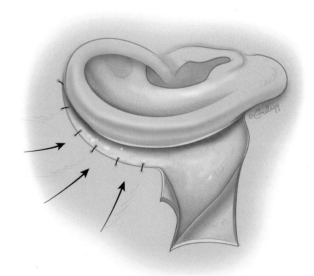

图 3.40 Firmin D 型立耳术式：在耳后隧道中放置软骨。软骨可以置于对耳轮下隧道，以加深耳甲腔（此图未展示）。用于立耳的软骨在第一阶段已存放在胸部皮下，在第二阶段重新取出

图 3.41 为将切口置于耳廓后方并减小所需的植皮的面积，使用 4-0 吸收性缝合线将耳后皮瓣前移并固定至乳突筋膜

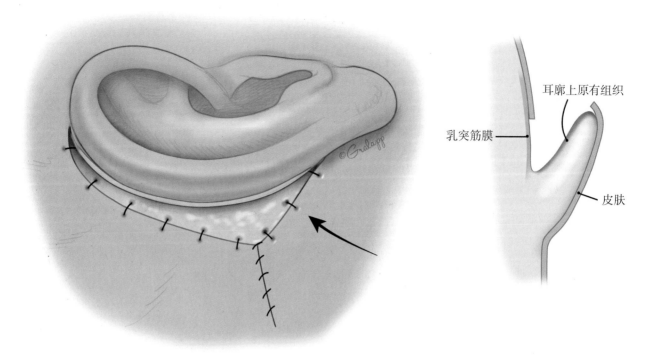

图 3.42　下部皮瓣同法前移，切除重叠皮瓣并缝合。轴位观新形成的耳后沟，必须植皮覆盖

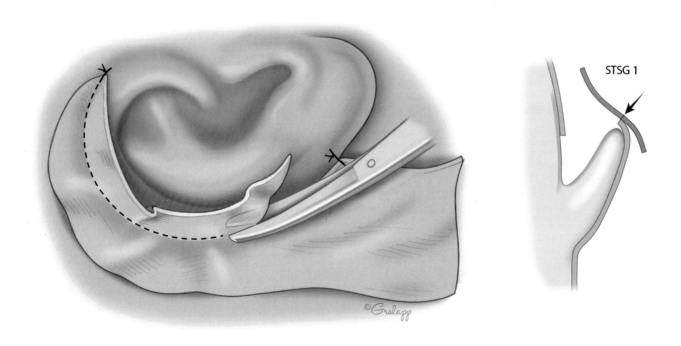

图 3.43　将移植皮肤置于耳后，并修剪前缘，以提供适形的新鲜创缘。轴位观显示皮肤移植物覆盖在耳后沟表面。STSG1：薄层中厚皮片移植物 1

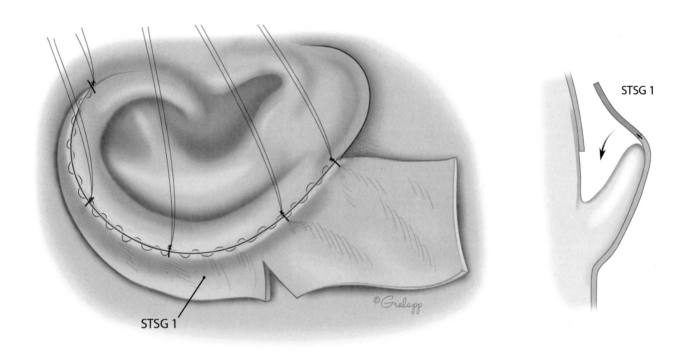

图 3.44　缝合皮肤移植前缘，间断留线锚定支撑物。耳后沟覆盖移植皮肤时，需要修剪楔形缺口，以便耳后皮肤的最佳覆盖。STSG1：薄层中厚皮片移植物 1

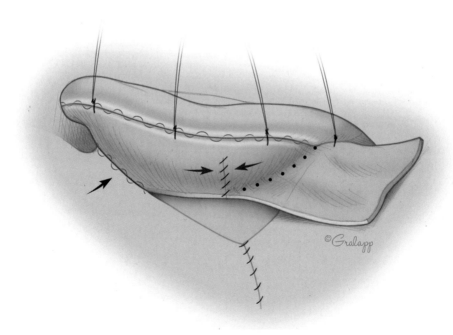

图 3.45　修剪多余移植皮肤，覆盖乳突缺损。在耳后沟内形成一条缝合线，以防移植物跨越耳后沟，导致耳后沟变钝。上述处理可形成较为自然的耳后沟

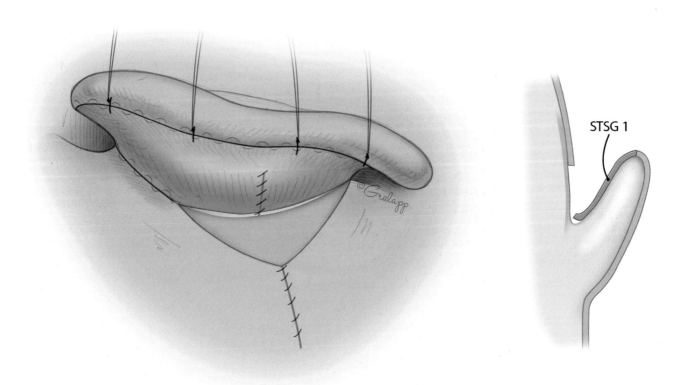

图 3.46 软骨支架后面被移植皮肤（STSG1）覆盖。上部与耳后沟缝合，在乳突表面形成三角形骨裸区留待植皮。STSG1：薄层中厚皮片移植物 1

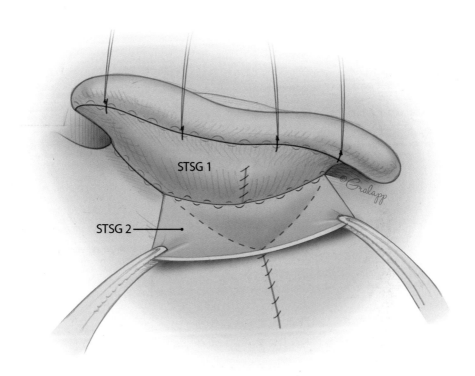

图 3.47 STSG2皮肤放在乳突骨裸区并固定，然后切割成形并对位缝合。STSG1：薄层中厚皮片移植物 1；STSG2：薄层中厚皮片移植物 2

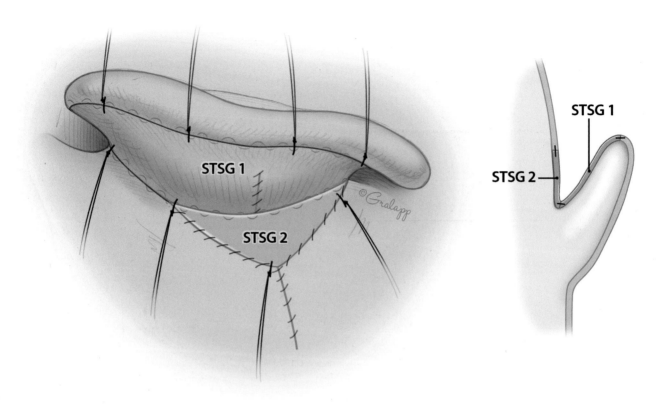

图 3.48　第 2 阶段完成时，耳廓抬高，耳后沟形成，缝合到位。STSG1：薄层中厚皮片移植物 1；
STSG2：薄层中厚皮片移植物 2

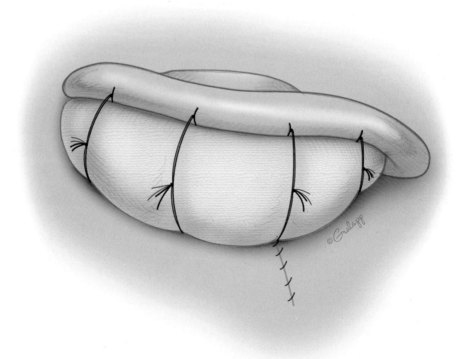

图 3.49　为使皮肤移植物附着良好，应使用支撑物和引流管（例如，7 或 10Fr）放 4d，供皮处用止血敷料
和透气纱布覆盖

3.4 先天性外耳道闭锁的修复

Kay W. Chang, Mai Thy Truong

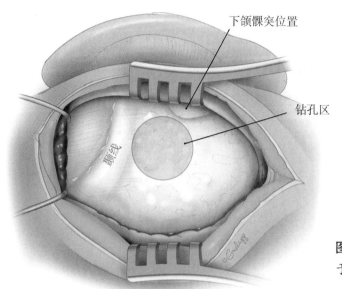

图 3.50 先天性外耳道闭锁的新耳道位置，定位于颞下颌关节窝与颞线间的夹角区域

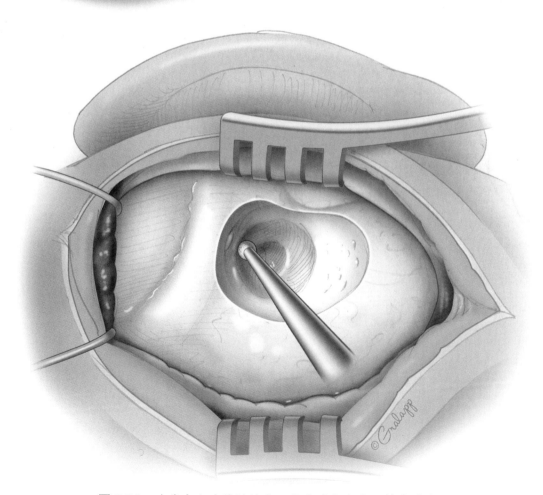

图 3.51 为能安全地接近鼓室，钻孔的方向应保持在前上方

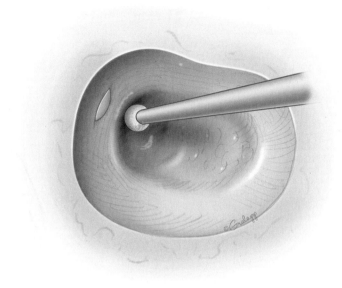

图 3.52　注意识别硬脑膜(仅隔一薄层骨板)，确保面神经管定位正确。如果钻孔位置偏离，定位过低，容易损伤面神经

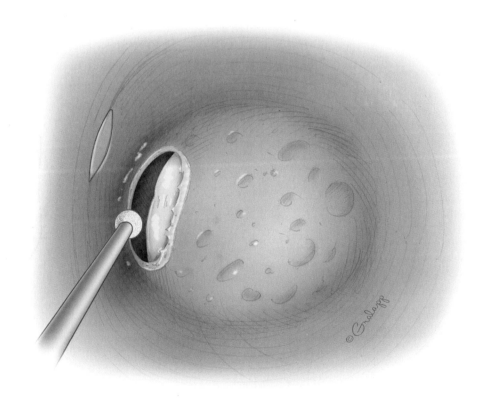

图 3.53　沿上部打开闭锁板，辨认锤骨头和砧骨体，耳道闭锁患者这两者通常融合

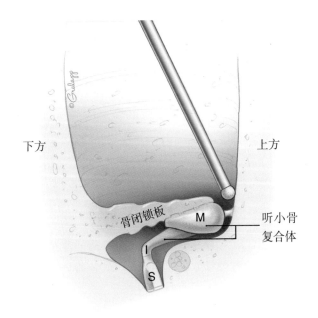

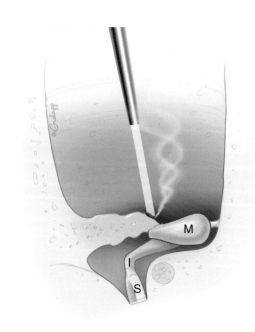

图 3.54 磨除闭锁板时，注意不要触及听骨，传递的振动可能会损伤耳蜗。M：锤骨；I：砧骨；S：镫骨

图 3.55 用镫骨刮匙而不是钻头可以更安全地切除覆盖在听骨上的闭锁性骨薄片。附着在听骨上的软组织可用激光汽化。M：锤骨；I：砧骨；S：镫骨

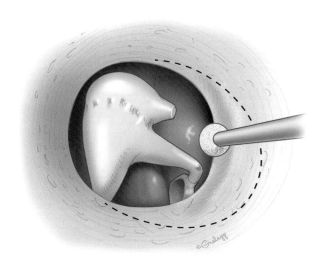

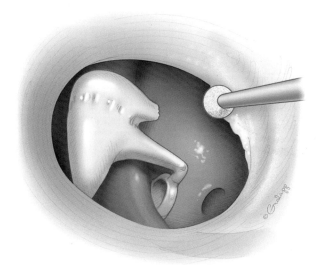

图 3.56 去除新外耳道下方骨质

图 3.57 在外耳道重建磨骨时须注意后下方，在外耳闭锁患者中，面神经可能位于鼓环外侧

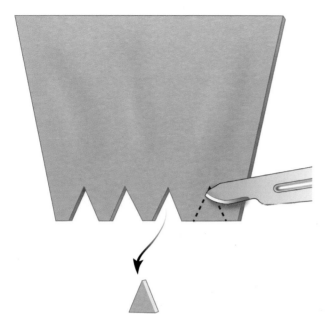

图 3.58　中厚皮片须很薄才能很好地贴附裸骨面。真皮残留过多会肿胀，导致耳道狭窄。去除皮片下缘三角形的皮肤，使其与鼓膜移植物良好重叠。鼓环平面与骨性外口为新建耳道，根据其深度和周长修剪移植皮肤。可通过在中间和侧面用柔软的结扎线（如丝线）做一个环，再使用测量尺来确定所需的尺寸

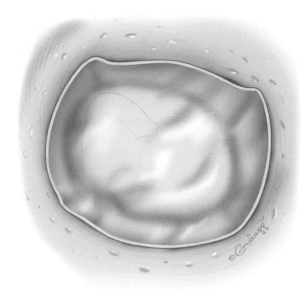

图 3.59　颞肌筋膜应与锤砧复合体广泛接触，这有助于防止移植物的侧移。移植物应向耳道延伸 1~2mm，防止愈合过程中筋膜与听骨分离

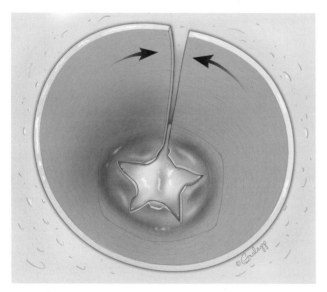

图 3.60　皮肤移植物接缝在前，以便完全覆盖暴露的乳突气房

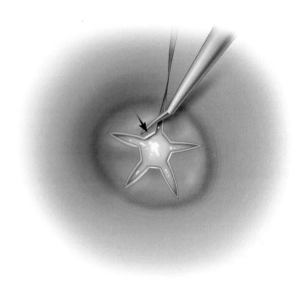

图 3.61　筋膜三角缘是平滑的。移植物应紧密地填压在鼓环的边缘

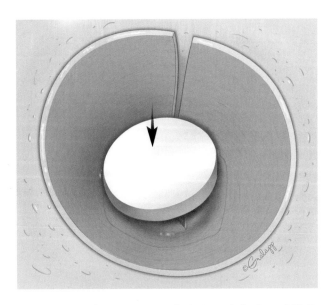

图 3.62 修剪一个 0.04in 厚的硅胶圆盘置于移植物表面。它可避免筋膜和皮肤移植物黏附在填塞材料上，有助于移植物黏附在听骨上，有助于在鼓环平面形成正确的角度（1in=2.54cm）

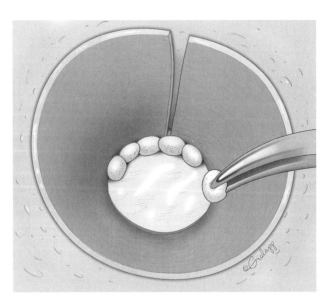

图 3.63 吸收性明胶海绵放置在硅胶圆盘外侧。为便于从幼儿耳道中取出填塞物，吸收性明胶海绵碎片可以略大

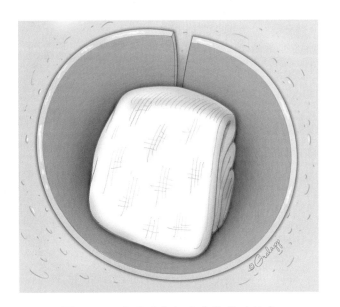

图 3.64 放置浸有抗生素软膏的纱条

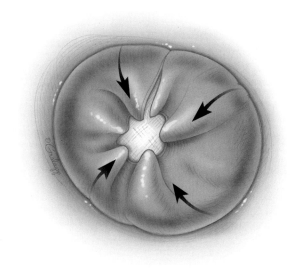

图 3.65 将多余的移植皮肤折叠等待进行耳道成形术

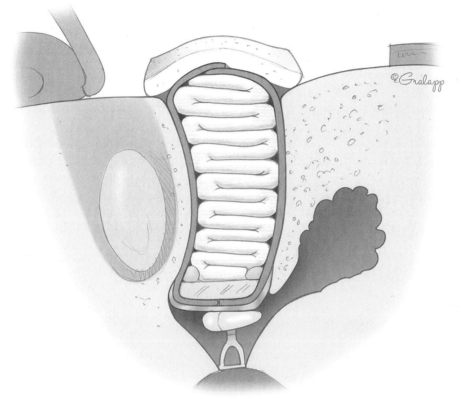

图 3.66 完成填塞

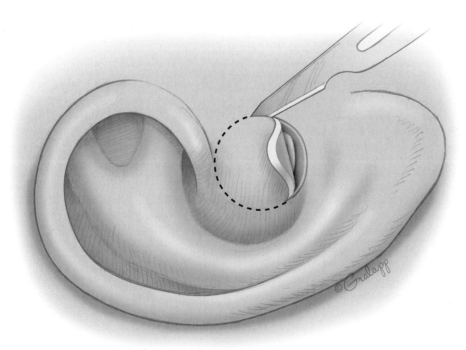

图 3.67 外耳道口的再造

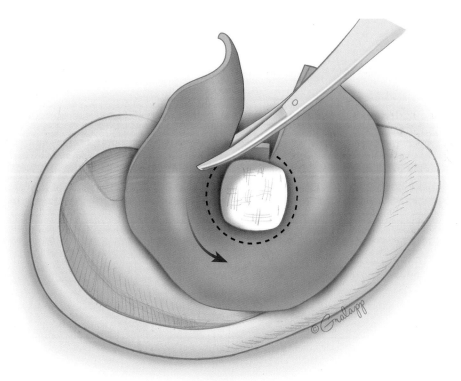

图 3.68 展开折叠的移植皮肤，修剪至与匹配耳道边缘

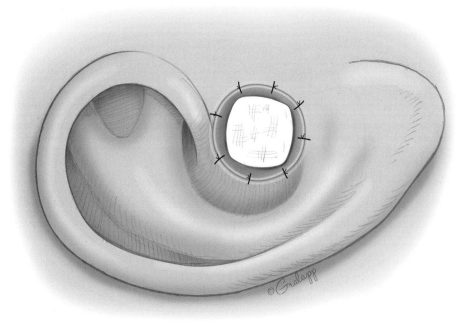

图 3.69 将移植皮肤缝合到耳道皮肤上

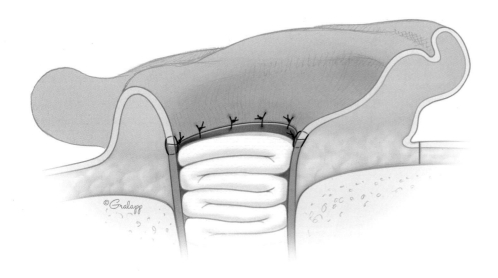

图 3.70 耳道再造完成

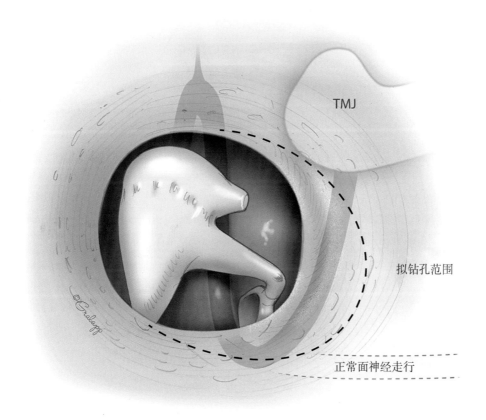

图 3.71 耳道闭锁患者的面神经走行可能异常。例如：通常呈 90° 弯曲的面神经外膝部旋转 180°，经关节窝出颞骨。手术时不要误将关节窝当成耳道，深入关节窝后部操作可能会损伤异常走行的面神经。TMJ：颞下颌关节

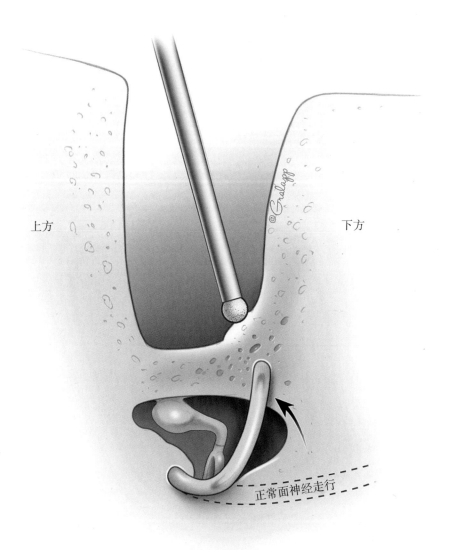

上方

下方

正常面神经走行

图 3.72 某些外耳道闭锁的患者，面神经陡然转向外侧走行于鼓环内上方。在磨除外耳道深部骨质时，建议使用面神经监测和金刚砂磨头，并在磨骨时大量冲水（引自 Jahrsdoerfer RA, Lambert PR. Facial nerve injury in congenital aural atresia surgery. Am J Otol,1998： 283−287.）

3.5 耳后切口外耳道成形术

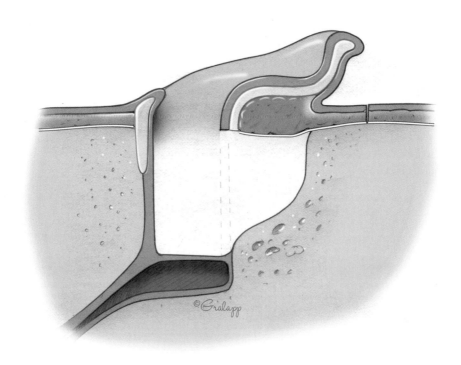

图3.73 在开放式乳突手术中，形成宽阔的外耳道十分重要。该图描绘了与开放式术腔相关的未处理的外耳道。天然的外耳道不能提供充分地暴露，易使分泌物的蓄积。外耳道成形术在技术上是简明易懂的，但在训练中却常被忽视。使用合适的技术，外耳道成形通常可以成功

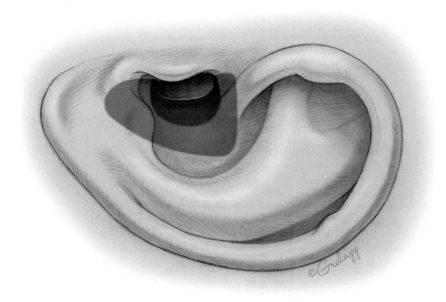

图3.74 制备足够大的外耳道是慢性中耳炎手术的重要组成部分。在开放式手术中，所需的外耳道大小取决于术腔的大小。如图所示：外耳道（深紫色）与小术腔（浅紫色）的匹配关系

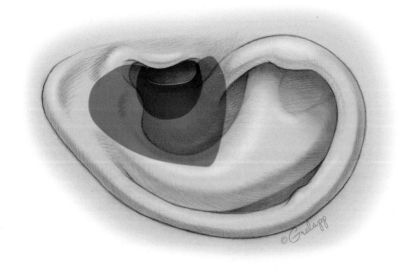

图 3.75 在开放式手术中，外耳道的大小取决于术腔的大小。如图所示：外耳道（深紫色）与大术腔（浅紫色）的匹配关系

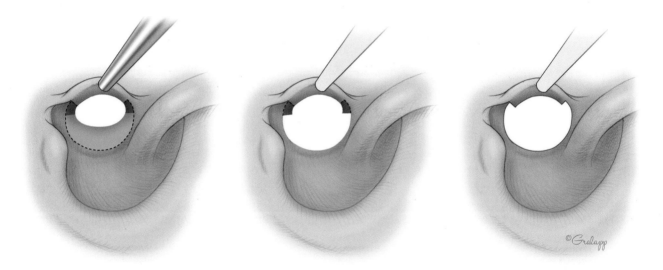

图 3.76 外耳道成形术包括两个部分：外耳道后壁（浅蓝色）和前壁（深蓝色）

切口

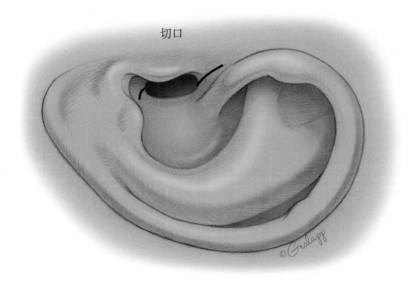

图 3.77 用于外耳道成形手术的（上、下）切口

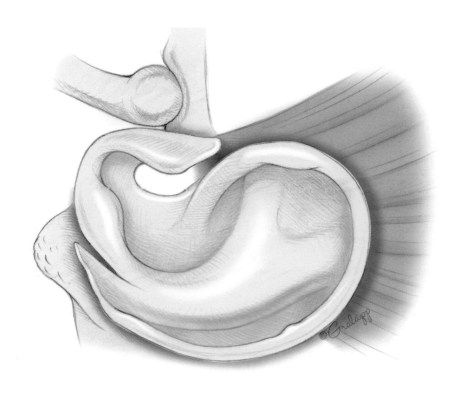

图 3.78　上切口位于耳屏上切迹，即耳轮前脚和耳屏上方之间。下切口位于耳甲腔下边缘

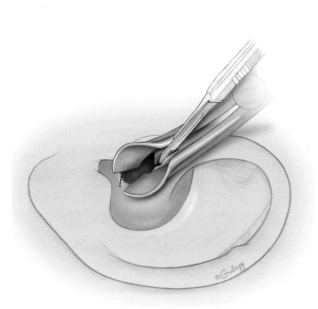

图 3.79　切开皮肤

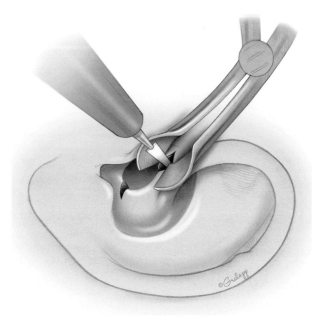

图 3.80　为减少出血，可使用单极电刀切开皮下组织。鼻镜可扩大术野

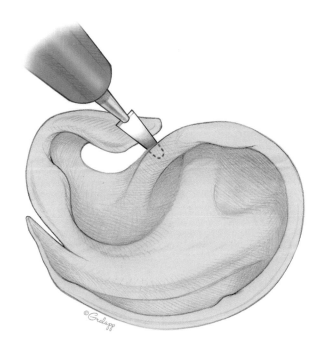

图 3.81　解剖方向为向后朝向乳突腔

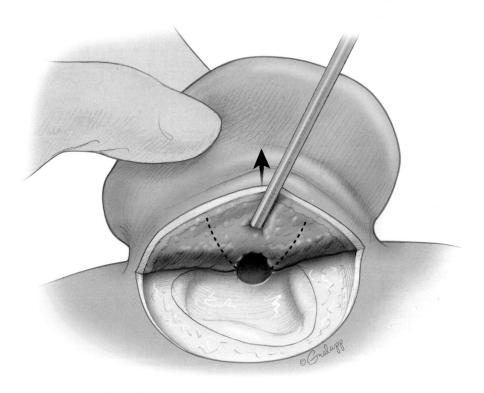

图 3.82　作为外耳道成形术的一部分，制备切除耳后软组织的切口

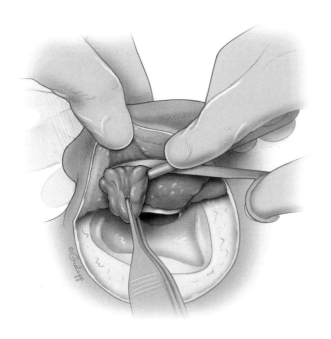

图 3.83 削薄耳后软组织

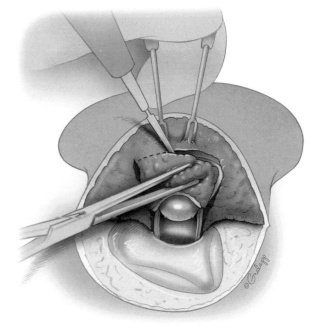

图 3.84 为使外耳道后壁软组织有张力，用中指穿过外耳道。双皮肤钩牵拉耳后组织，用电刀或剪刀减薄组织

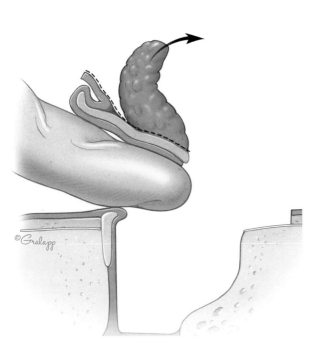

图 3.85 减薄与耳廓软骨相连的软组织的示意图

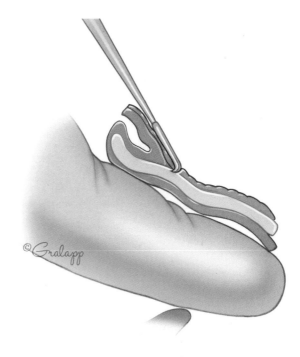

图 3.86 耳后软组织变薄后的示意图

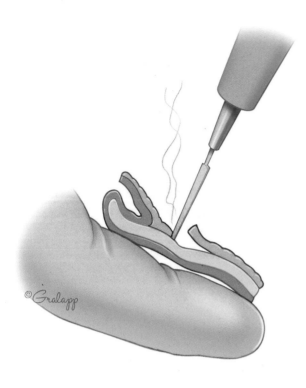

图 3.87 切开软骨膜以暴露耳廓软骨

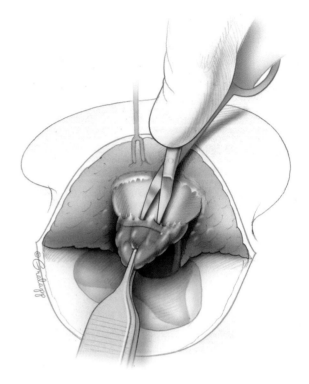

图 3.88 将软骨膜从耳甲腔的下面切开，分离至其游离缘为止

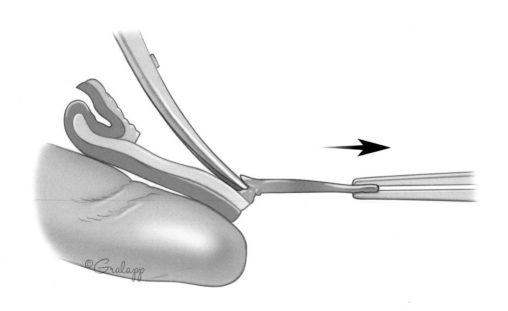

图 3.89 从耳甲下面剥离软骨膜的示意图

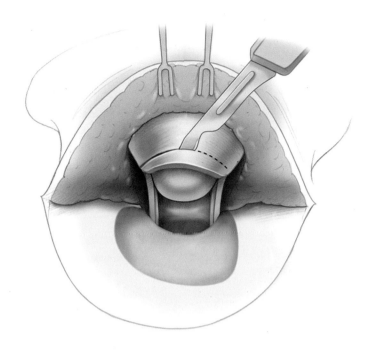

图 3.90　用手指外推，切除软骨的一部分。去除的软骨量取决于所需的外耳道大小

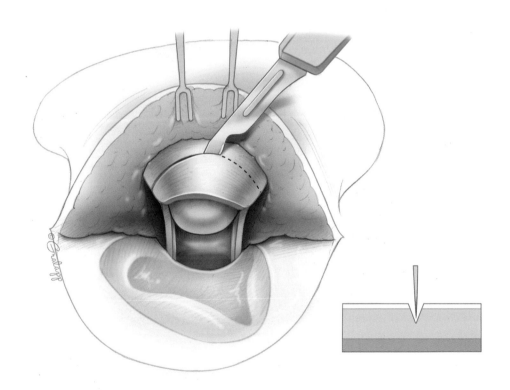

图 3.91　较大的术腔，切除更多的软骨。注意切入的深度，剪刀更容易完成软骨横断，并且不易伤及软骨膜

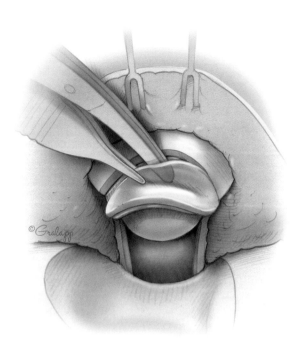

图 3.92　软骨膜下剥离耳甲软骨

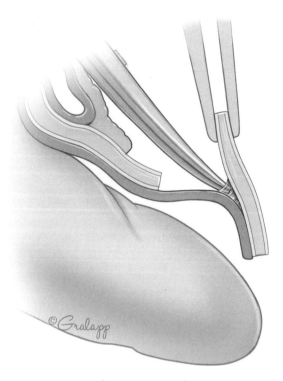

图 3.93　软骨膜下剥离软骨示意图

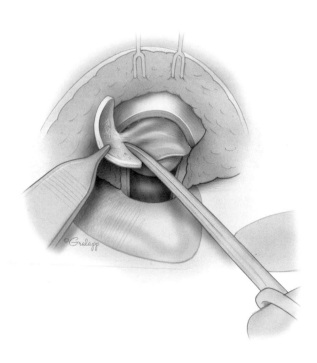

图 3.94　从外耳道皮肤下去除耳甲软骨

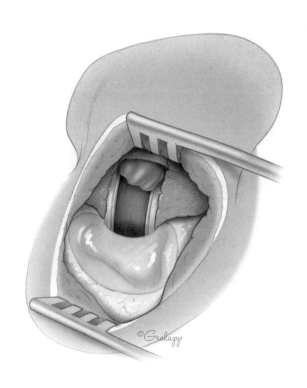

图 3.95　为匹配扩大外耳道后壁的容积，需进行外耳道前壁成形

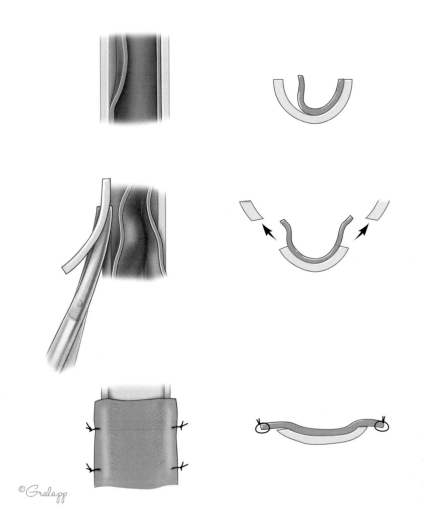

图 3.96 外耳道前壁成形的目的是使 C 形前壁的弧度变平。将外耳道前壁软骨皮肤分离，将其修剪，与外耳道前壁平齐。将前壁皮瓣缝合固定

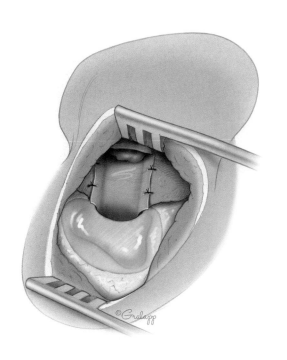

图 3.97 完成的外耳道前壁成形术

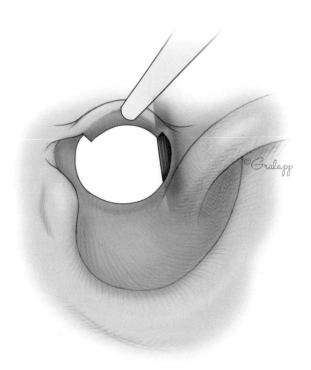

图 3.98 颞肌下缘经常见于扩大的外耳道上部

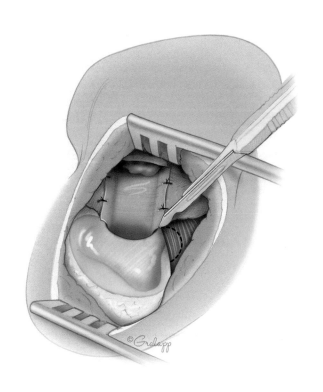

图 3.99　切除部分颞肌下缘，使其不影响扩大的外耳道

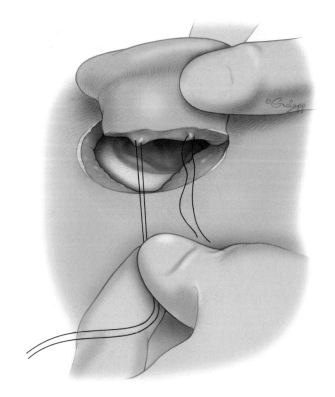

图 3.100　留置初始缝合线，以便使外耳道口保持适当形状。将 2-0 缝线留置在耳廓软骨切除面的软组织中

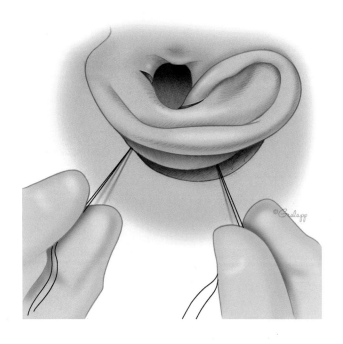

图 3.101　缝合线固定在切口背面的深层组织中。结扎之前，先将其牵拉，观察外耳道口形状。目的是使皮肤覆盖在耳甲腔切缘。如果覆盖效果不佳，则需扩大皮肤切口

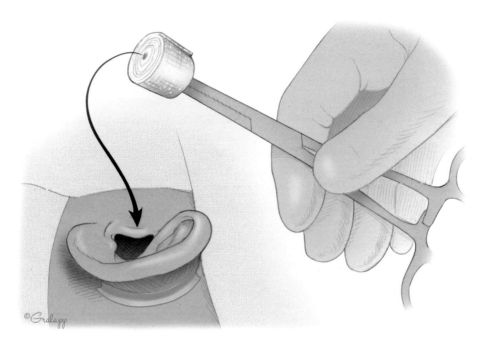

图 3.102　用填塞材料使皮瓣与新成型的耳甲腔紧密贴合。即缠绕于血管钳的 0.5in（1.27cm）抗生素浸渍纱布条。这种所谓的"肉卷"效果很好，也可用其他方法（例如大的 Merocel 海绵）

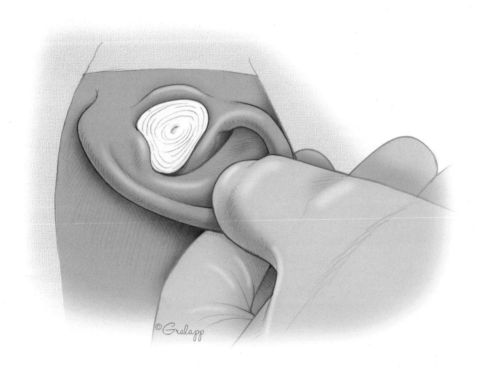

图 3.103　填塞完成，填塞物可以在几天后取出

3.6 耳内切口外耳道成形术

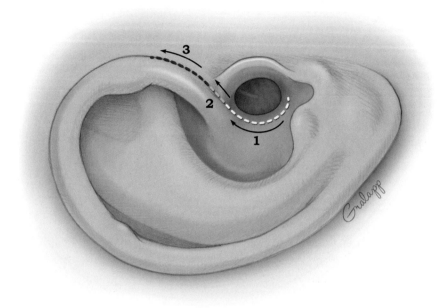

图 3.104 外耳道成形术的耳内切口

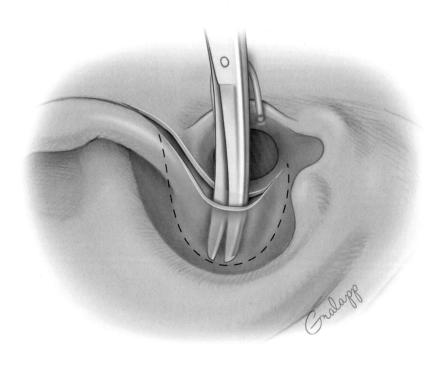

图 3.105 耳甲腔皮肤与软骨的分离

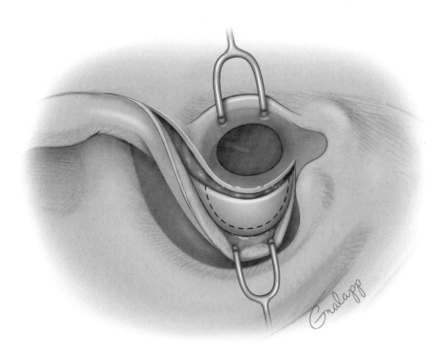

图 3.106　暴露耳廓软骨。虚线指根据外耳道口大小拟定的软骨切口

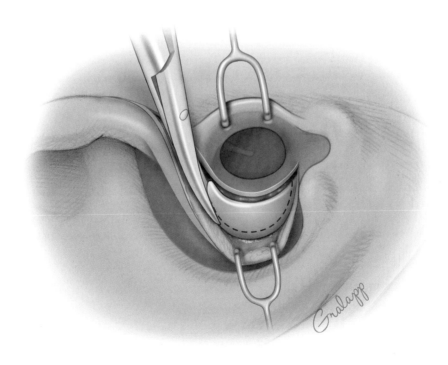

图 3.107　耳甲腔软骨的切除范围

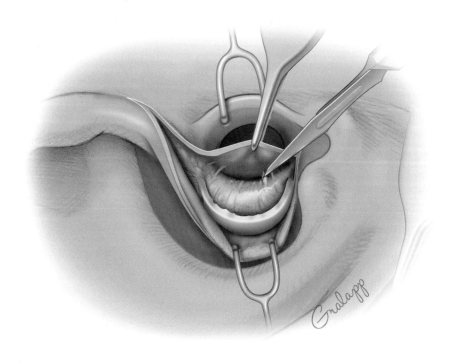

图 3.108　切除软骨深面的皮下软组织

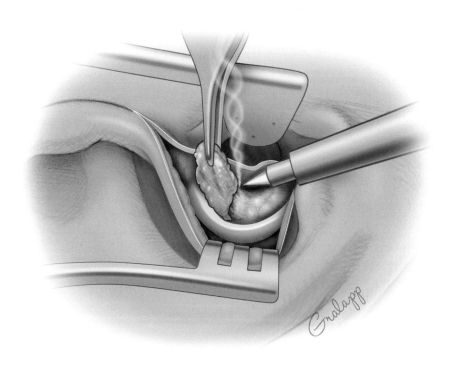

图 3.109　切除部分软组织使之变薄

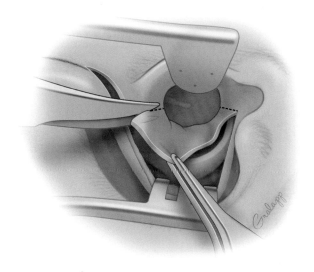

图 3.110　上、下切口使皮瓣上移，使皮肤对位

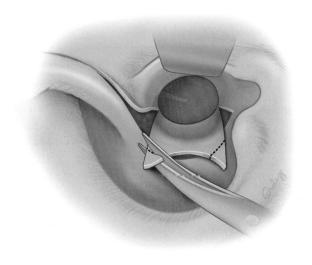

图 3.111　修剪多余的皮肤，使外耳道皮肤与耳甲腔皮肤吻合

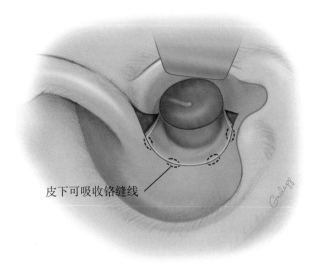

皮下可吸收铬缝线

图 3.112　缝合皮肤（图中为皮下可吸收缝线）

3.7 外耳道的外生骨疣

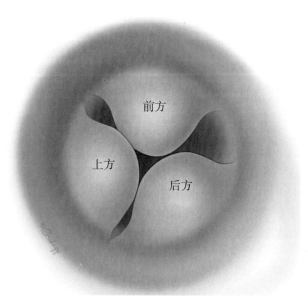

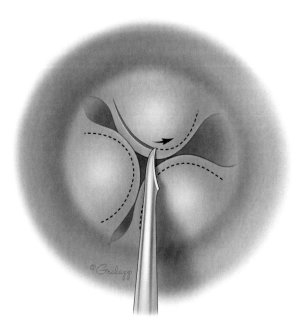

图 3.113 外耳道的外生骨疣具有多样性。当其引起阻塞性疾病或顽固感染时则需要手术。对于宽大的外耳道，可经外耳道入路，但多数医生喜欢采用耳后入路

图 3.114 切口旨在尽可能多的保留皮肤

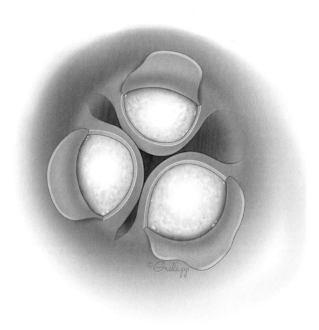

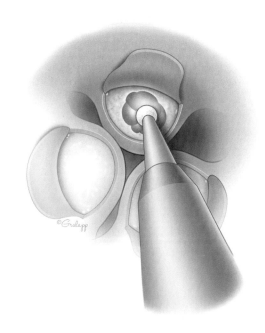

图 3.115 将皮肤从外生骨疣向后剥离形成皮瓣

图 3.116 使用金刚钻磨除外生骨疣，亦可使用骨凿。先去除前部和上部外生骨疣，以显露鼓膜

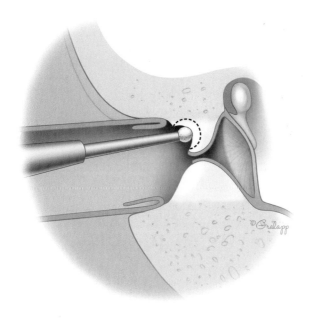

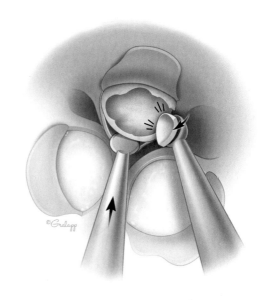

图 3.117　挖空外生骨疣

图 3.118　用刮匙刮除残余的骨质，以便保护外耳道皮肤

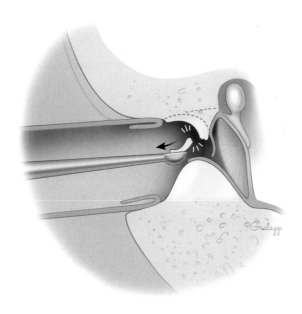

图 3.119　将残余骨质从外耳道皮肤上剔除

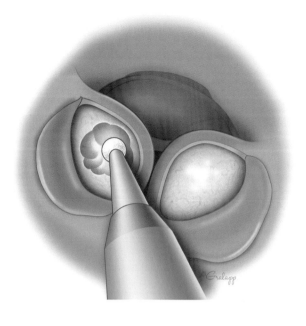

图 3.120　去除上部外生骨疣

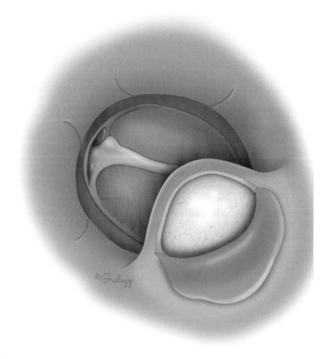

图 3.121　清晰显露鼓环后部，去除下部外生骨疣

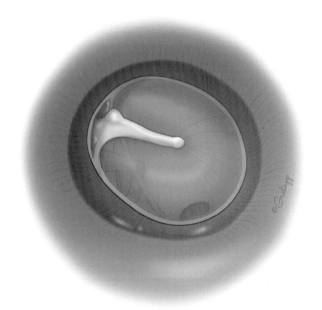

图 3.122　外耳道成形术的范围应略大于鼓环边缘

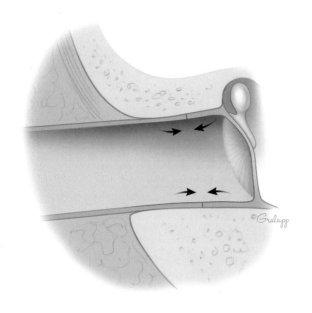

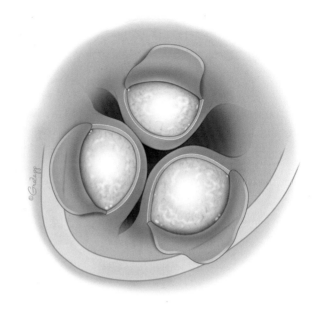

图 3.123　对位皮瓣，尽管没有图示的那样整齐。小片状而非环形皮肤缺损一般愈合良好，不需要皮肤移植

图 3.124　注意面神经与后下外生骨疣的关系。虽然面神经位于上部外生骨疣的深部，但向下可能走行于鼓环外侧。如果未能预先定位鼓膜，并且在术中迷失方向或电钻离轴，则存在医源性面神经损伤的风险

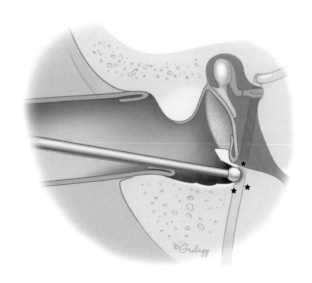

图 3.125　去除外生骨疣时面神经损伤机制。先去除前部和上部外生骨疣，鼓膜定位可避免损伤

3.8　外耳道前壁成形术

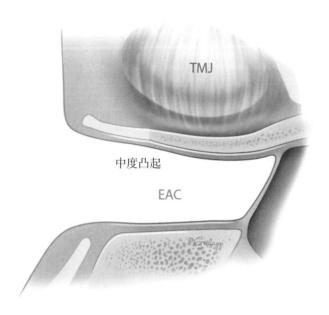

图 3.126　外耳道前壁，最小凸起。EAC：外耳道；TMJ：颞下颌关节

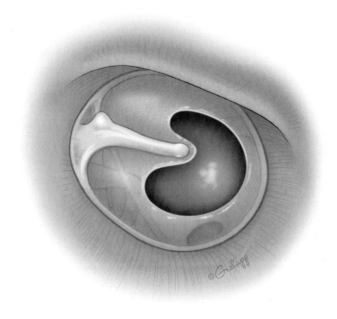

图 3.127　外耳道前壁，最小凸起

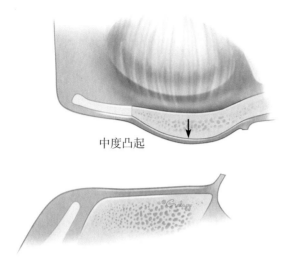

图 3.128　外耳道前壁，中度凸起

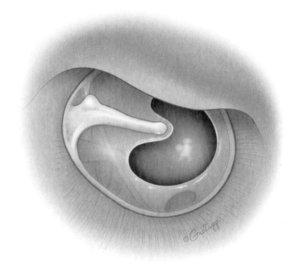

图 3.129　外耳道前壁，中度凸起

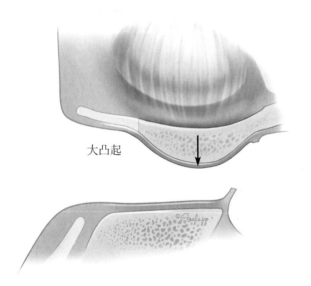

图 3.130　外耳道前壁，较大凸起遮挡鼓膜前部

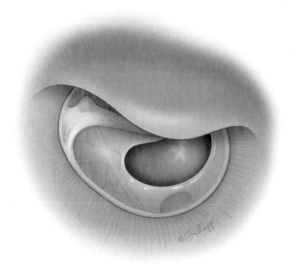

图 3.131　外耳道前壁，较大凸起遮挡鼓膜前部

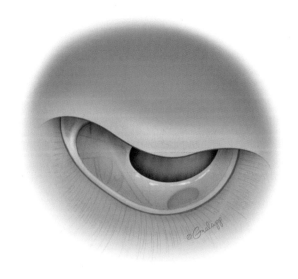

图 3.132 外耳道前壁，较大凸起遮挡鼓膜前部

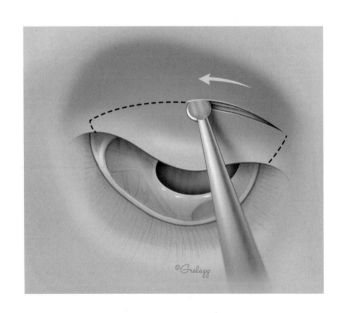

图 3.133 外耳道前壁切口

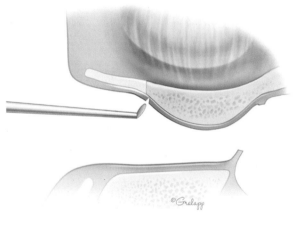

图 3.134 外耳道前壁切口

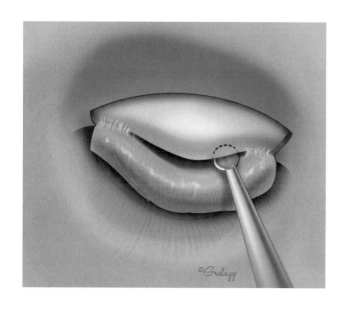

图 3.135　掀起外耳道皮瓣

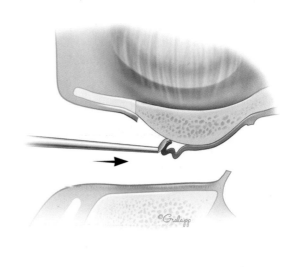

图 3.136　掀起外耳道皮瓣

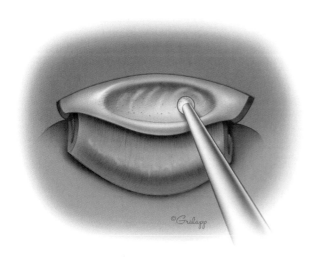

图 3.137　磨除外耳道前壁骨性凸起

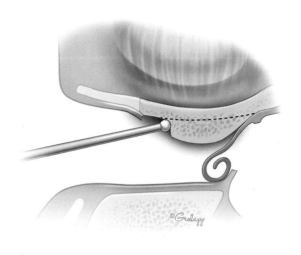

图 3.138　磨除外耳道前壁骨性凸起

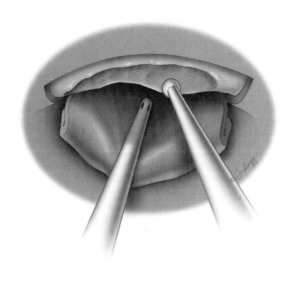

图 3.139 继续磨除外耳道前壁骨性凸起，注意使用带侧孔吸引器推移皮瓣

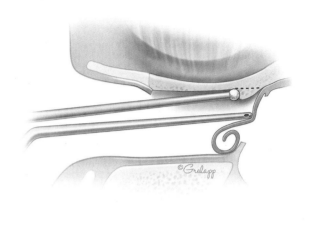

图 3.140 继续磨除外耳道前壁骨性凸起，注意使用带侧孔吸引器推移皮瓣

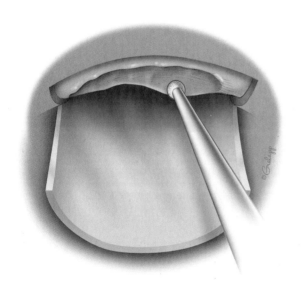

图 3.141 磨骨时使用硅胶薄片保护皮瓣

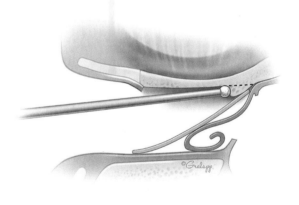

图 3.142 磨骨时使用硅胶薄片保护皮瓣

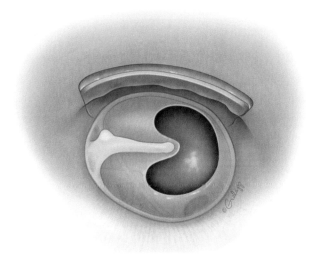

图 3.143 皮瓣复位后显露鼓膜全貌

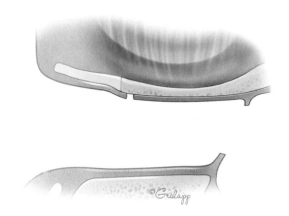

图 3.144 皮瓣复位后显露鼓膜全貌

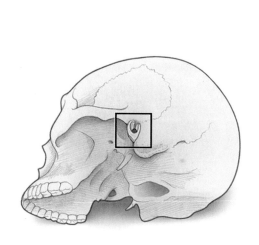

外耳道顶壁上面观

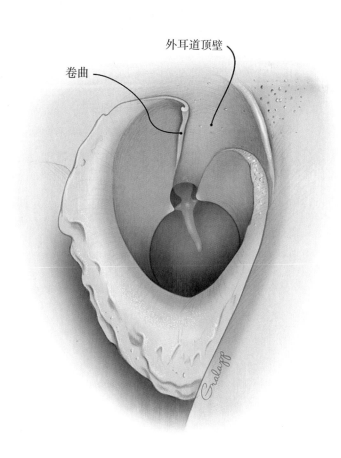

图 3.145 颞骨鼓部为上部有缺口的不完整的环。在鼓室上隐窝平面，该切迹被称为鼓切迹（Rivinus 切迹）。卷曲位于颞骨鼓部前上方的骨性边缘，在骨性耳道内最突出。必须去除卷曲以获得最佳的鼓室上隐窝视野

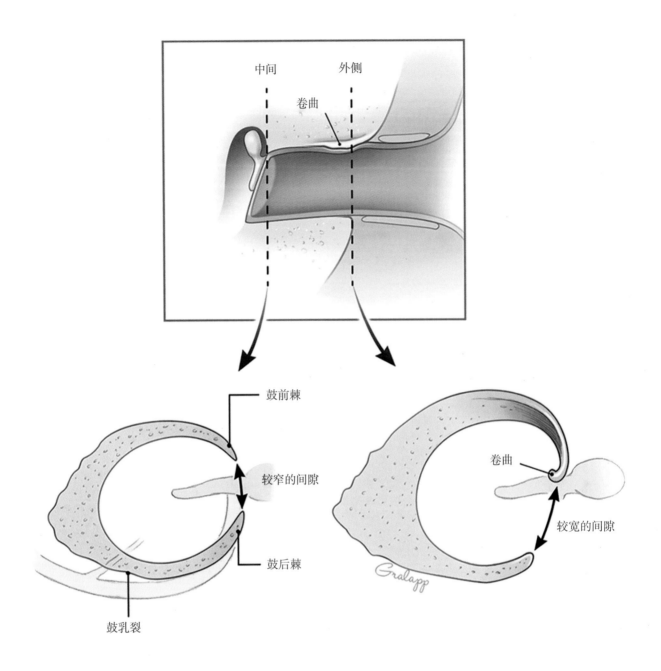

图 3.146 颞骨鼓部在环形水平和骨软骨交界处具有不同的形状，卷曲仅外侧存在

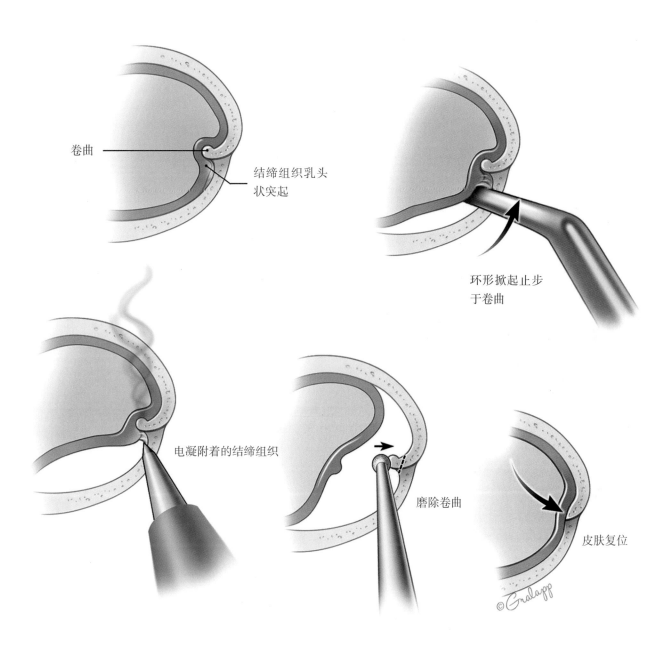

图 3.147 由于骨缝处附着紧密，卷曲部耳道皮肤分离比较困难，用针状电刀可以迅速分离。暴露后用金刚钻将其去除

3.9 耳前瘘管切除术

Mai Thy Truong

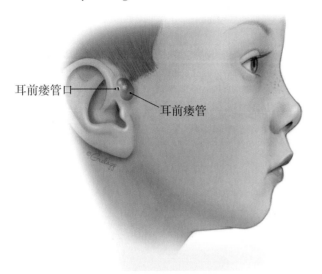

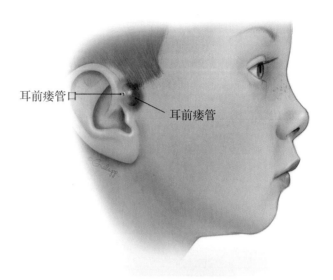

图 3.148 在胚胎发生过程中，耳廓由6个小丘形成：外耳道前面3个和后面3个。耳前瘘管源于胚胎发育异常。当螺旋形的耳轮与耳屏分开时，切迹在第一和第二丘之间加深，形成瘘管，其深度因人而异，部分既不流脓也无感染。如果窦道阻塞，可能形成囊肿。囊肿通常附着于耳轮软骨，有时会穿透。尽管瘘管通常局限于耳前区域，但在极少数情况下，可达耳廓软骨层或深入其下方，甚至形成耳后脓肿。这也可能与第一鳃裂瘘管相关，该瘘管平行于耳道或向下深入腮腺甚至上颈部

图 3.149 耳前瘘管易于反复感染。当其反复感染时，尤其是被切开排脓后，可能形成邻近以及表面皮肤瘢痕

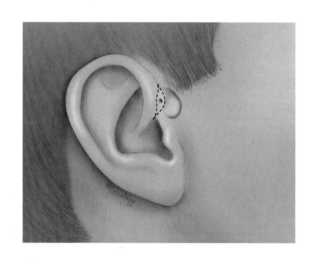

图 3.151 较小耳前瘘管的切口。切缘与耳轮脚前缘对齐。有时瘘管的范围是可以明确的，但如果在近期感染，则难以辨别。既往感染区域的范围也可提示瘘管的大小

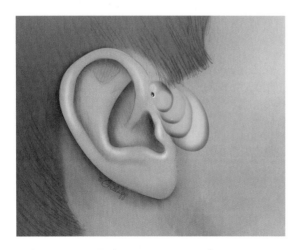

图 3.150 耳前瘘管的生长方式。有时皮肤的变化可与瘘管口不连续有关

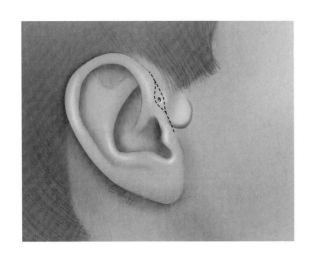

图 3.152　中等大小耳前瘘管的切口

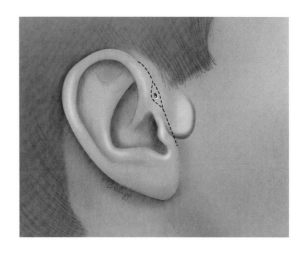

图 3.153　大的耳前瘘管切口。切缘与耳屏前缘对齐或延伸至耳屏的下缘

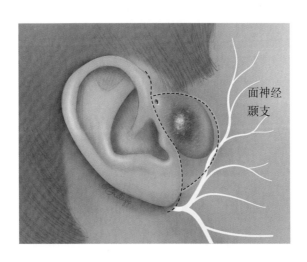

图 3.154　切除广泛感染的大耳前瘘管是一项技术挑战。由于反复感染和（或）反复引流导致耳前皮肤异常时，应将其与瘘口一并切除。在这种情况下，不要沿瘘管的轮廓，而是在颞肌筋膜平面操作，用周围瘢痕组织形成的袖带将感染的瘘管从筋膜上整体清除。颞筋膜，具体为深颞筋膜的浅层，延续为腮腺－咬肌筋膜，位于颧骨下。只要不破坏筋膜层，面部神经就安全。较大耳前瘘管的前缘可能靠近面神经颞支，必要时使用面神经电生理监测。可以通过整形技术闭合伤口。如缝合张力很大，可能需要松解面部皮肤。要妥善止血，特别是颞浅动脉的分支

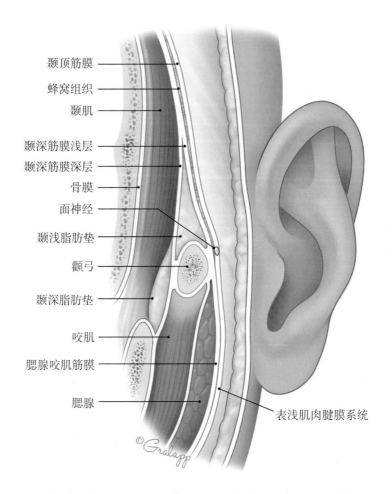

颞顶筋膜
蜂窝组织
颞肌
颞深筋膜浅层
颞深筋膜深层
骨膜
面神经
颞浅脂肪垫
颧弓
颞深脂肪垫
咬肌
腮腺咬肌筋膜
腮腺
表浅肌肉腱膜系统

图 3.155　颞肌筋膜浅层与颧骨的连续性不如腮腺－咬肌筋膜。只要不破坏筋膜层，面神经就安全

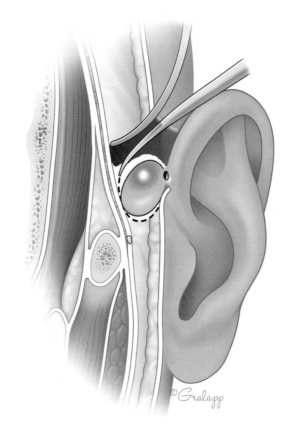

图 3.156　大的耳前瘘管，尤其是已经多次感染的瘘管，用颞筋膜组织包绕的袖套式解剖是实现完全切除的最佳策略

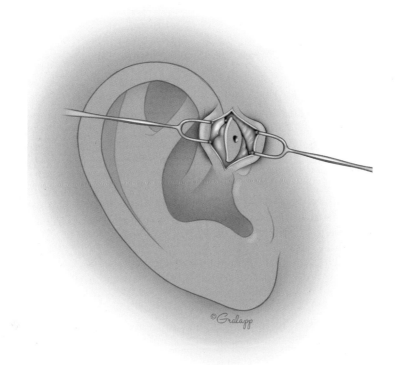

图 3.157　皮肤和真皮椭圆形切口。首先确定瘘管与耳轮脚软骨的界面，然后从边缘向颞肌筋膜延伸。确定软骨和筋膜的边缘，将瘘管环形分离

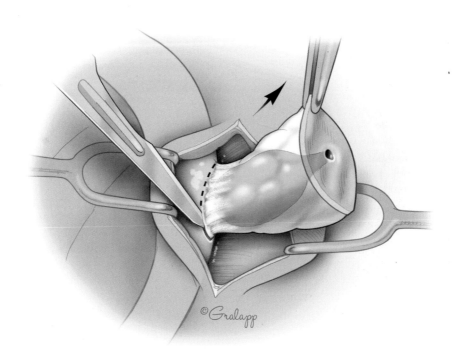

图 3.158　沿瘘管表面，确认其与耳轮脚软骨的附着处。为了降低复发的风险，应将与瘘管接触的软骨与瘘管一起切除。暴露瘘管周围的软骨，在软骨上形成椭圆形切口。在去除软骨时，不要损伤其下面的耳甲、耳舟的皮肤

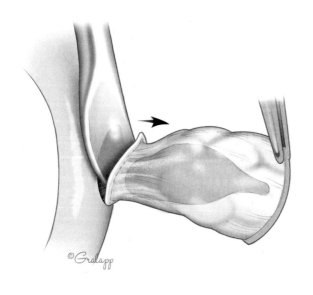

图 3.159　用骨膜剥离子或解剖刀从耳甲、耳舟皮肤下表面去除软骨

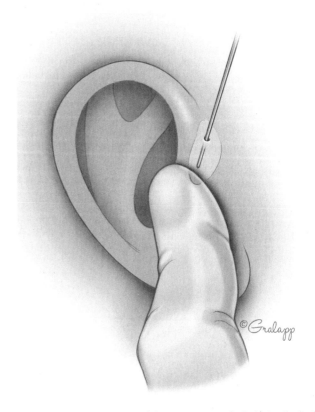

图 3.160　可使用泪道探针和亚甲蓝染料标出瘘管的范围。先用泪道探针轻轻扩张开口，以注入亚甲蓝。操作不当可能导致假通道，使亚甲蓝渗入正常组织。通常使用大小从 0 到不大于 1 的泪道探针。亚甲蓝通常可以指导解剖，瘘管充分染色后可以保证完全清除

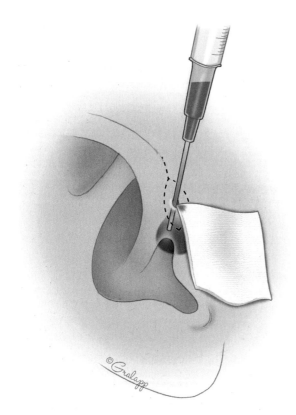

图 3.161　通过 24G 留置针用 1mL TB 注射器轻柔地导入亚甲蓝。可以将酒精擦拭巾的角放置在开口处，以收集过量的亚甲蓝。通常只需要很少的染料即可对瘘管进行染色，推动注射器时动作要轻柔

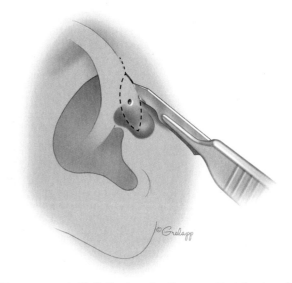

图 3.162　瘘管蓝染后，如图 3.157 所示切除。解剖过程中如亚甲蓝从瘘口渗出，则将其吸走

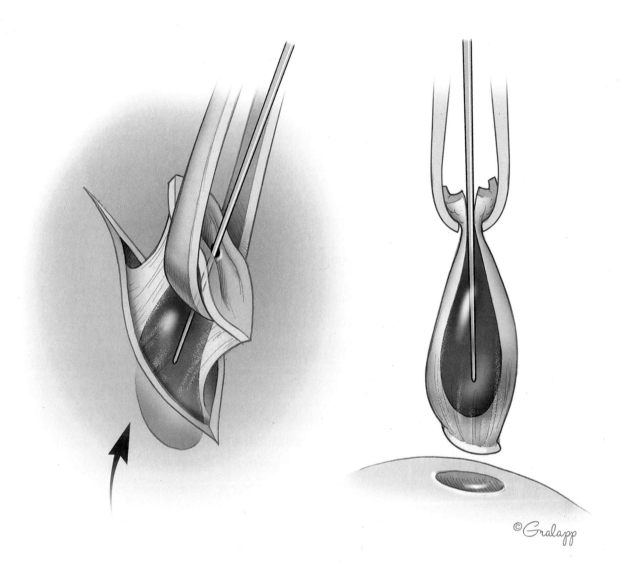

图 3.163　开始游离瘘管时可以重新插入泪道探针。该探针可堵塞瘘口以减少染料渗出，并可探及瘘管的范围。小 Allis 钳固定泪道探针，同时牵引解剖瘘管。注意不要使组织钳沿其轴线旋转，以免瘘管破裂

（胡钰娟　王　懿　译）

第4章
镫骨手术

Robert K. Jackler

4.1 导　言

许多耳科医生认为镫骨手术在所有耳科手术中治疗效果最令人满意。手术过程简洁,技术十分成熟。大多数患者对术后听力的改善也感到非常满意。殊不知镫骨手术也是最危险的耳科手术之一,因为在如此狭小的空间内,耳科医生可能会遇到大量的变异和技术挑战,即使是最富有经验的耳显微外科医生,在处理这些复杂情况时也时常感到棘手。鼓室成形术失败时,通常可以成功地再做一次。而镫骨手术出现问题时,则可能导致诸如耳聋、眩晕、甚至面瘫等不可补救的后果。外科手术成功的关键与其说是术者技术精湛,不如说是良好的心理准备、正确的决断和对自身能力极限的认知。准备得越充分,就越有可能取得手术成功并避免一切可预防的并发症。

本章插图的首要目的在于帮助低年资医生提高驾驭常规镫骨手术的能力、提升手术效率并掌握一些手术技巧。在训练过程中,镫骨手术的学习曲线比大多数其他耳部手术更加陡峭。镫骨手术必须按照特定的规范与流程进行,这就要求耳外科医生清楚了解术中操作步骤,并有清晰的计划。插图旨在指导经验不足的术者掌握如何通过设计和掀起适当大小和形状的耳道皮肤鼓膜瓣(以下简称皮瓣)获得充分的显露,避免皮瓣撕裂或鼓膜破裂。初学者必须掌握恰当的手部姿势,以确保能在双手操作过程中保持高度的稳定性,同时还要掌握双手操作的技巧。初学者一般很快就能熟练地使用惯用手,但提高非惯用手的操作技能常常需要更多的时间和练习。双目观察下充分暴露术野有利于高效完成镫骨手术中的许多操作。正确的前庭窗和砧骨暴露方法对镫骨手术的顺利进行至关重要。本章将展示多种开放镫骨足板的技术(大孔/小孔开窗、微钻、激光和凿),并举例介绍最常用的镫骨赝复物。

第二个目的是为镫骨外科医生提供一个清晰的知识框架,以便在遇到通常不可避免且不常见的变异或技术挑战时能够从容应对。许多情况(如面神经水平段下垂、前庭窗龛狭小、砧骨缺损、足板增厚或阻塞)术前通常很难预知。当术中第一次遇到外淋巴井喷或镫骨足板饼干样改变时,术者需要独自应对,而在培训期间却从未遇到过这些挑战。唯一可用的方法是像飞行员在面对罕见紧急情况时所做的那样,做好充分心理准备并妥善制定相应预案。本章插图恰是帮助术者识别和处理不常见变异和技术挑战的有效方法。

延伸阅读

1. Bernardeschi D, Canu G, De Seta D, et al. Revision stapes surgery: a review of 102 cases. Clin Otolaryngol,2018,43 (6):1587–1590

2. de Sousa C, Gooycoolea MV, Sperling NM. Otosclerosis:Diagnosis, Evaluation, Pathology, Surgical Techniques, and Outcomes. San Diego: Plural Publishing, 2014

3. Eshraghi AA, Telischi FF. Otosclerosis and stapes surgery. Otolaryngol Clin North Am ,2018,51 (2)

4. Goderie TPM, Alkhateeb WHF, Smit CF, et al. Surgical management of a persistent stapedial artery: a review. Otol Neurotol,2017,38 (6):788–791

5. Gros A, Vatovec J, Zargi M, et al. Success rate in revision stapes surgery for otosclerosis. Otol Neurotol,2005,26

（6）:1143–1148

6. Khorsandi A MT, Jalali MM, Shoshi D V. Predictive factors in 995 stapes surgeries for primary otosclerosis. Laryngoscope,2018,128（10）:2403–2407

7. McManus LJ, Dawes PJ, Stringer MD. Clinical anatomy of the chorda tympani: a systematic review. J Laryngol Otol,2011,125（11）:1101–1108

8. Nazarian R, McElveen JT Jr, Eshraghi AA. History of otosclerosis and stapes surgery. Otolaryngol Clin North Am,2018,51（2）:275–290

9. Rask-Andersen H, Schart-Morén N, Strömbäck K, et al.

Special anatomic considerations in otosclerosis surgery. Otolaryngol Clin North Am,2018,51（2）:357–374

10.Vincent R, Rovers M, Zingade N, et al. Revision stapedotomy:operative findings and hearing results. A prospective study of 652 cases from the Otology-Neurotology Database. Otol Neurotol,2010,31（6）:875–882

11.Vincent R, Sperling NM, Oates J, et al. Surgical findings and long-term hearing results in 3,050 stapedotomies for primary otosclerosis: a prospective study with the otologyneurotology database. Otol Neurotol,2006,27（8, Suppl 2）:S25 S47

4.2　镫骨手术概述

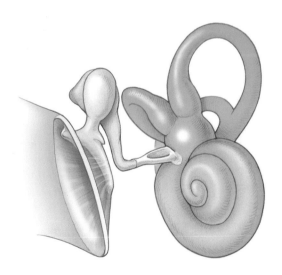

图 4.1　中耳和内耳冠状面示意图，可见前庭窗前缘硬化灶导致镫骨固定

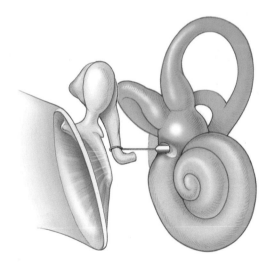

图 4.2　镫骨足板造孔，特氟龙丝赝复物植入

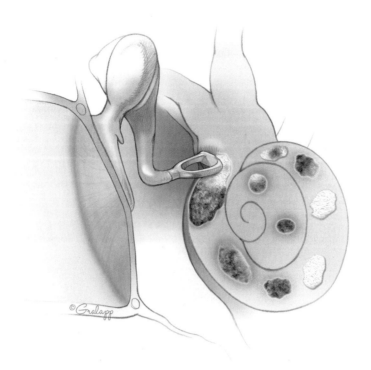

图 4.3　耳硬化症属于耳囊疾病。在活跃期，以内耳骨海绵化为特征，周围严重的血管病变导致骨吸收，病灶常呈斑片状。病变逐渐变为钙化的耳硬化斑块，是导致镫骨固定的主要原因

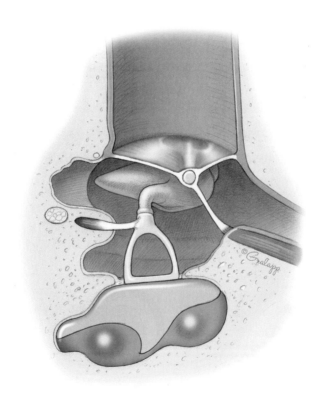

图 4.4　自下鼓室向上观察中耳和内耳示意图。此视角下能够同时观察耳道、中耳、镫骨、前庭、椭圆囊（蓝色）和球囊（绿色），以此视角介绍镫骨手术相关概念

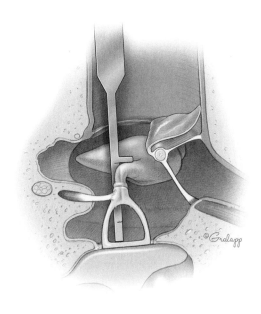

图 4.5　向前掀起耳道皮肤鼓膜瓣，暴露中耳后半部分。测量砧骨长脚与镫骨足板的间距，以选择合适长度的赝复物

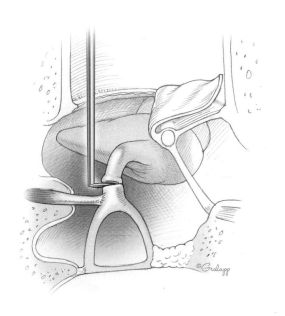

图 4.6　使用砧镫关节刀分离砧镫关节

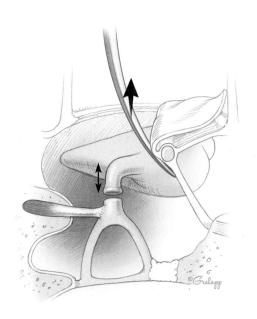

图 4.7　分离砧镫关节后，检查外侧听骨（锤骨和砧骨）是否活动

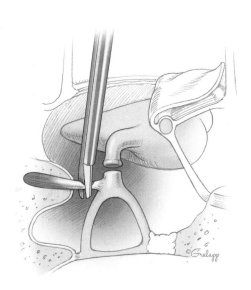

图 4.8　用显微剪剪断镫骨肌腱

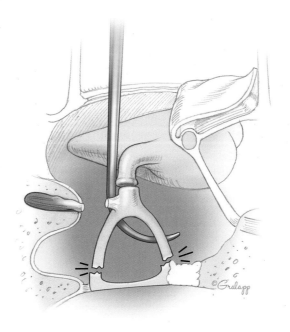

图 4.9　用钩针离断并取出镫骨上结构

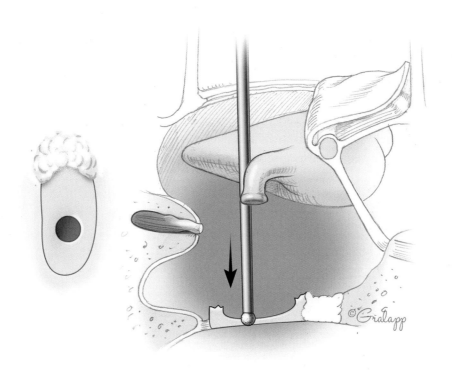

图 4.10　用微钻于镫骨足板上开一小窗

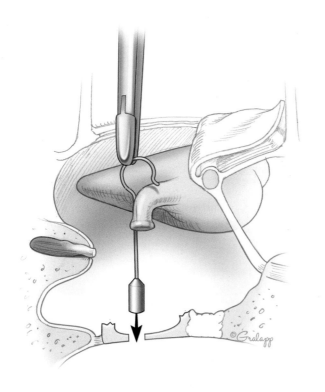

图 4.11　放置镫骨赝复物

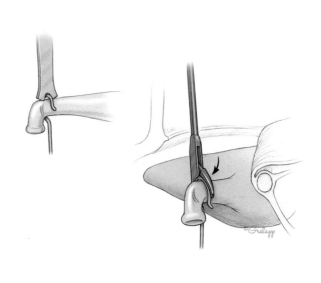

图 4.12　将赝复物弯钩放置于砧骨上，并用固定钳将金属丝闭合

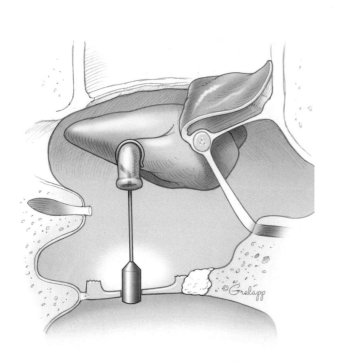

图 4.13　通过镫骨足板上小窗将活塞置入前庭

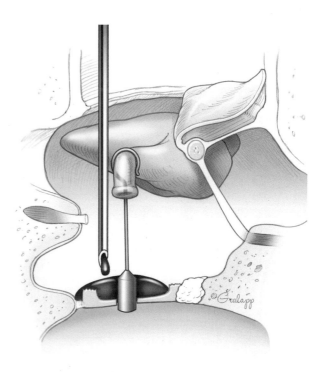

图 4.14　用自体静脉血将赝复物周围封闭

4.3 镫骨的暴露

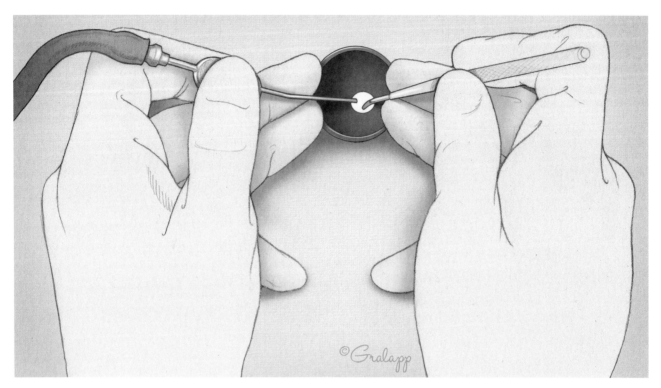

图4.15 镫骨手术中术者双手操作位置示意图。双手的中指和无名指固定耳镜，右手持器械，左手持吸引头。这种握持方式既可保持稳定性，又能双目观察，亦可使用自持耳镜增强稳定性

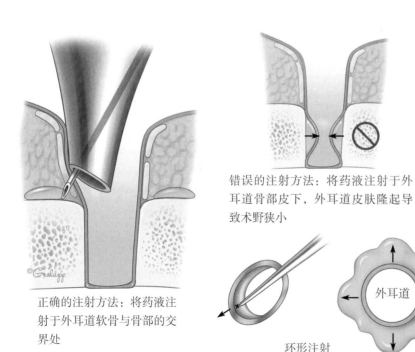

错误的注射方法：将药液注射于外耳道骨部皮下，外耳道皮肤隆起导致术野狭小

正确的注射方法：将药液注射于外耳道软骨与骨部的交界处

环形注射

图4.16 向外耳道注射利多卡因与肾上腺素有两个目的：局部麻醉和收缩血管。用耳镜支撑，在外耳道软骨部与骨部的连界处皮下环形注射。为避免暂时性面神经麻痹，可在术前给予低剂量麻醉。不要在骨性外耳道的皮下注射麻醉剂，以免外耳道血肿，妨碍术野暴露

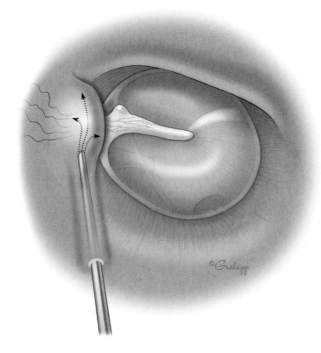

图 4.17　用 27 号针头将利多卡因与肾上腺素注射于外耳道后上部，使"血管丛"血管收缩

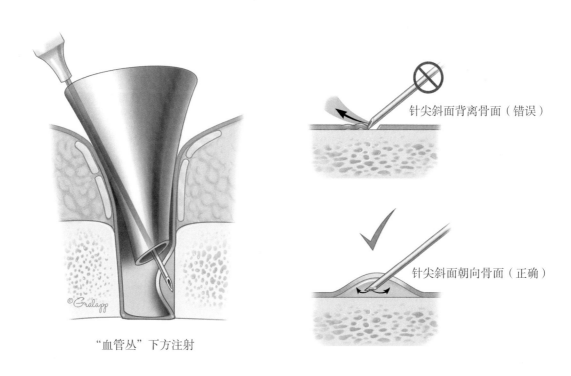

针尖斜面背离骨面（错误）

针尖斜面朝向骨面（正确）

"血管丛"下方注射

图 4.18　注射时须将针尖斜面朝向骨面

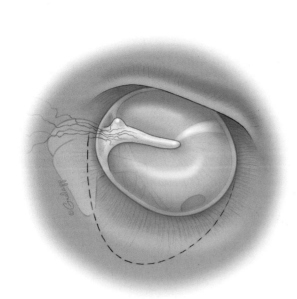

图 4.19　自外耳道径路所见术野示意图。虚线表示耳道皮肤鼓膜瓣切口。皮瓣大小应覆盖鼓室盾板切除的范围。注意最佳的切口不是位于"12点到6点"的范围，而是"1点到7点"，以锤骨的位置为 12点钟方向作为参考。为使皮瓣能够适当折叠以充分暴露鼓室后上象限，切口应略超过锤骨

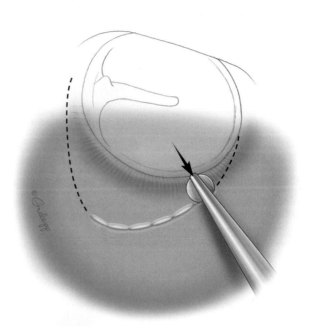

图 4.20　用圆形镫骨刀以间断挤压切割的方式制备切缘，这种方法可以使血管闭合，从而减少出血。此外，还可以防止皮瓣自切缘处撕裂

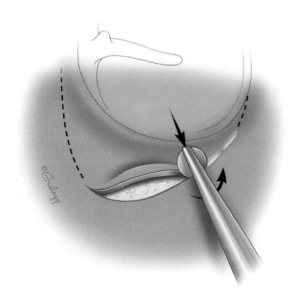

图 4.21　通过镫骨刀的侧向辗转动作，切断各间断切缘间的皮肤，完成切口

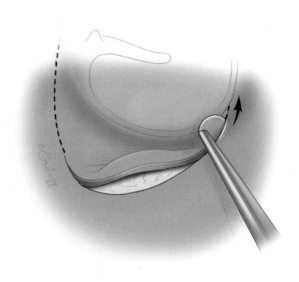

图 4.22　将切口向下延伸。因镫骨位于后上象限，因此皮瓣的下部无须过长

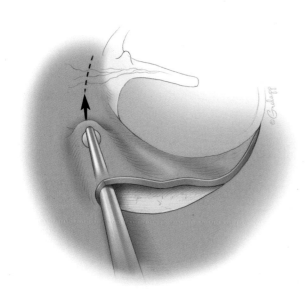

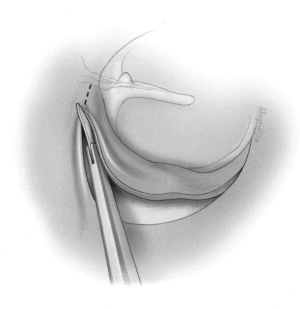

图 4.23　"血管丛"为皮瓣最易出血区。使用镫骨刀或鼓环剥离子，在"血管丛"下方形成一个隧道

图 4.24　用显微剪剪开"血管丛"皮肤，刀刃的挤压可使血管闭合，从而减少出血。这种方法使皮瓣切缘整齐，亦可用镫骨刀切开整个皮瓣

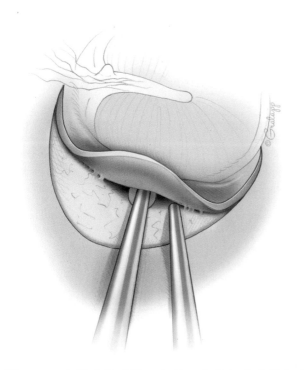

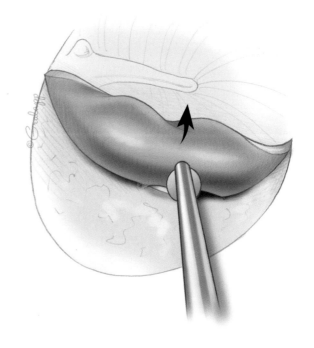

图 4.25　皮瓣延伸至鼓环水平。注意勿用吸引头吸皮瓣，以免造成损伤。吸引头最好始终位于镫骨刀的背后

图 4.26　为避免对听小骨的潜在干扰，应首先从下方进入中耳腔。用镫骨刀将鼓环从骨槽中抬起，轻微向下、向内施压，即可安全进入后鼓室

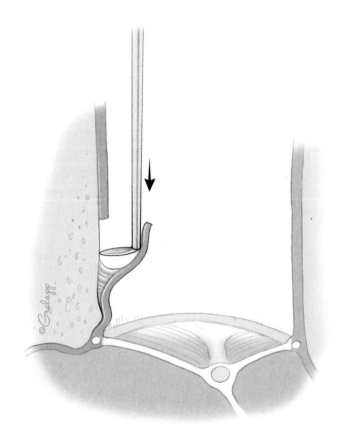

图 4.27　在鼓膜稍外侧常可见骨性突起

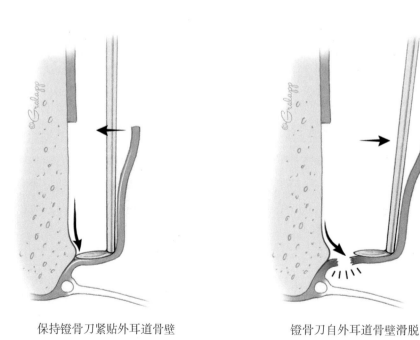

保持镫骨刀紧贴外耳道骨壁　　　　　　　镫骨刀自外耳道骨壁滑脱

图 4.28　为避免皮瓣或鼓膜撕裂，分离皮瓣过程中必须保持镫骨刀刃向骨面的压力。镫骨刀脱离骨壁有撕裂皮瓣的风险

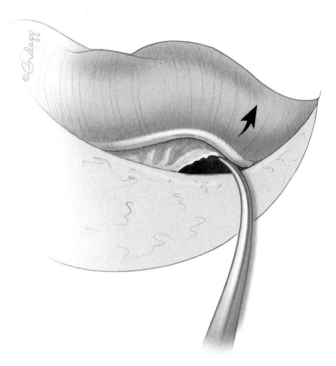

图 4.29　用钩针剥离鼓室黏膜。局部注射时，将利多卡因注入中耳使鼓室黏膜麻醉。为避免麻药刺激迷路导致术后眩晕，应及时将其从中耳，特别是易于积聚的圆窗龛吸出

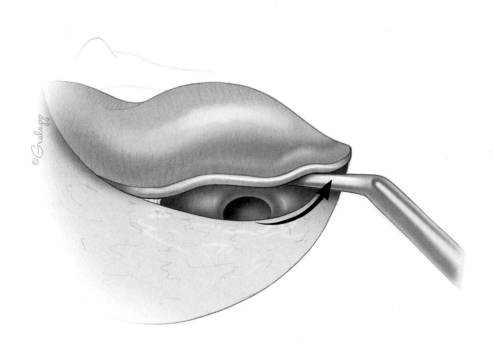

图 4.30　用鼓环剥离子掀抬鼓环。为避免撕裂，操作中须保持对骨面的压力。应该用剥离子柄的侧面而不是尖端掀抬鼓环

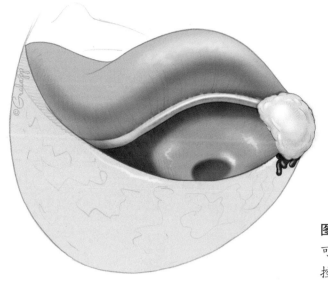

图 4.31　掀开鼓环时，鼓环后下缘出血较为常见，可用小块浸有肾上腺素的吸收性明胶海绵填压即可控制

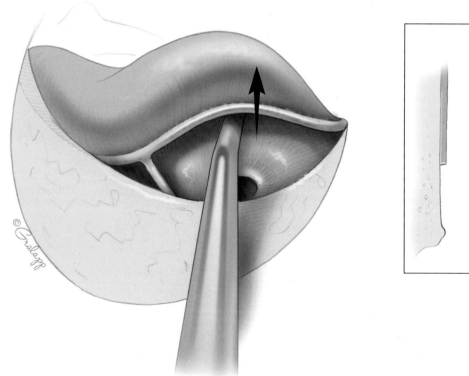
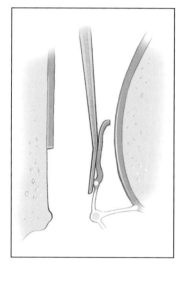

图 4.32　整个手术过程中保持鼓室的充分暴露十分重要。用鼓环剥离子的背部将皮瓣推至外耳道前壁，使其通过表面张力吸附于外耳道前壁表面

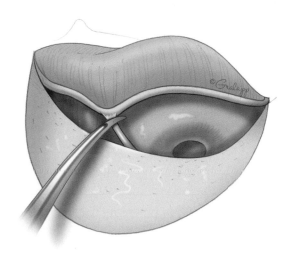

图 4.33　用钩针将鼓环向上掀起，辨认并游离鼓索神经

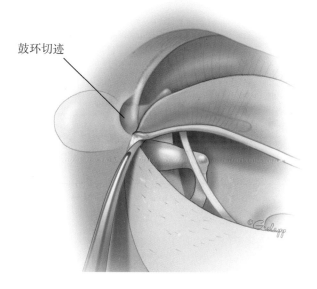

鼓环切迹

图 4.34　向上掀起皮瓣，直到其脱离鼓环切迹。以确保皮瓣以锤骨柄为轴线翻折，从而充分暴露砧骨长脚

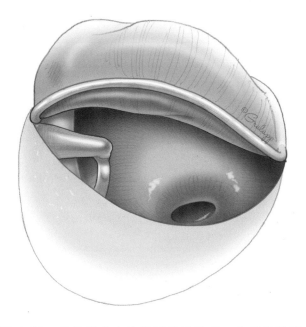

图 4.35　完成耳道皮肤鼓膜瓣的游离。皮瓣于鼓膜脐上方折叠，暴露砧骨前方的空间。如果耳道皮肤鼓膜瓣掀起后仍遮挡术野，则需要进一步向上或向下游离皮瓣

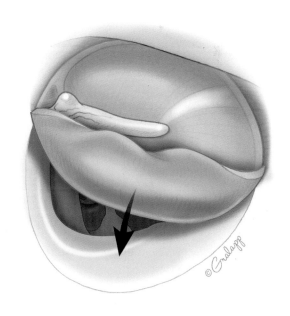

图 4.36　术中有时会发生皮瓣向内向后塌陷并遮盖鼓室的情况

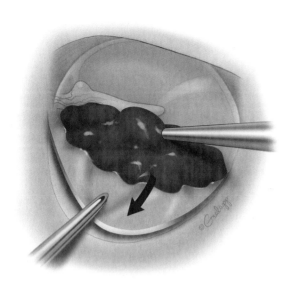

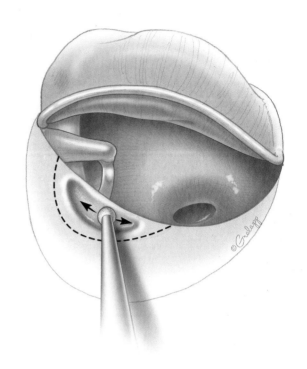

图 4.37　当皮瓣表面存在血凝块时，皮瓣可能会陷入鼓室并限制鼓室的暴露。清除血凝块即可重新充分暴露

图 4.38　骨性外耳道后壁边缘常有局部骨质增厚、突出形成鼓室盾板，会遮挡部分术野，但至少可以暴露镫骨足板的部分结构。须将突出的鼓室盾板去除，以充分显露前庭窗。可用刮匙或微钻或两者联用去除盾板

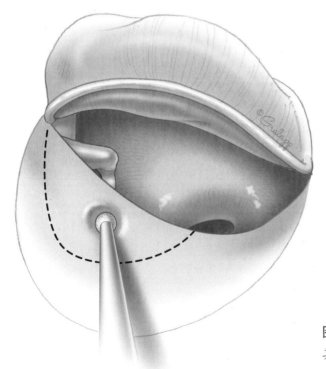

图 4.39　若鼓室盾板过长可能完全遮挡镫骨，需将其大范围切除

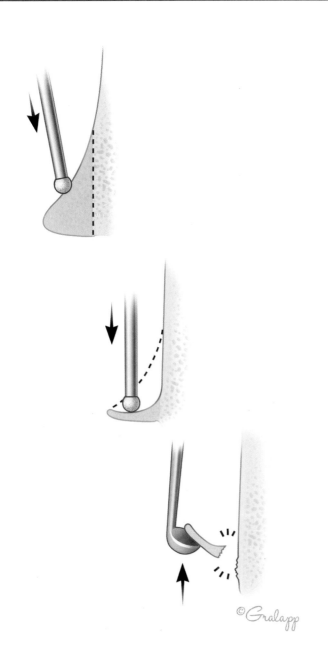

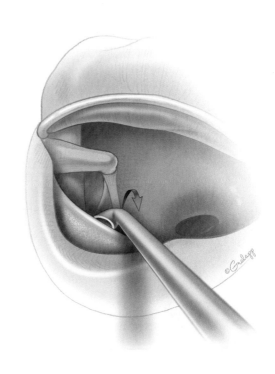

图 4.41　用刮匙去除鼓室盾板。刮匙紧靠耳镜作为支点，由内向外旋转刮除。不可向内刮除，避免向鼓室滑脱、撞击并导致砧骨脱位。对于初学者，需要反复练习才能有效地使用刮匙。折断并移除鼓室盾板的骨片需要较大力量，重要的是应防止刮匙突然向外倾斜，防止撕裂外耳道皮肤并引发出血

图 4.40　两种技术联合应用去除鼓室盾板。先用微钻（例如 2.3mm 的金刚石钻头）将突出的鼓室盾板磨薄，然后用刮匙清除残余骨片。金刚石钻头比切割钻头慢，但不容易损伤鼓索神经、皮瓣或鼓膜

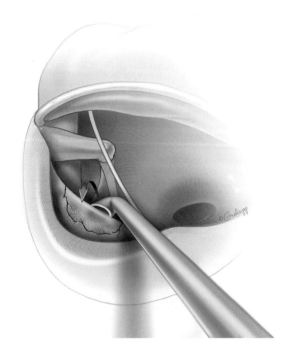

图 4.42　由内向外切除鼓室盾板。用刮匙清除残余骨片

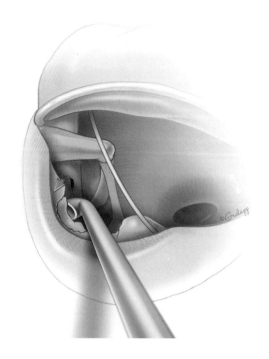

图 4.43　去除盾板骨嵴以充分显露镫骨。于视野上方显露面神经，后方可见镫骨肌腱和锥隆起的交界处时去骨结束

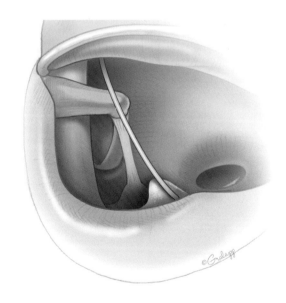

图 4.44　在鼓索神经下方常可见一骨性突起。当其遮挡足板后部时，必须磨除，但应注意避免损伤鼓索神经

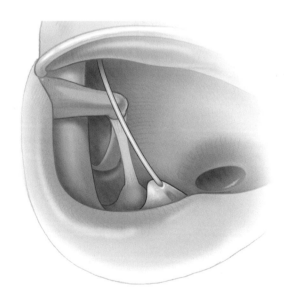

图 4.45　有时鼓索神经会穿过该骨性突起

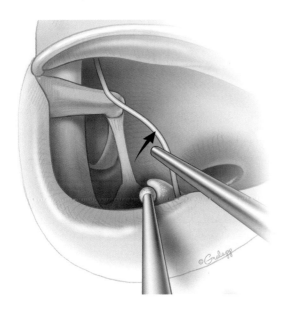

图 4.46　用 1mm 金刚石钻头磨除骨隆起

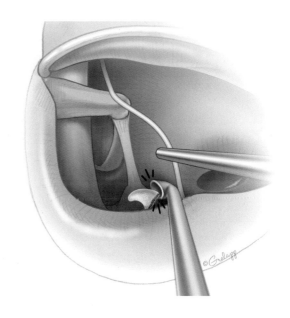

图 4.47　用刮匙清除剩余骨片

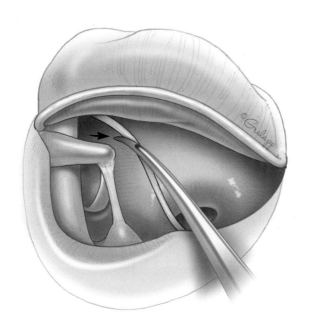

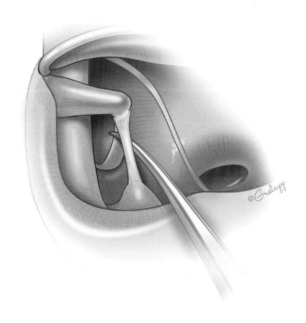

图 4.48　当完全显露面神经（水平段）、镫骨肌腱与锥隆起的交界处时，镫骨手术的术野即告完成。要点是不仅显露镫骨，而且要有足够的空间让器械能从上、后、下三个方向自由操作。松解砧骨长脚和锤骨之间的黏膜皱襞（常被误认为"粘连"，只有当皱褶是胚胎残留物时方可称为"粘连"）。砧骨前方区域的充分暴露对后续赝复物的放置至关重要

图 4.49　轻触镫骨上部结构以确定足板是否固定。触碰力量要轻柔

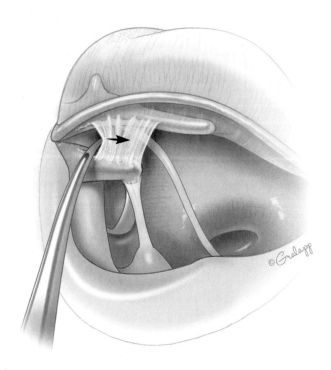

图 4.50 粘连在中耳手术较常见。在镫骨手术中，最常见的是胚胎组织残留。为将赝复物放置在砧骨上，通常需要松解上述组织

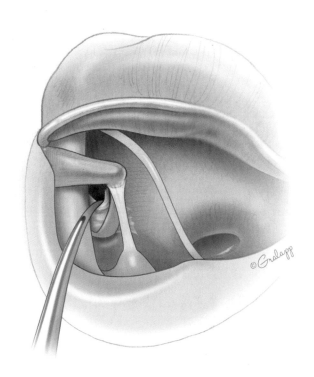

图 4.51 镫骨足板通常覆盖有黏膜皱襞。如镜下可见（有时会被镫骨结构遮蔽），可用钩针松解

4.4 镫骨足板造孔术

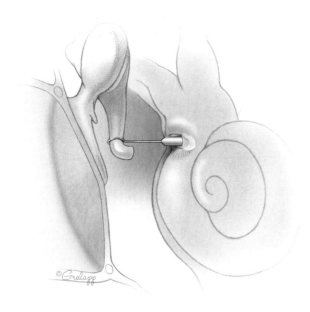

图 4.52 小孔开窗技术

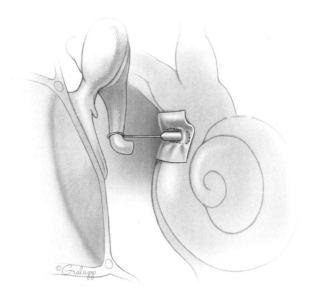

图 4.53 大孔开窗时需要在开窗处衬垫一层膜，常用耳屏软骨膜、颞肌筋膜或手背静脉

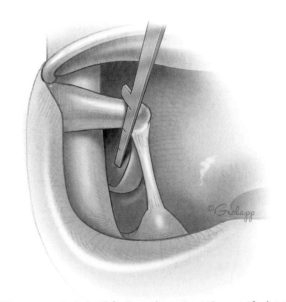

图 4.54 为确定赝复物尺寸，需测量从砧骨外侧面至足板的间距。测量尺置于砧骨的正后方，这就要求测量工具具备一定的可弯曲性或延展性。为了达到合适的角度，测量工具必须倚靠在耳镜的前壁上。正确的测量终点是在足板中、后三分之一交界处。操作必须小心，以免穿透足板。大多数病例砧骨长脚至足板的距离为 4.5mm

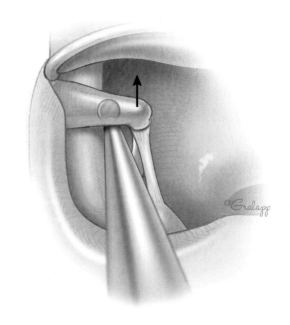

图 4.55 在直视下切断砧镫关节。用砧镫关节刀轻微向外提拉砧骨，可见砧骨和镫骨之间灰色细线样结构即为砧镫关节

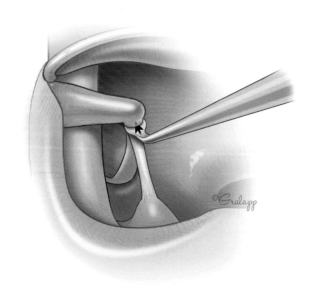

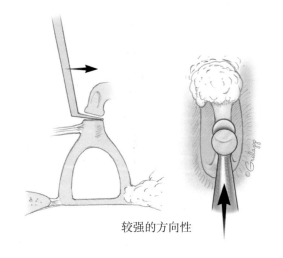

较强的方向性

图 4.56 以轻柔的"蠕动"样动作离断砧镫关节。最好将砧骨轻微向外提拉，同时必须避免下压镫骨头

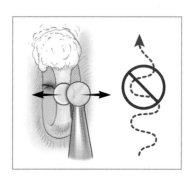

较弱的方向性

图 4.57 用向前的力切开关节。由于镫骨足板前部是固定的，后部仍可活动，因而砧镫关节刀的侧向移动可能造成足板横向骨折

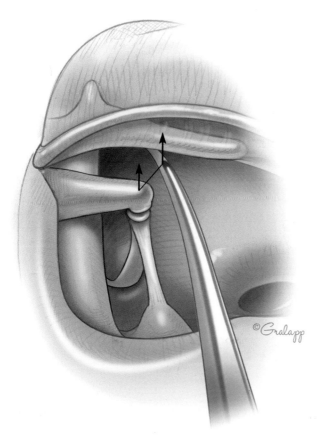

图 4.58　分离砧镫关节后，向外轻推锤骨以判断听骨链外侧部分的活动性。在 200 例镫骨探查术中大约有 1 例听骨链外侧部分固定

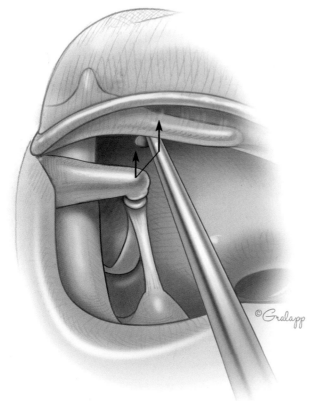

图 4.59　检测听骨链外侧部活动性的一种简便方法是直接轻柔触碰锤骨柄，可避免操作过程中更换器械

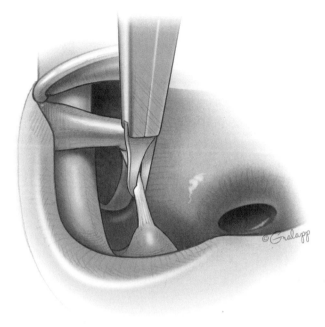

图 4.60 用显微剪（如 Bellucci 剪）剪断镫骨肌腱。为避免折断镫骨后弓，应将剪刀轴倚靠在耳镜前壁操作，同时向后剪切

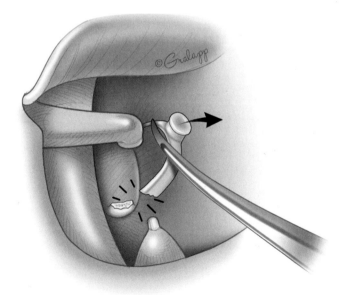

图 4.61 向鼓岬用力使镫骨上部结构向下骨折并将其移除。操作时要远离面神经。钩针（如 Rosen 针）同时接触镫骨前后弓，先作用于前弓。过度挤压可能导致足板横向骨折。需要注意的是，动作必须迅速完成。反之可能会使足板浮动。最好使前后弓均于基部骨折。去除镫骨上部结构后，应再次检查足板是否完好且固定。前庭窗龛出血可以通过放置一小块浸有肾上腺素的吸收性明胶海绵来控制

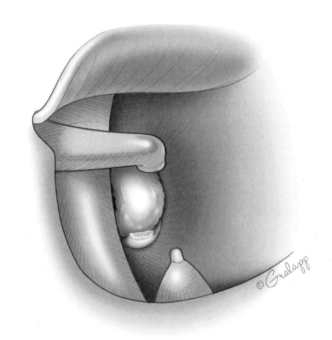

图 4.62　去除镫骨上结构后，将没有肾上腺素的吸收性明胶海绵置于卵圆窗内约 1min，在打开足板前使血管收缩

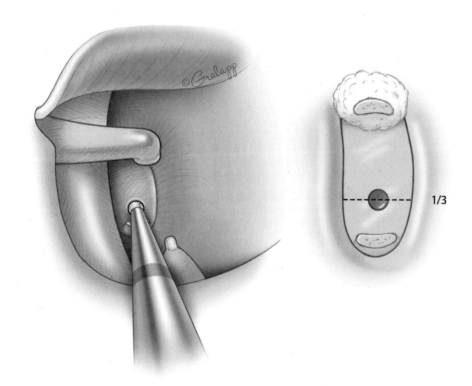

图 4.63　镫骨底板造孔的直径应略大于赝复物直径（例如，直径 0.7mm 的小窗适配直径 0.6mm 活塞）。使用金刚石细砂磨钻头，因为切割钻头更容易造成镫骨足板碎裂。由于前庭在此区域位置最深，因此开窗的位置是在足板的中部靠后。足板开窗具有潜在危险，需要高超的技巧，多穿透 1mm 就能致聋，建议操作前应采取一定的预防措施。具体做法：①提醒手术间内所有人保持安静，不要触摸患者或手术台。②术者的手部摆放舒适，具有良好的支撑，以确保操作时双手绝对稳定。③钻头应全速运转。④为了避免钻头跳跃，应当在钻头悬于镫骨足板上方时启动钻头，而不是当钻头触及足板后再启动。钻孔过程应是快速、精细、逐渐深入的，目的是使钻头穿透足板的最宽处并且掌握好钻孔深度。钻头与足板的接触时间应短促。用窗口直径测量计确定造孔是否充分（见激光镫骨手术插图）。如果开窗过小，可沿月牙形边缘扩大

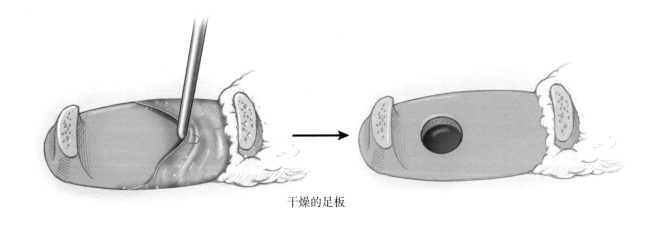

干燥的足板

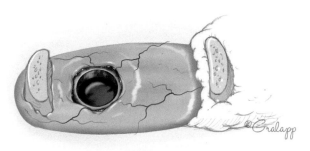

湿润的足板

图4.64 开窗前，部分外科医生会切除足板黏膜。应在无血的情况下完成开窗。在黏膜完整的情况下开窗，常会出现渗液，影响赝复物的放置

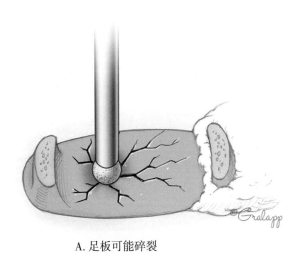

A. 足板可能碎裂

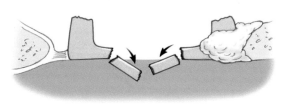

B. 干燥的足板碎片落入前庭

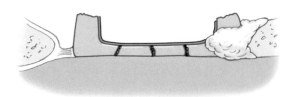

C. 湿润的黏膜支撑足板碎片

图4.65 尽管可能增加圆窗龛出血风险，许多医生更倾向于保持足板黏膜的完整。在钻孔过程中，如足板碎裂，黏膜可将碎片维持在前庭窗水平。若没有黏膜的支撑，足板碎片可能落入前庭

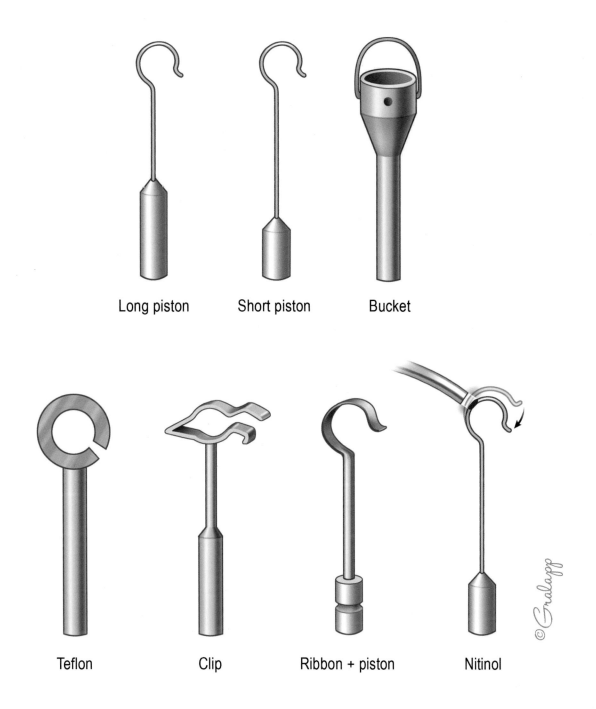

Long piston　　Short piston　　Bucket

Teflon　　Clip　　Ribbon + piston　　Nitinol

图 4.66　有多种镫骨赝复物可供选择。最常用的材料是钛、非磁性不锈钢和聚四氟乙烯。赝复物多以发明者的名字命名

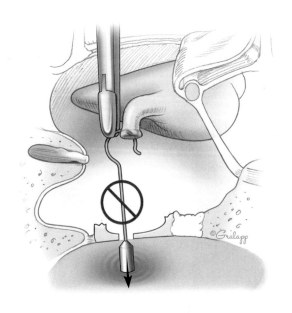

图 4.67 用光滑的短吻鳄嘴钳放置赝复物。重要的是，赝复物弯钩要牢固地挂于砧骨长脚，以免活塞过度伸入前庭

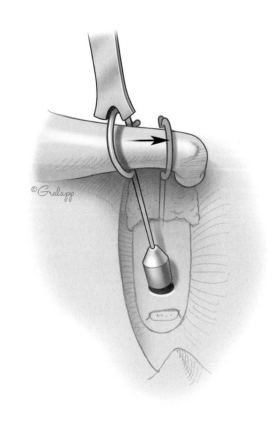

图 4.68 固定弯钩前，先用开口凿将赝复物移动到合适的位置

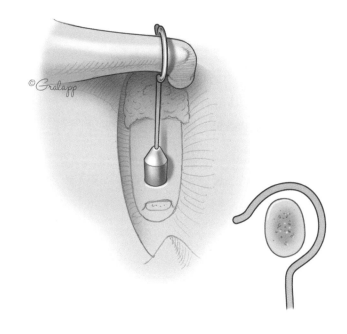

图 4.69 用无齿鳄鱼钳放置赝复物。让金属钩与砧骨连接，活塞与小窗对齐。如金属丝固定不牢，活塞可能过深地穿入前庭

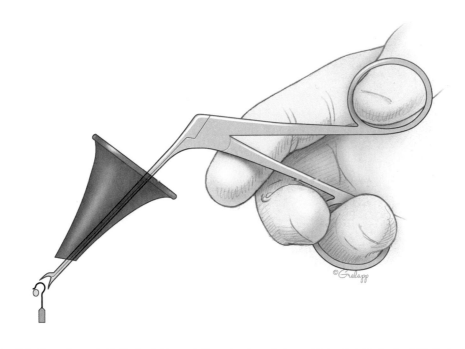

图 4.70　将赝复物固定于砧骨长脚的精细动作。钢丝环夹钳必须牢固地依靠在耳镜壁上进行夹闭操作

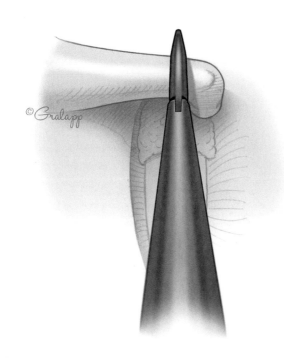

图 4.71　钢丝环钳必须与金属丝完全对合。如果二者错位，赝复物的弯钩将不会卷曲，向一边滑脱

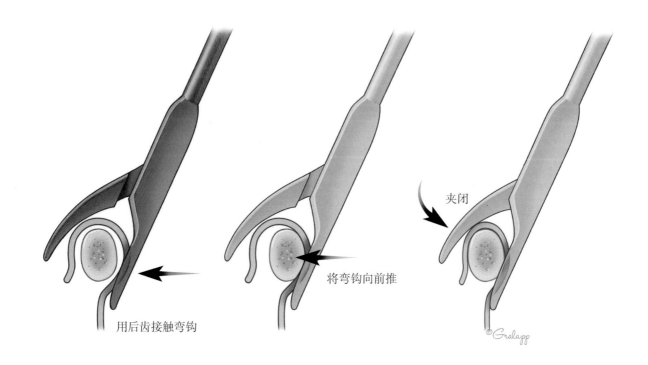

图 4.72　钢丝环夹钳的夹闭动作。夹钳的后齿应保持稳定，用前齿将赝复物的弯钩向砧骨方向闭合

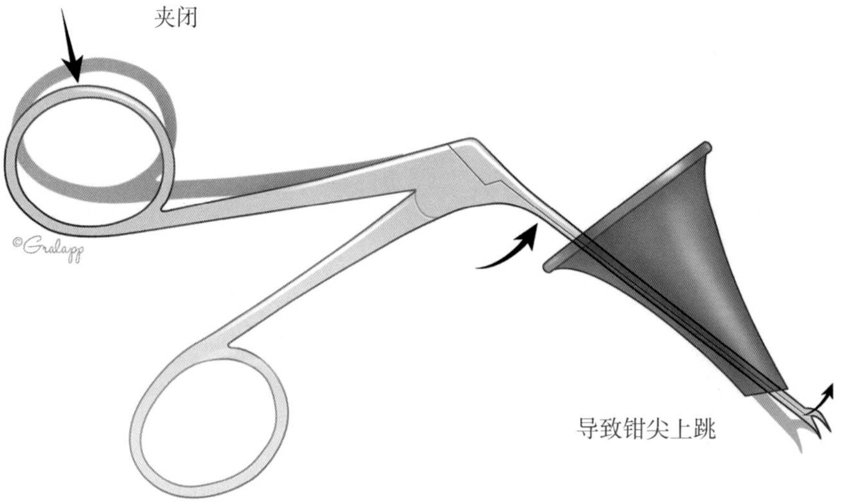

错误的夹闭动作

图 4.73　拇指侧不正确的移动将导致钢丝环夹钳尖端向前移动，压迫砧骨

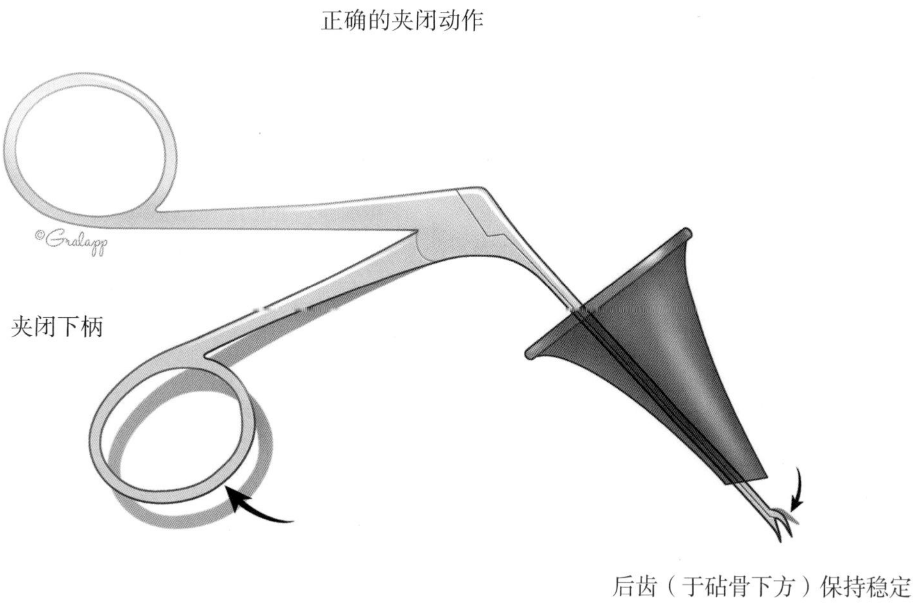

正确的夹闭动作

夹闭下柄

后齿（于砧骨下方）保持稳定

图 4.74　正确的夹闭动作应是保持砧骨稳定的同时用前齿夹闭金属丝

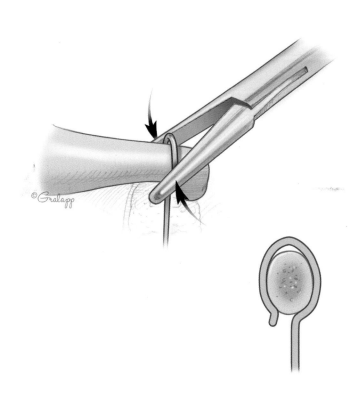

图 4.75　夹闭后的金属环往往不紧。此时应将金属环移动到砧骨长脚最窄部，再用光滑的短吻鳄嘴钳将之夹紧。然后将闭合的金属环沿着砧骨向豆状突方向滑动，使之紧扣砧骨

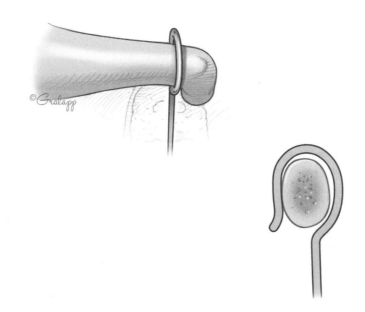

图 4.76　理想的夹闭并非金属钩全环紧箍砧骨长脚，这可能导致继发性砧骨坏死。正确夹闭对砧骨影响轻微

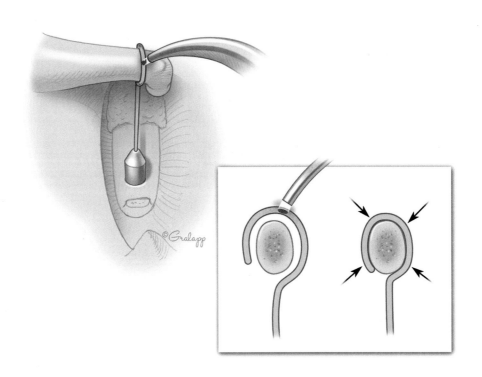

图 4.77　镍钛合金赝复物不需要机械夹闭。激光热能可使金属丝沿砧骨长脚自然卷曲固定

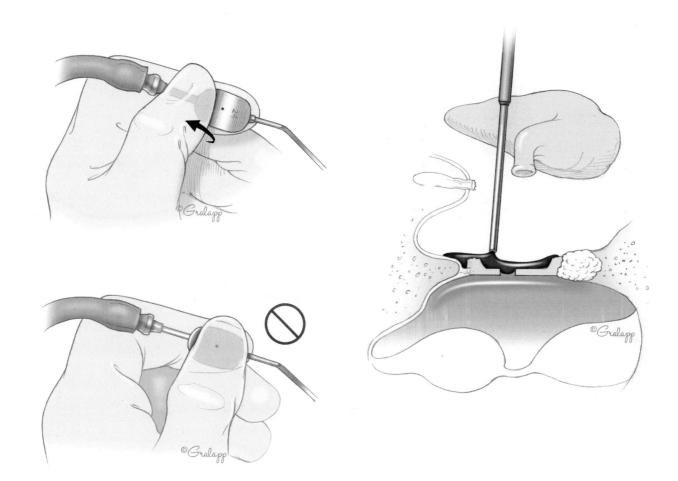

图 4.78　从已开放的前庭窗附近去除血液须非常小心。最好使用低负压吸力（例如，24 号针头吸引），用拇指按压调节孔，控制吸力。应在血液凝固之前，尽可能将足板上的血液清除

图 4.79　吸除足板造孔周围的血液

183

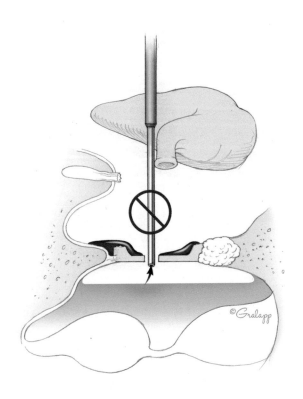

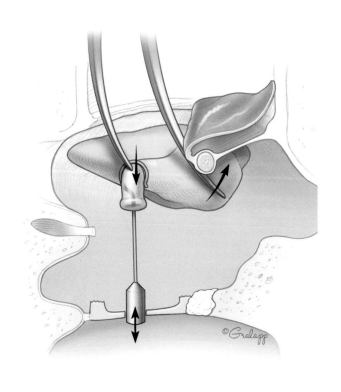

图 4.80　直接经造孔吸引会吸除部分外淋巴，造成前庭干涸并可能导致听觉丧失和术后眩晕。当空气进入前庭时，可用生理盐水将前庭重新充满，但外淋巴通常可以通过耳蜗导水管自动补充。损伤椭圆囊或球囊，使内淋巴液与外淋巴液相混合，可能造成更为严重的前庭损伤

图 4.81　赝复物固定于砧骨后，应通过轻触砧骨和锤骨柄测试其活动性。为避免内耳损伤，这个动作只可做一到两次。作者认为圆窗反射不必要，以免损伤内耳

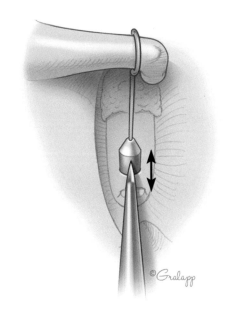

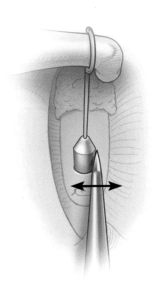

图 4.82　用钩针测试活塞插入深度是否充分

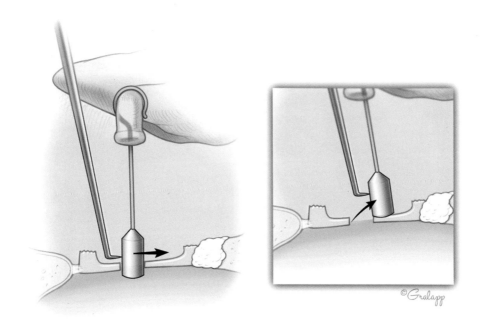

图 4.83 放置良好的赝复物在轻压时仍能保持原位（左），而插入较浅的赝复物受力时会脱离造孔（右）。如遇这种情况，应更换另一个长出 0.25mm 的赝复物

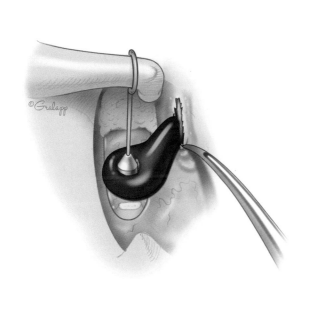

图 4.84 可通过搔刮鼓岬黏膜的方式制备血滴以密封小窗。如此法难以得到足够的血液，可取手臂静脉血

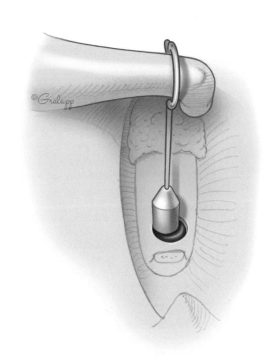

图 4.85 开窗的理想尺寸是比活塞稍大（如活塞直径 0.6mm，则开窗直径应为 0.7mm）。若开窗的直径偏大，就应封堵多余的空隙

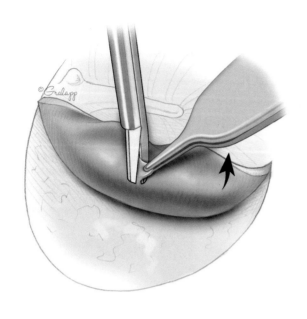

图 4.86 若要封住一个稍大的窗口，可从皮瓣上部（血管丛）切取少量结缔组织

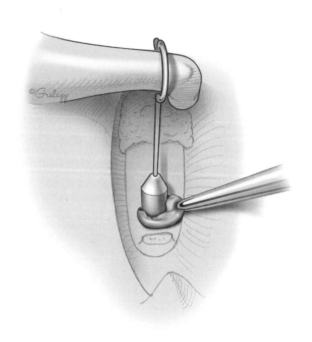

图 4.87 衬垫结缔组织密封前庭窗。若窗口过大则需要在赝复物下方及周围填垫结缔组织片

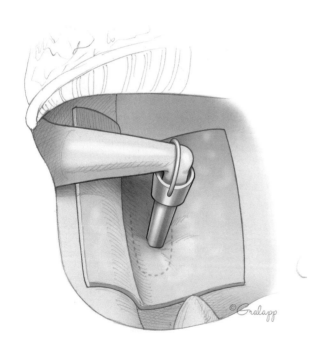

图 4.88 杯状假体不需要夹闭金属丝，只需将安全环套挂于砧骨即可。同时用结缔组织膜密封大开窗

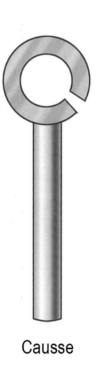

Causse

图 4.89 考塞型特氟龙假体

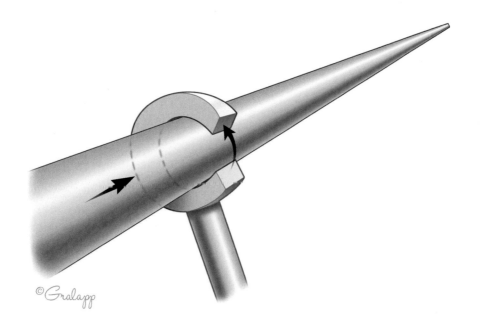

图 4.90　调节假体环口，将特氟龙环扩大以适应并容纳砧骨长脚

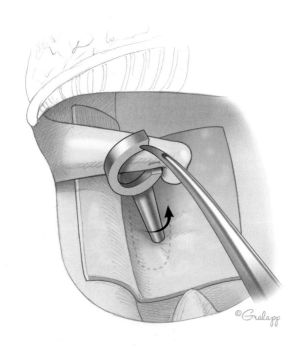

图 4.91　旋转假体使特氟龙环容纳砧骨长脚

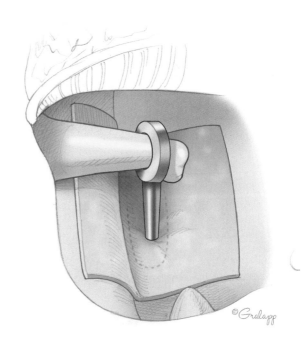

图 4.92　将特氟龙假体置入开窗

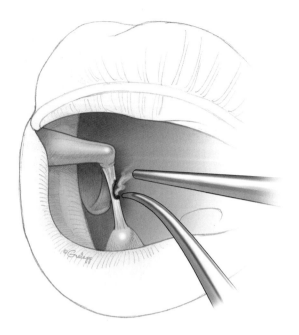

图 4.93　激光镫骨手术。用激光将镫骨肌腱离断。
手持激光光纤传输系统较传统的显微操作系统更受
欢迎。此法优点①通过发散光束将激光能量从尖端
发射，从而降低局部热损伤。②光纤可从不同角度
引入，而显微操作系机械臂将激光束限制在视野范
围内

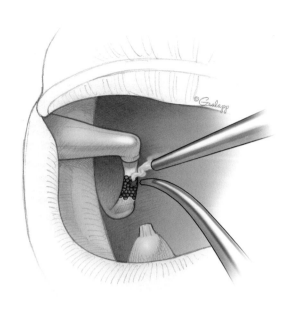

图 4.94　用多次重叠的激光照射镫骨后弓

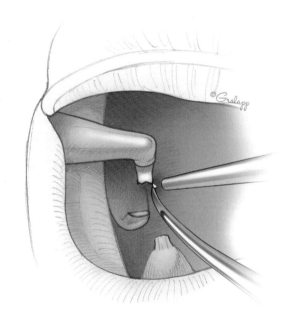

图 4.95　去除离断的镫骨后弓

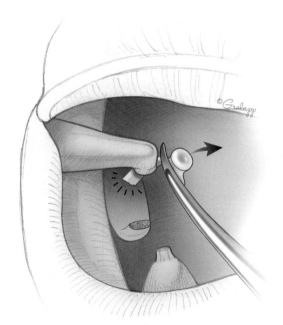

图 4.96　通常激光很难瞄准并照射镫骨前弓，此时
可用机械方式直接将其折断

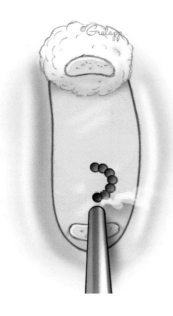

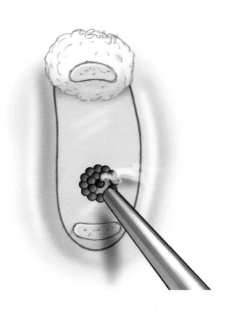

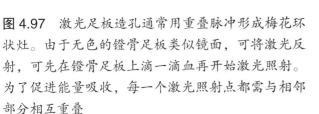

图 4.97　激光足板造孔通常用重叠脉冲形成梅花环状灶。由于无色的镫骨足板类似镜面，可将激光反射，可先在镫骨足板上滴一滴血再开始激光照射。为了促进能量吸收，每一个激光照射点都需与相邻部分相互重叠

图 4.98　逐次烧灼所有需要去除的镫骨足板的区域，最终形成梅花环状灶

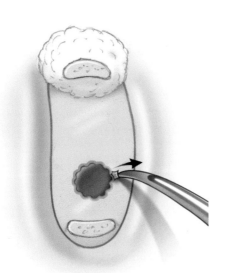

图 4.99　可先清除造孔的碳化组织，也有医生直接把活塞推过碳化组织

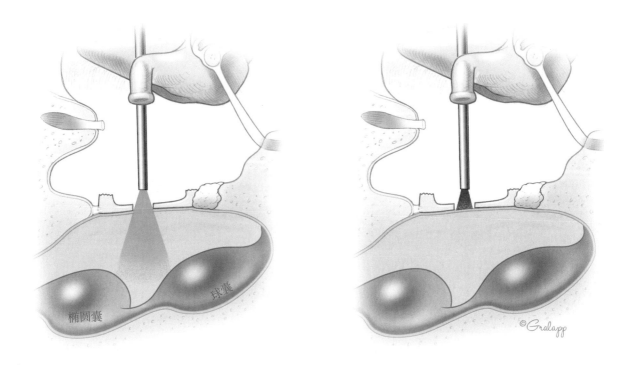

图 4.100 绿色显示可见光谱激光（如氩），通过外淋巴将能量传递到球囊和椭圆囊的囊壁。洋红色表示二氧化碳激光，为不可见光，其能量被外淋巴吸收，同时使外淋巴温度升高

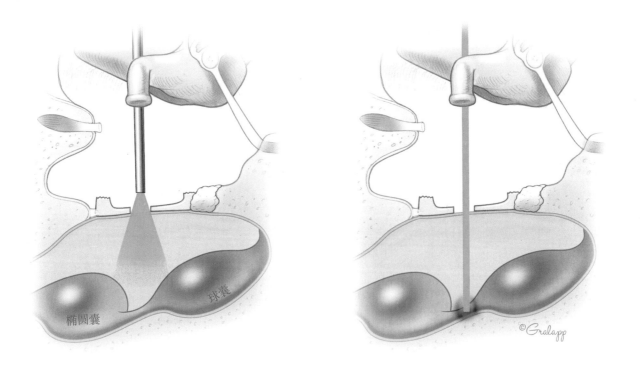

图 4.101 手持式激光发射的能量（左）是发散和分散的，损伤前庭的可能性较小。显微操纵器的激光束呈直线（右），损伤前庭器官的可能性较大

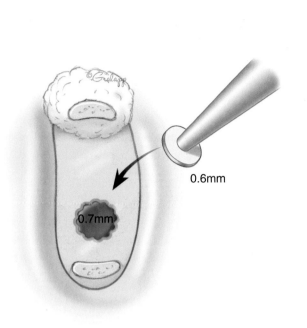

图 4.102　使用窗口直径测量计（例如直径为 0.6mm）评估窗口大小。理想的窗口直径应比活塞直径大 0.1mm

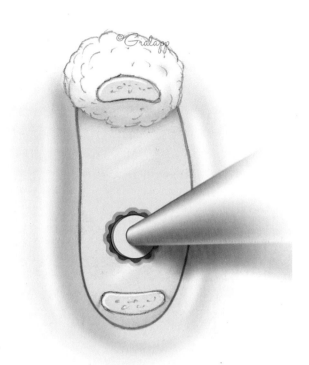

图 4.103　窗口直径测量结果仅供直视下参考，最好将测量计位置与窗缘平齐

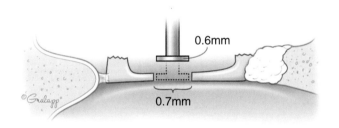

图 4.104　将窗口直径测量计置于造孔内可能损伤镫骨足板

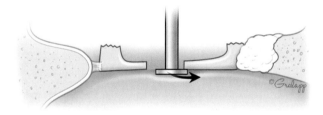

图 4.105　将窗口直径测量计深入造孔平面以下，可能出现取出困难，此时只能去除窗口边缘部分骨质

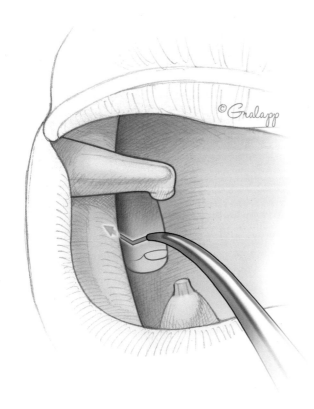

图 4.106　镫骨足板可以反射激光能量，使其作用于中耳其他部位

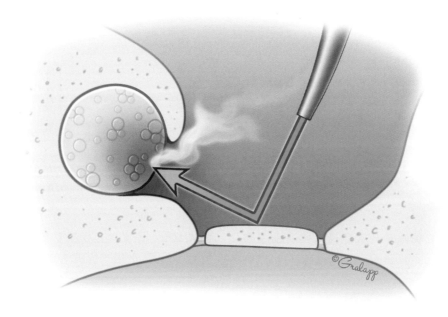

图 4.107　当术者无意中使激光能量反射至邻近的面神经时常发生面神经损伤，尤其是镫骨足板对应的面神经骨管有缺裂时

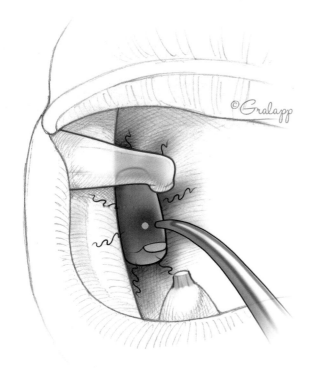

图 4.108　重复激光脉冲未能炭化镫骨足板（例如大量激光能量被反射）和激光功率过大都可能导致面神经或内耳热损伤

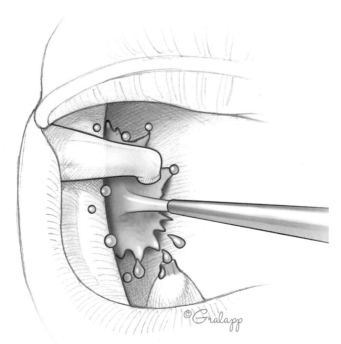

图 4.109　向镫骨足板发送激光脉冲时，应间歇用冷盐水冲洗，以减少不必要的热量积聚

4.5 镫骨足板切除术

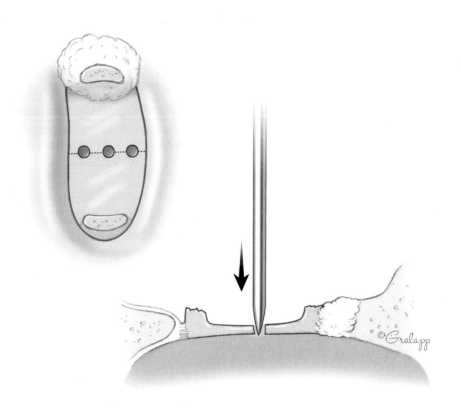

图 4.110 传统的开窗技术，需要去除一半或更多的镫骨足板。用一个锋利的直针制备一串通过足板中线的孔洞。应在手术前准备一块磨刀石去除针尖上的倒刺。钝针可能导致足板碎裂

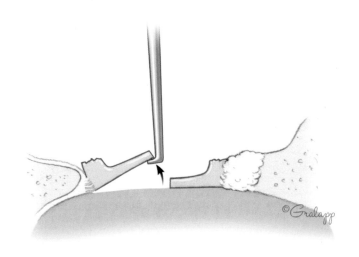

图 4.111 用钩针取出镫骨足板后半部

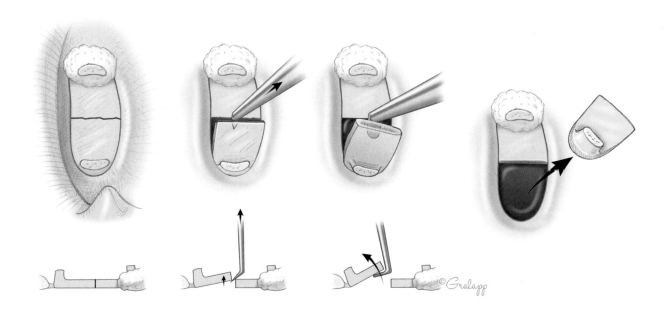

图 4.112 最初镫骨足板裂纹较细且未错开时，需用 45° 钝角钩针将其撬起。这是镫骨手术中最有用的工具之一。一旦足板后半部分被抬高，即可用 90° 钩针（如锄状）继续将其抬高。当裂隙足够大时，最好使用宽头钩针抬起并整体移除。勿用尖头钩针，避免其削碎骨片

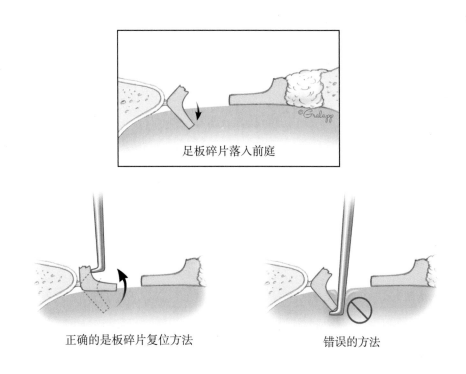

图 4.113 当镫骨足板碎片将要落入前庭窗时，用钩针钩住镫骨足弓残端将其取出。牢记镫骨手术的核心原则：不要触及前庭

4.6 镫骨手术的挑战

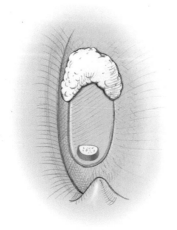
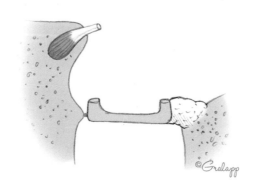

图 4.114 最常见的是镫骨足板前端固定

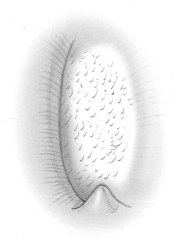
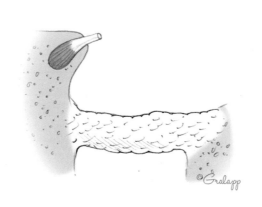

图 4.115 封闭型镫骨固定的足板厚且牢固。镫骨底板呈垩白色，血管趋于集中在足板中央

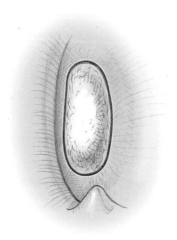
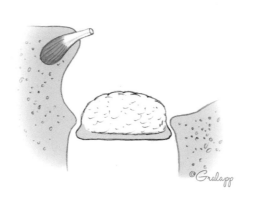

图 4.116 "饼干"（biscuit）样变的镫骨足板增厚呈白色，固定较轻，血管集中在环韧带周围。有时骨质增厚出现在镫骨足板前庭侧，造成足板取出困难

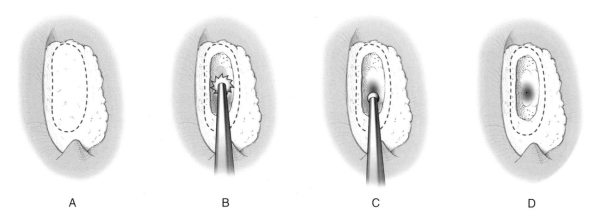

图 4.117　处理封闭型镫骨足板的方法。用切割钻（如 0.8mm）磨薄足板至出现蓝色区域，再用金刚石钻在此处开窗

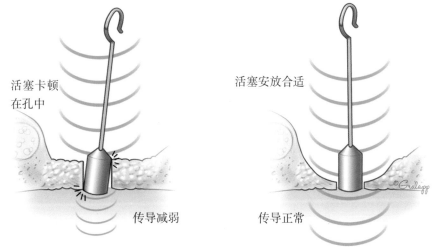

图 4.118　磨薄封闭型镫骨足板时，要使造孔区足够薄。当磨除的区域过小（左图）时，人工镫骨稍微偏离窗口中线也会触及足板产生摩擦

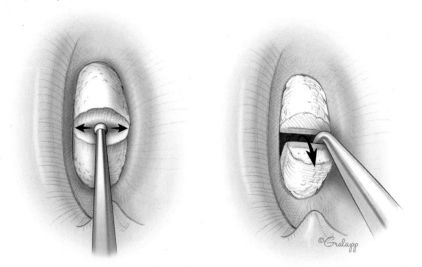

图 4.119　处理足板"饼干"（biscuit）样变在镫骨手术中最富挑战性。开始磨除足板骨质时，容易导致足板浮动。禁止在浮动的足板上使用磨钻，以免发生感音性听力损伤。在浮动的足板上操作还可能将其压入前庭窗内。条件允许时，可将足板从中断开，从底面向上翻出

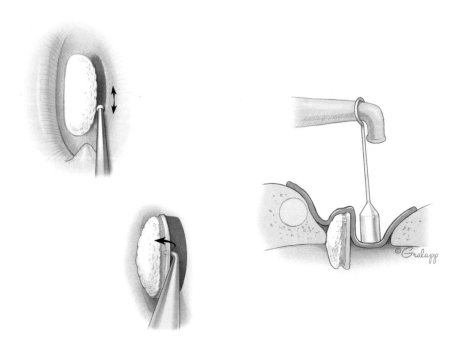

图 4.120 一种处理"饼干"（biscuit）样变的镫骨足板的方法叫"滚木法"。在足板的鼓岬侧磨出一间隙（为解决足板边缘骨质突起的影响），然后将足板经此间隙翻起

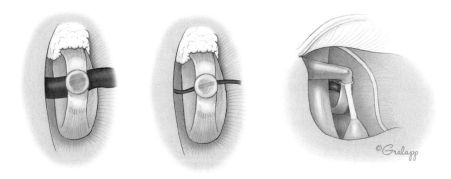

图 4.121 如果术中遇到粗大的永存镫骨动脉时最好结束手术，推荐使用助听器。镫骨动脉退化不全较为常见，在这种情况下可以继续完成手术

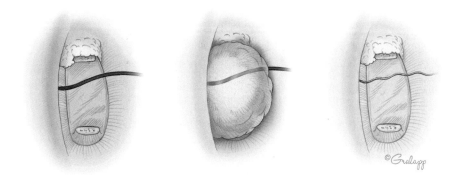

图 4.122 肾上腺素（1:1000）吸收性明胶海绵碎屑可以收缩残留的镫骨动脉。避开此动脉，在其后侧的足板上开窗

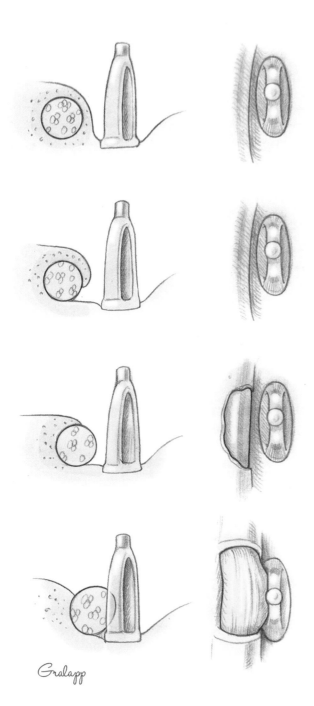

Gralapp

图 4.123　面神经（鼓室段）刚好从前庭窗的上方走行。此处的面神经骨管下内侧常常存在裂隙，且刚好在术者的视野之外。面神经偶尔会全部裸露（没有任何骨质包绕）。在更罕见的情况下，面神经从面神经管中垂下并与镫骨足弓接触。遇此情况，术者必须判断传导性听力下降的原因是镫骨固定，或仅仅因为面神经下垂在镫骨脚上

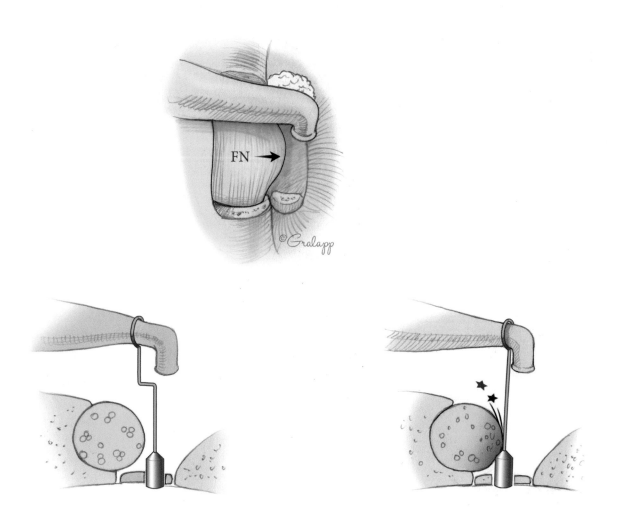

图 4.124 严重的面神经膨出使手术无法进行。对于面神经轻度脱垂，可用双折技术将钢丝折弯，绕过面神经直达足板。FN：面神经

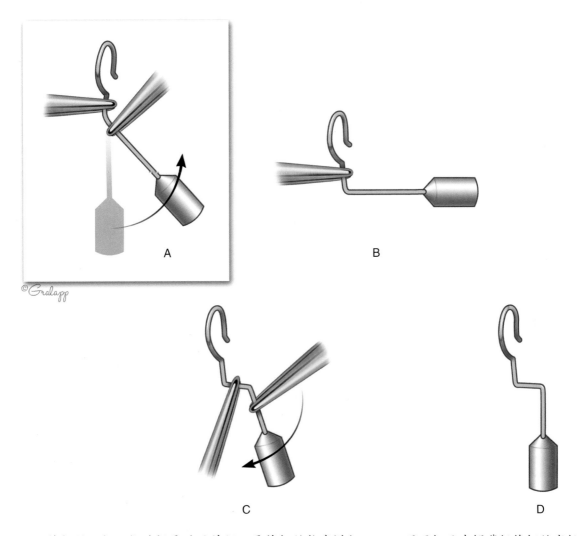

图 4.125　将钢丝双折，绕过裸露的面神经。需将钢丝长度增加 1mm，用两把无齿鳄嘴钳将钢丝弯折两次

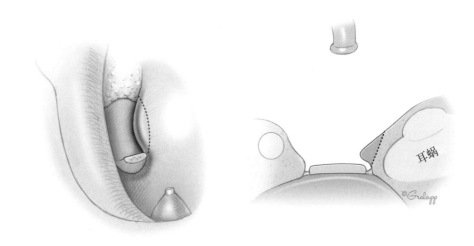

图 4.126　鼓岬隆起可能造成前庭窗狭窄，影响镫骨足板开窗

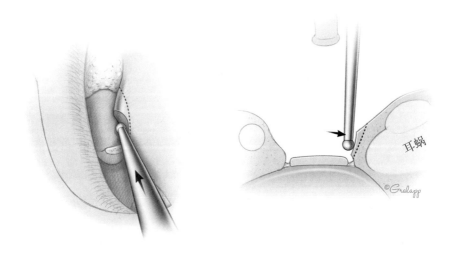

图 4.127　在环韧带边缘稍下方，用金刚钻磨除鼓岬突出部，不会磨入耳蜗

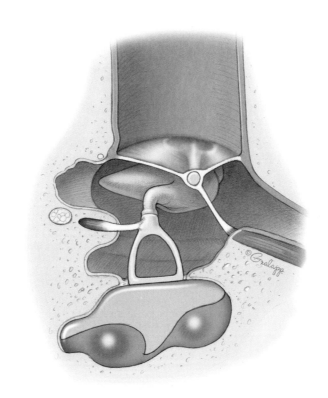

图 4.128　椭圆囊（蓝色）和球囊（绿色）与镫骨足板的正常关系。椭圆囊到足板的距离约为 2mm，球囊到足板的距离约为 1.25mm

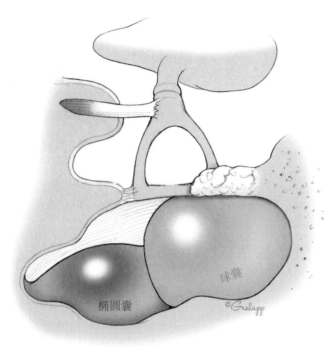

图 4.129　内淋巴积水（如梅尼埃病）时，球囊可能会扩张挤压足板。因此，内淋巴积水时禁止行镫骨手术。图示内淋巴积水和耳硬化同时存在，可能与耳硬化影响前庭导水管有关

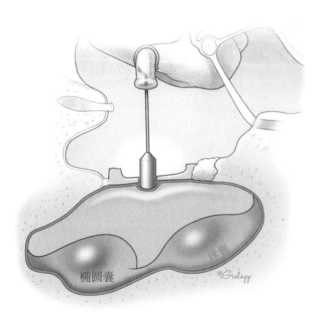

图 4.130　图示为活塞在前庭中的正常位置。活塞应伸入前庭内约 0.5mm。活塞下方的骨内膜层会随时间重塑。重塑完成后，活塞与外淋巴不直接接触，可以将此视为存在于中耳腔的憩室

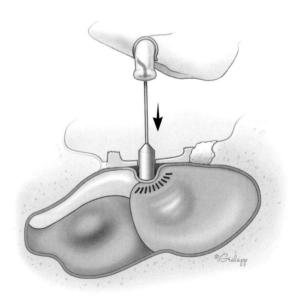

图 4.131　内淋巴积水是镫骨手术的禁忌证，手术有损伤耳石器官的风险，还可能导致 Tullio's 现象（即强声诱发眩晕）

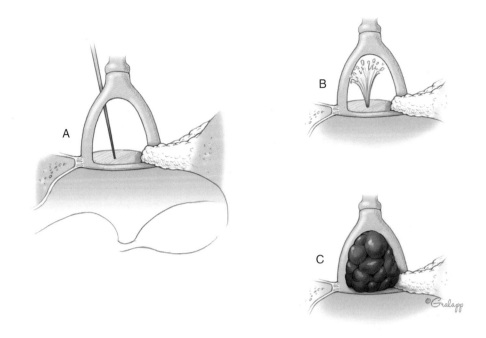

图 4.132　在内耳畸形（如大前庭导水管）或 X- 连锁遗传性聋综合征等很罕见情况下，内耳受脑脊液压力影响可发生井喷。因此对于先天性传导性聋患者，需做 CT 扫描排除内耳畸形。内耳畸形患者的听力图可表现为假性传导聋，术后听力损失的风险很高，是镫骨手术的禁忌证。在早年即有传导性聋的患者（不论儿童或成人），术中可钻一个控制孔（A）检测有无井喷。如发生井喷（B），可在镫骨足弓下填塞软组织（C）

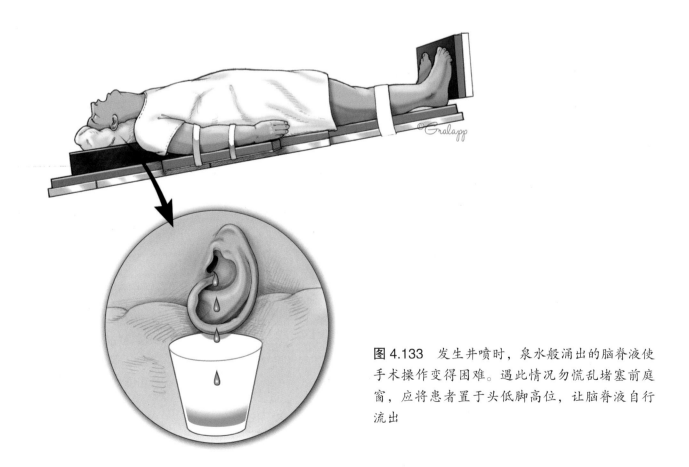

图 4.133　发生井喷时，泉水般涌出的脑脊液使手术操作变得困难。遇此情况勿慌乱堵塞前庭窗，应将患者置于头低脚高位，让脑脊液自行流出

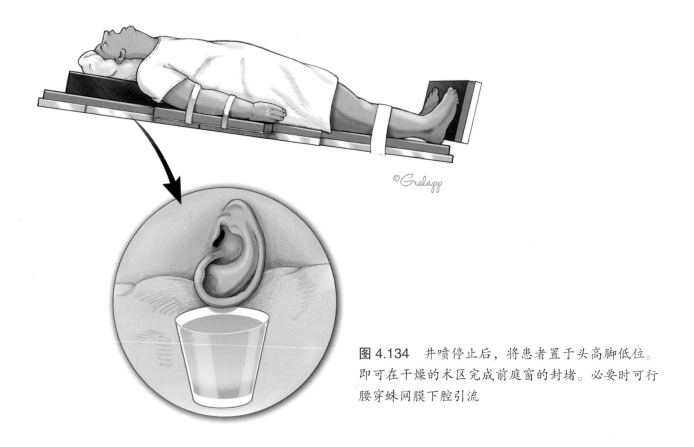

图 4.134　井喷停止后，将患者置于头高脚低位。即可在干燥的术区完成前庭窗的封堵。必要时可行腰穿蛛网膜下腔引流

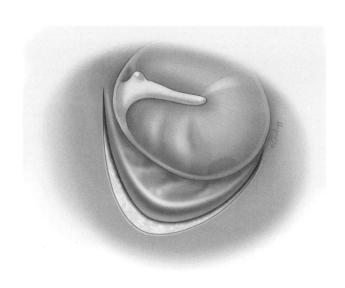

图 4.135　耳道皮肤鼓膜瓣的边缘朝下卷曲

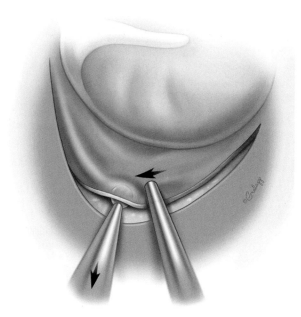

图 4.136　用铲刀式剥离子将耳道皮肤鼓膜瓣的边缘展平，确保皮瓣与骨性外耳道完全贴合

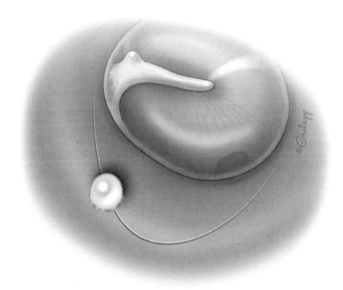

图 4.137 耳道皮肤鼓膜瓣边缘向内翻折可能会继发角化珠

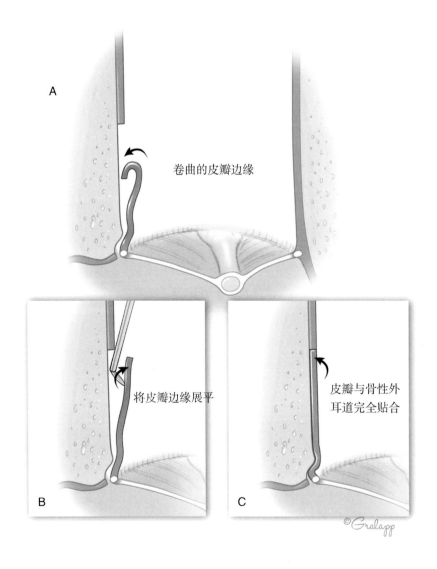

图 4.138 皮瓣复位时如边缘卷曲（A），可用铲刀式剥离子将耳道皮肤鼓膜瓣的边缘展平（B），确保皮瓣与外耳道完全贴合（C）

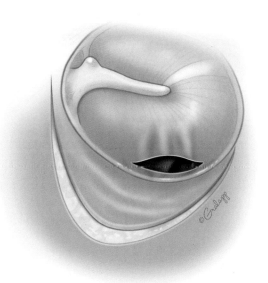

图 4.139 持续牵拉耳道皮肤鼓膜瓣会造成鼓膜撕裂

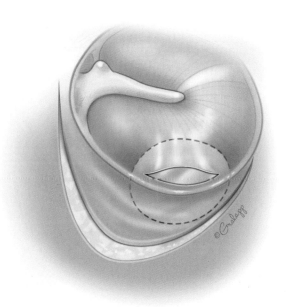

图 4.140 鼓膜破裂造成其后方血流供应中断，此时不能确保鼓膜自行愈合。最好用软骨膜或者筋膜进行修补

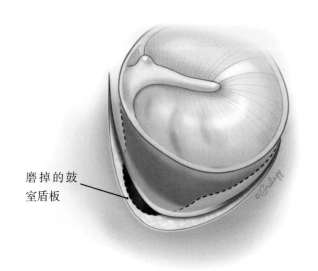

磨掉的鼓室盾板

图 4.141 耳道皮肤鼓膜瓣边缘缺损无法覆盖盾板。可能与皮瓣设计过短，或是由于鼓室盾板去除过多有关

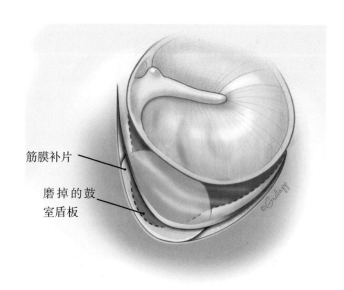

筋膜补片

磨掉的鼓室盾板

图 4.142 皮瓣边缘的裂缝可用软骨膜或筋膜修复

4.7　砧骨缺损

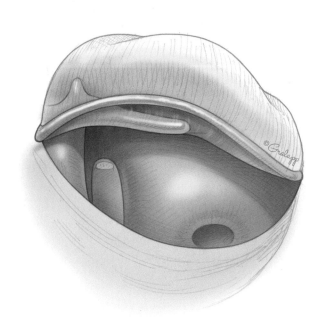

图 4.143　砧骨缺失或缺损是镫骨手术的一大技术挑战

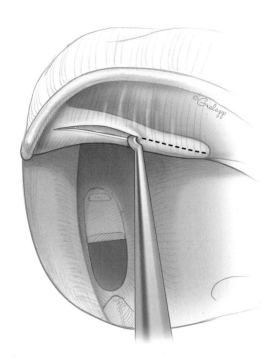

图 4.144　用鼓膜切开刀或激光从鼓膜的背面做切口

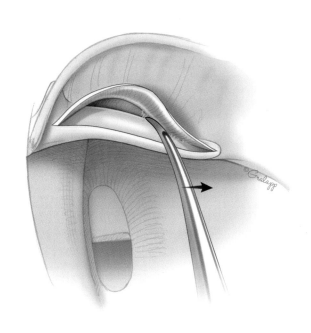

图 4.145　于锤骨短突至鼓脐间做一个囊袋以容纳假体，注意勿损伤鼓膜

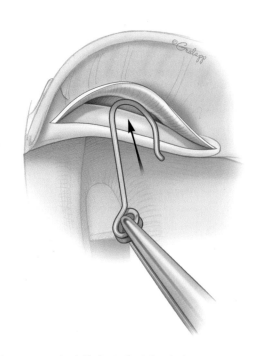

图 4.146　放置替代砧骨的钢丝（Sheehy 人工镫骨）

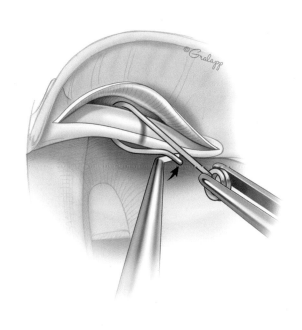

图 4.147　用鳄嘴钳固定赝复物，将人工镫骨与锤骨连接并用挂钩固定

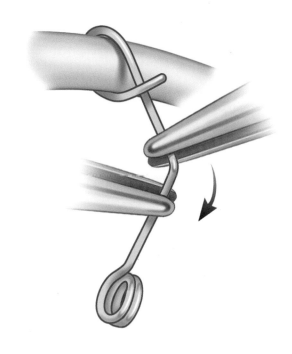

图 4.148　为了适应不同长度的需要，应将长的赝复物弯折之后再放置在前庭窗．

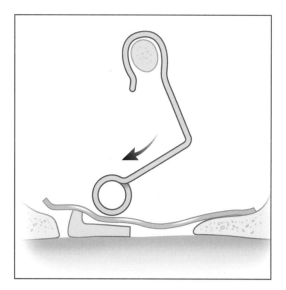

过度弯曲

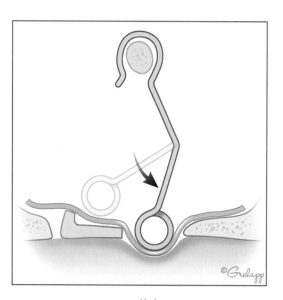

伸直

图 4.149　将弯折的钢丝逐步调整伸直，直到满足合适的张力

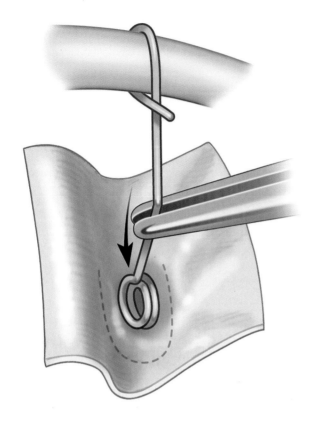

图 4.150　将赝复物安放于锤骨至足板间

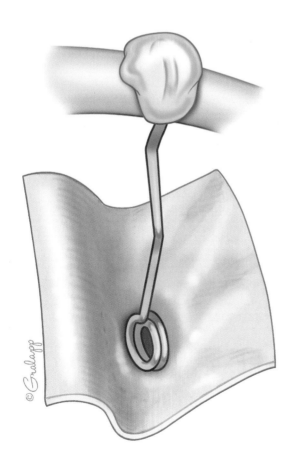

图 4.151　用粘固剂增加人工镫骨与锤骨连接的稳定性

4.8　镫骨修正手术

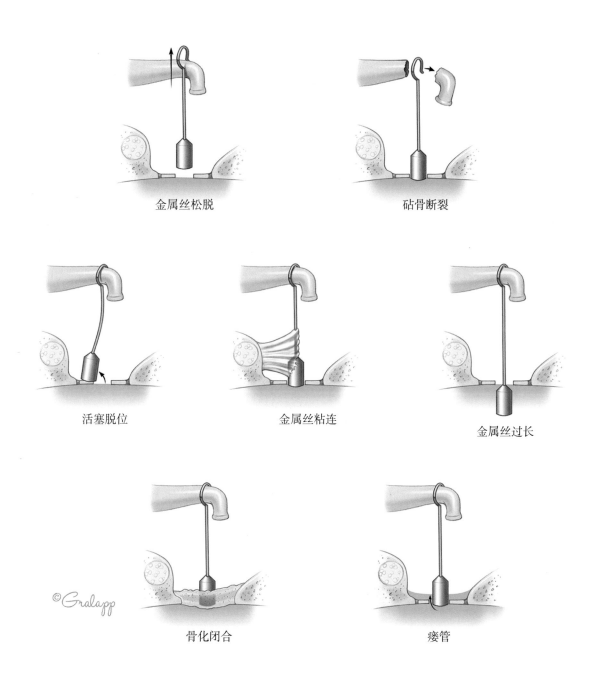

金属丝松脱

砧骨断裂

活塞脱位

金属丝粘连

金属丝过长

©Gralapp

骨化闭合

瘘管

图 4.152　镫骨修正手术中最常见的 7 种情况

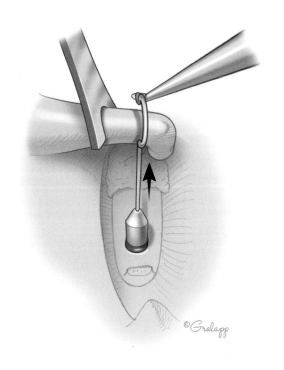

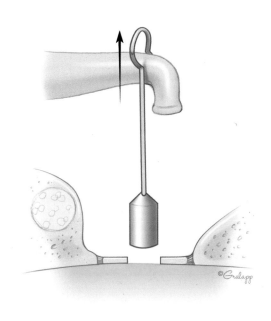

图 4.153　在镫骨修正手术中移除人工镫骨需双手操作。一只手用引导杆（图中的开口凿）固定砧骨，另一只手用钩针将赝复物从稳住的砧骨上撬开

图 4.154　挂钩与砧骨的连接松动会造成赝复物移位。挂钩完全脱落时主要引起传导性聋，挂钩轻微松动时，可造成随中耳压力变化的（波动性）传导性聋

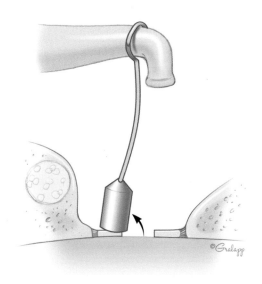

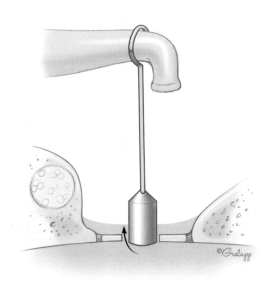

图 4.155　活塞从足板开窗脱位，见于赝复物过短。有时是由过度捏鼻鼓气吹张所致

图 4.156　外淋巴瘘时可伴发感音神经性听力损失和（或）前庭症状

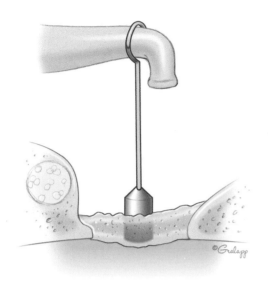

图 4.157　前庭窗骨性闭合。复发的封闭型耳硬化症再次钻孔，发生感音神经性听力损失的风险很大，应建议使用助听器

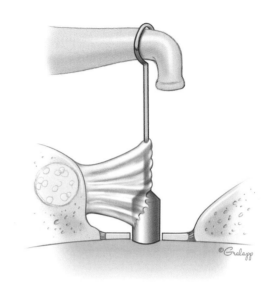

图 4.158　前庭窗边缘（特别是面神经管侧）与听骨赝复物瘢痕粘连，会降低赝复物的活动性。激光移除瘢痕可减轻粘连，但易复发

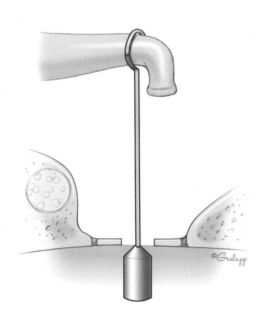

图 4.159　赝复物插入过深可能造成前庭症状，特别是强声诱发眩晕的现象（Tullio's 征）

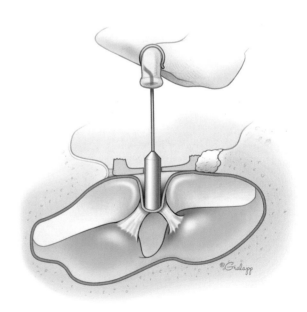

图 4.160　赝复物与膜迷路粘连时，将插入过深的赝复物拔出会损伤内耳

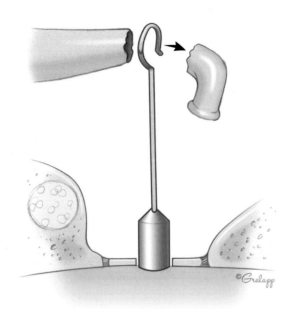

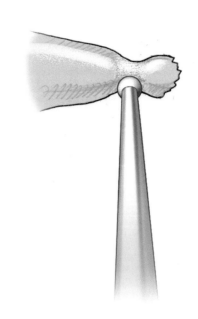

图 4.161 砧骨长脚断裂。可能与赝复物挂钩松动摩擦、挂钩过紧致豆状突缺血或有成骨不全症导致砧骨脆弱有关

图 4.162 修整砧骨残端，在其长脚磨出凹槽，用于放置并锚定挂钩

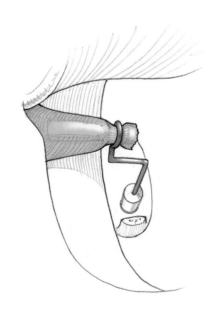

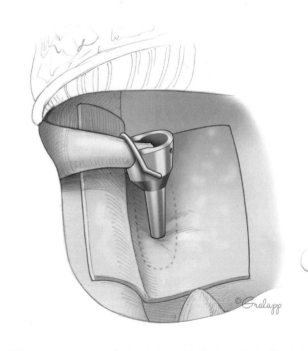

图 4.163 将人工镫骨双折处理，重建完整听骨链，也可直接将其连接于锤骨与足板之间

图 4.164 Lippy 改良型人工镫骨有一个加长的桶柱，可用于砧骨缺损时的镫骨手术

4.9　鼓室硬化镫骨固定

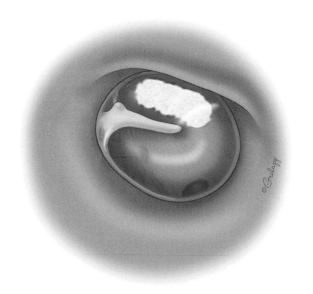

图 4.165　发现鼓膜硬化斑时应怀疑有鼓室硬化性听骨固定

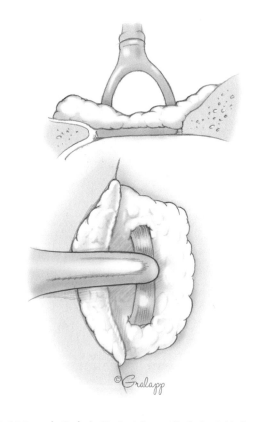

图 4.166　对于病变侵及足板四周的广泛鼓室硬化性镫骨固定，手术通常无效

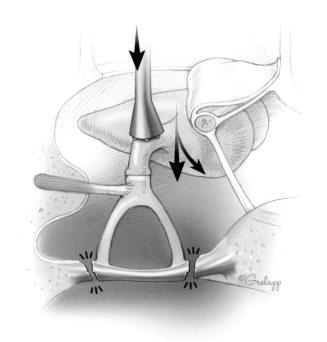

图 4.167　在镫骨撼动术中，用"象足"（Derlacki 撼动器）震动镫骨上结构。先天性镫骨固定的患者应尝试使用撼动术，部分可能由于缺少环韧带而失败。在没有特殊骨病（如耳硬化症）情况下，一旦撼动术成功，足板不会再固定，不需要做镫骨足板开窗术

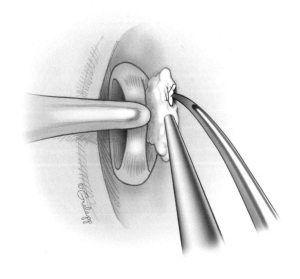

图 4.169 将鼓室硬化灶尽量剥除干净后，镫骨有可能恢复活动

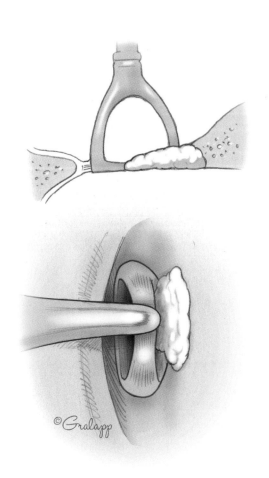

图 4.168 局灶性鼓室硬化所致的镫骨固定更容易经手术矫正

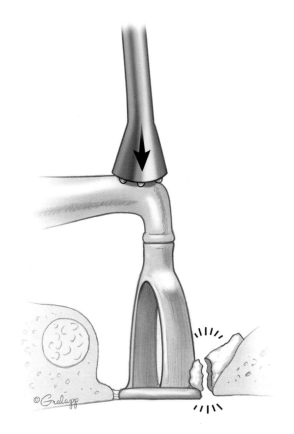

图 4.170 鼓室硬化引起的足板固定可行镫骨撼动术，但有复发的可能。除非长期耳部无感染、中耳黏膜大部分完好、鼓膜无内陷，否则不建议做镫骨足板切除术

（肖红俊　宗世民　周　鹏　译）

第 5 章
鼓室成形术

Robert K. Jackler

5.1 导 言

鼓膜穿孔的显微外科修复是 20 世纪耳科学的重大贡献之一，经验丰富的医生手术成功率可超过 90%，是所有耳科手术中成功率最高的手术之一。由于自体材料容易获得（例如颞肌筋膜、耳屏软骨膜），几乎没有必要使用人工移植材料。最近的手术趋势表明，用自体软骨（如耳屏软骨、耳甲腔软骨）作为修复材料日渐增多。一方面软骨可用于听骨链成形，另一方面用软骨修复后新的鼓膜可以避免再次穿孔。小片的鼓膜钙化灶可不予处理，但较大面积的钙化灶最好去除，否则会影响鼓膜的振动。一般来说，位于锤骨后方的穿孔，可选择外耳道入路；位于锤骨前方的鼓膜穿孔最好选择耳后径路，以便更好地暴露鼓膜前方的残边。如果前方的穿孔范围已达鼓环，往往需要特殊的技术才能提高其愈合率。

很多耳外科医生常规对穿孔边缘做环形切除，但是也有医生（包括笔者）从不这样做。我们认为切除与否对鼓膜愈合并无区别。搔刮残余鼓膜内侧的黏膜是暴露上皮下组织、造成新鲜创面的常规方法，这既有助于移植物的黏附，又提供了移植床。多数医生选择内置法修补鼓膜，即移植物置于残余鼓膜的内侧面。外置法的并发症较多，如形成胆脂瘤上皮珠、前角变钝、鼓膜外移等。蝶形软骨植入技术越来越受欢迎，特别是对于鼓膜小穿孔。将来，自体生长因子有可能用于鼓膜穿孔的修复，成为一种基于生物学的、非手术的治疗方法。

延伸阅读

1. Alain H, Esmat NH, Ohad H, et al. Butterfly myringoplasty for total, subtotal, and annular perforations. Laryngoscope, 2016, 126（11）:2565–2568

2. Anzola JF, Nogueira JF. Endoscopic techniques in tympanoplasty.Otolaryngol Clin North Am,2016,49（5）:1253–1264

3. Hardman J, Muzaffar J, Nankivell P, et al. Tympanoplasty for chronic tympanic membrane perforation in children: systematic review and meta-analysis. Otol Neurotol,2015,36（5）:796–804

4. Hsu YC, Kuo CL, Huang TC. A retrospective comparative study of endoscopic and microscopic tympanoplasty. J Otolaryngol Head Neck Surg,2018,47（1）:44

5. Jalali MM, Motasaddi M, Kouhi A, et al. Comparison of cartilage with temporalis fascia tympanoplasty: ameta-analysis of comparative studies. Laryngoscope,2017,127（9）:2139–2148

6. Jumaily M, Franco J, Gallogly JA, et al. Butterfly cartilage tympanoplasty outcomes: a single-institution experience and literature review. Am J Otolaryngol,2018,39（4）:396–400

7. Luukkainen V, Kivekäs I, Silvola J, et al. Balloon eustachian tuboplasty: systematic review of long-term outcomes and proposed indications. J Int Adv Otol,2018,14（1）:112–126

8. Mudry A. History of myringoplasty and tympanoplasty type I.Otolaryngol Head Neck Surg,2008,139（5）:613–614

9. Neudert M, Zahnert T. Tympanoplasty - news and new perspectives.GMS Curr Top Otorhinolaryngol Head Neck Surg,2017,16:Doc07

10.Randrup TS, Ovesen T. Balloon eustachian tuboplasty: a systematic review. Otolaryngol Head Neck Surg,2015,152（3）:383–392

11.Silvola J, Kivekäs I, Poe DS. Balloon dilation of the cartilaginous portion of the eustachian tube. Otolaryngol Head Neck Surg,2014,151（1）:125–130

12.Visvanathan V, Vallamkondu V, Bhimrao SK. Achieving a successful closure of an anterior tympanic membrane perforation:evidence-based systematic review. Otolaryngol Head Neck Surg,2018,158（6）:1011–1015

13.Yang T, Wu X, Peng X, et al. Comparison of cartilage graft and fascia in type 1 tympanoplasty: systematic review and meta-analysis. Acta Otolaryngol,2016,136（11）:1085–1090

5.2 鼓膜穿孔

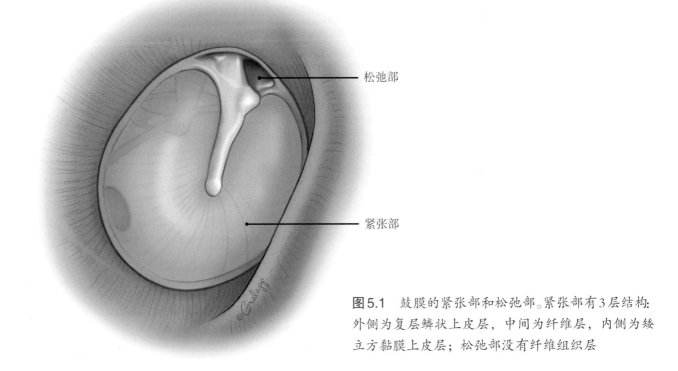

图 5.1 鼓膜的紧张部和松弛部。紧张部有 3 层结构:外侧为复层鳞状上皮层,中间为纤维层,内侧为矮立方黏膜上皮层;松弛部没有纤维组织层

松弛部

紧张部

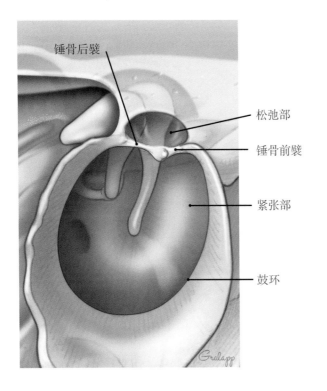

锤骨后襞
松弛部
锤骨前襞
紧张部
鼓环

图 5.2 鼓膜与鼓环和听小骨的关系

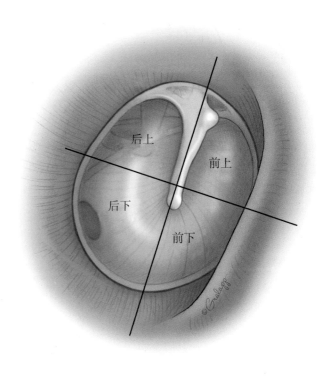

后上
前上
后下
前下

图 5.3 鼓膜的象限

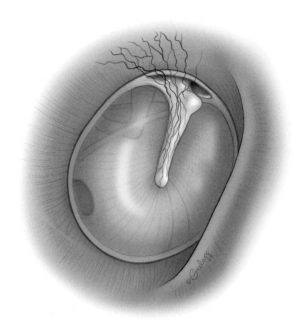

图 5.4　耳道后上方的血管丛为鼓膜中央部分提供血液供应

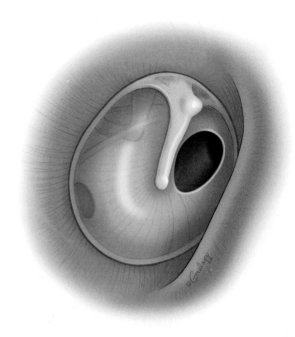

图 5.5　有残留边缘的鼓膜前方穿孔,可见深处的咽鼓管鼓口

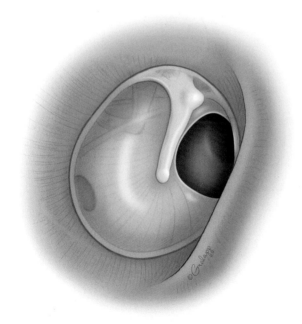

图 5.6　无残留边缘的鼓膜前方穿孔。鼓膜修补时需使用特殊技术,否则修补后再次穿孔的风险很高

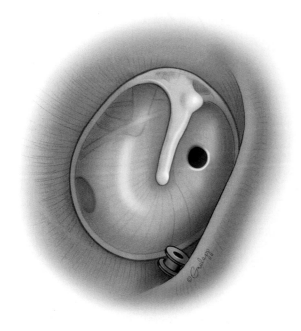

图 5.7 鼓膜置管后遗留的穿孔。鼓膜前方的小穿孔对听力影响很小，当咽鼓管功能障碍时还有助于中耳通气

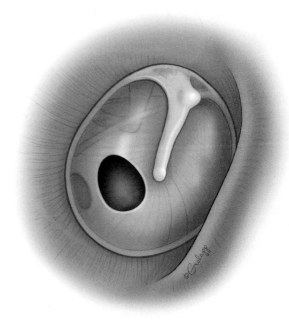

图 5.8 鼓膜后方中央性穿孔。如图示，穿孔位于锤骨后方，可经耳道径路行鼓室成形术

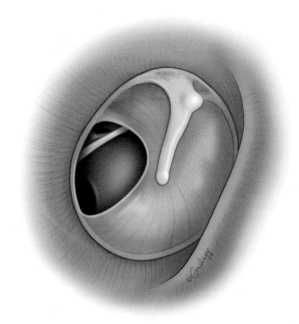

图 5.9 鼓膜后方的边缘性穿孔。此类穿孔位于圆窗正上方，由于相位抵消作用会导致较严重的传导性耳聋

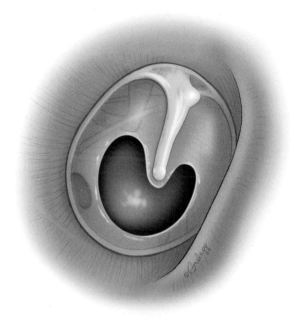

图 5.10　典型的鼓膜中央肾形穿孔

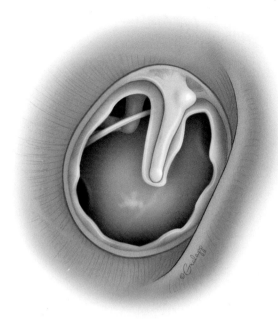

图 5.11　近全鼓膜穿孔，仅在鼓环处可见少许鼓膜残边

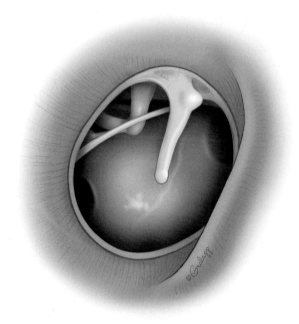

图 5.12　鼓膜完全穿孔

5.3 颞肌筋膜取材

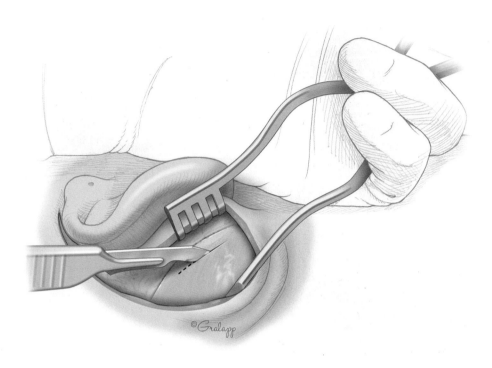

图 5.13 鼓室成形术颞肌筋膜获取方法。筋膜切口在颞线上方 1cm 左右，以利于关闭耳后切口

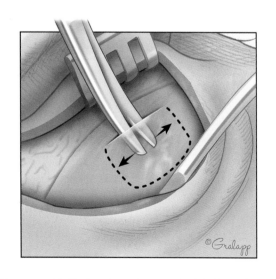

图 5.14 将筋膜从颞肌表面分离并提起。在正确的层面分离可以最大限度地减少出血，获得一块理想的筋膜

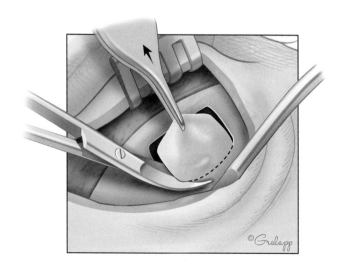

图 5.15 切开上方的盘膜时使用弯剪会更方便，比如 Fomon 外上弯软骨剪刀

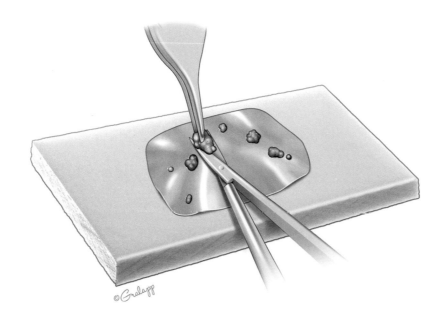

图 5.16　在特氟龙板上去除筋膜上多余的组织，并修剪筋膜至合适形状

5.4 耳屏软骨取材

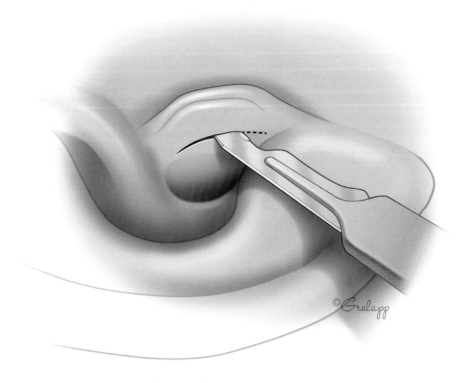

图 5.17 在取软骨和（或）软骨膜时，切口隐藏在耳屏的外耳道侧

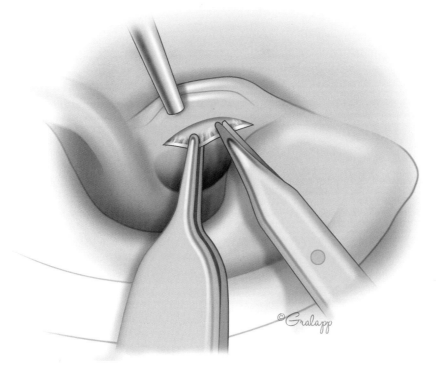

图 5.18 剪刀在软骨与外耳道皮肤的间隙内分离

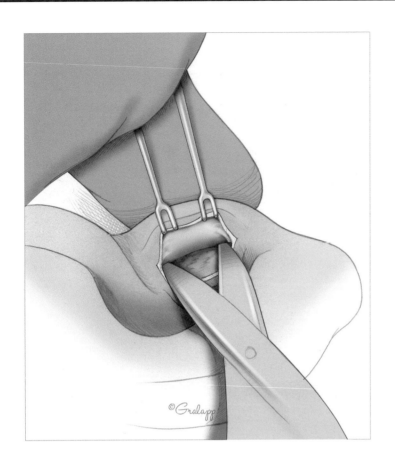

图 5.19　从耳屏的背侧面向下分离皮肤及皮
下组织，暴露软骨

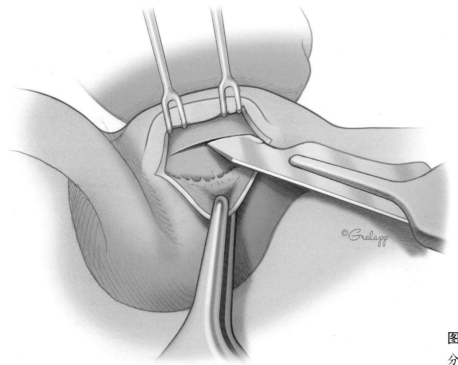

图 5.20　切开同侧软骨膜并部
分切开软骨

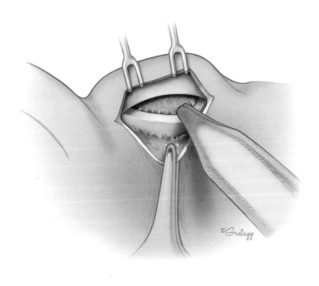

图 5.21 使用剪刀切透软骨，在耳屏软骨前方的间隙分离

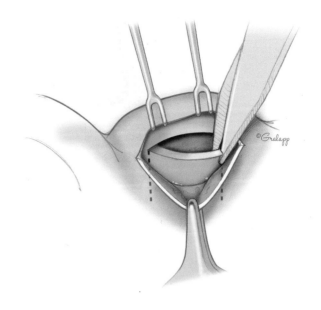

图 5.22 分别在软骨上下方作切口

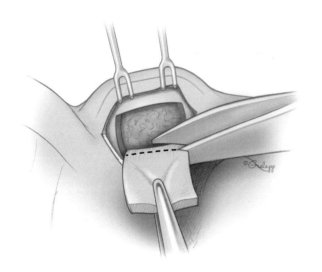

图 5.23 用 Brown-Adson 钳向外侧牵拉软骨，做内侧切口。牵拉软骨时勿用有齿 Adson 钳，避免软骨撕裂

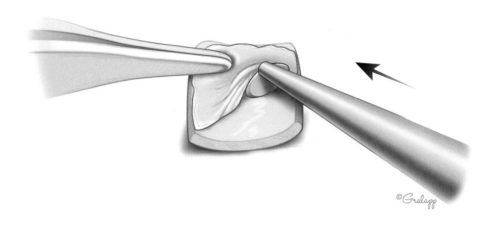

图 5.24　用镫骨刀从软骨上剥离软骨膜

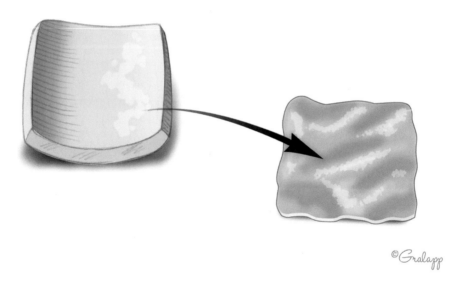

图 5.25　软骨膜与软骨分离完成

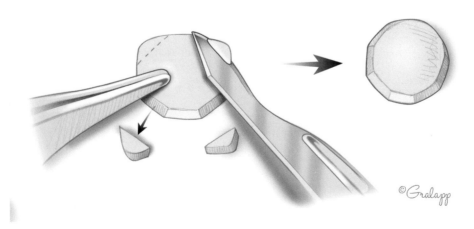

图 5.26　软骨片塑形。将边缘雕刻成斜面，以用于鼓膜重建、覆盖听骨假体和（或）修复上鼓室缺损。软骨的斜面应朝向鼓膜

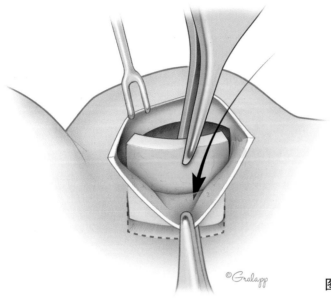

图 5.27　如只需软骨膜，软骨可重新还纳

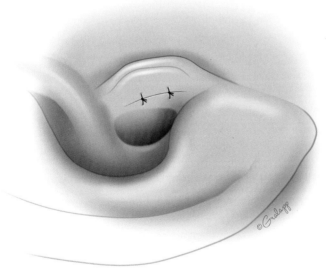

图 5.28　用可吸收线缝合切口

5.5　内置法鼓室成形术

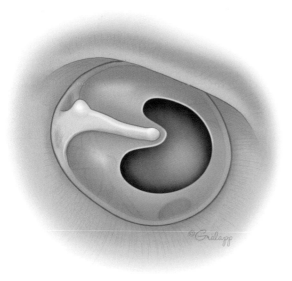

图 5.29　典型的鼓膜中央性穿孔。内置法适用于大部分鼓膜穿孔的修复

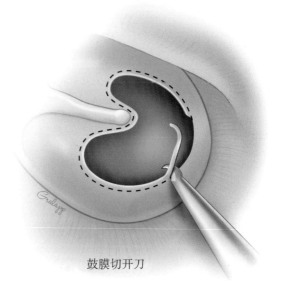

鼓膜切开刀

图 5.30　一般认为完整的边缘可能会阻碍移植物的愈合，所以需要切除穿孔边缘的鳞状上皮。也有观点认为此步没有必要（笔者几十年前就再不采用这种方法，手术效果无差异）

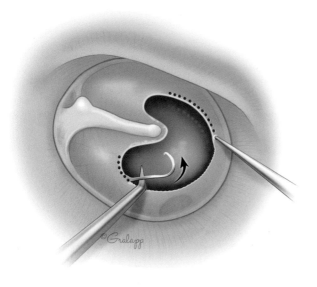

图 5.31　传统边缘切除法：用针在穿孔边缘刺出一圈小孔，用钩针或杯钳将边缘上皮清除

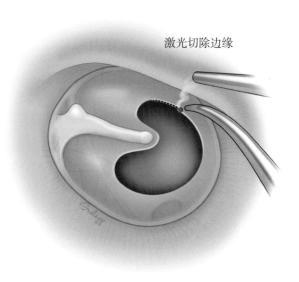

激光切除边缘

图 5.32　激光切除穿孔的边缘

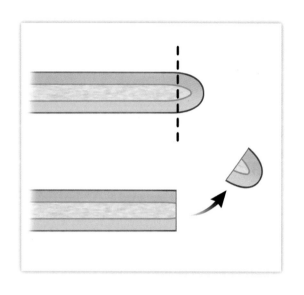

图 5.33 切除穿孔边缘旨在清除穿孔边缘的上皮

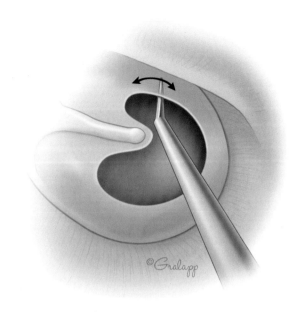

图 5.34 搔刮鼓膜内侧的黏膜面，增强移植物的黏附力，并诱导新生血管形成

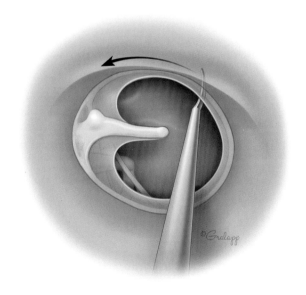

图 5.35 对于鼓膜前方的边缘性穿孔，搔刮前鼓室黏膜尤为重要，可以帮助移植物更好的黏附

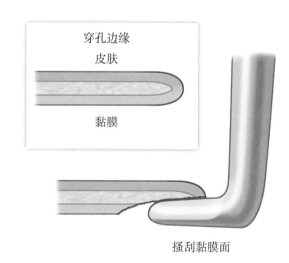

图 5.36 搔刮鼓膜内侧黏膜层旨在促进移植物血管化

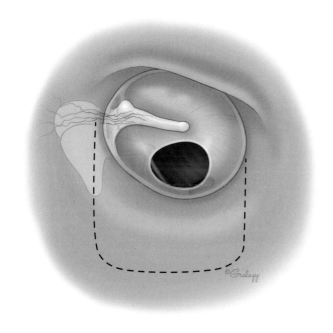

图 5.37　用于鼓室成形和听骨重建的耳道鼓膜瓣远大于镫骨手术的耳道鼓膜瓣

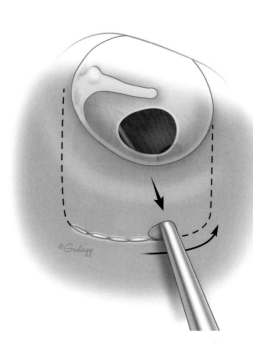

图 5.38　沿切口线切压组织可减少出血，使切缘整齐

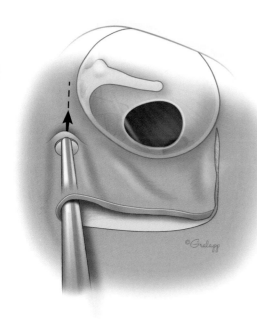

图 5.39　外耳道后上方富含血管丛，分离此处耳道皮肤瓣应紧贴骨面

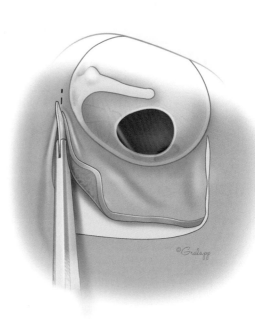

图 5.40　用显微剪刀剪断富含血管丛皮肤以减少出血

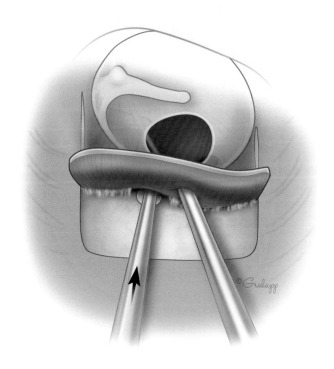

图 5.41　向鼓环方向分离耳道鼓膜瓣

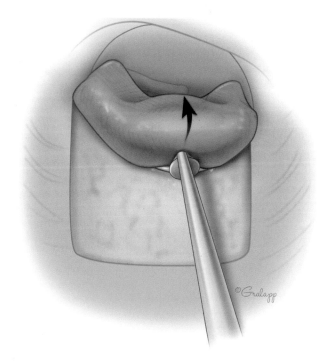

图 5.42　掀起鼓环

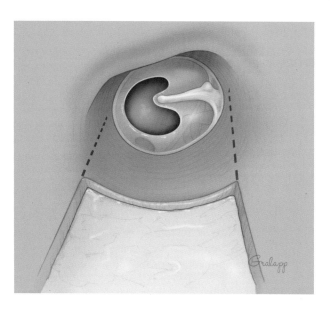

图 5.43　耳后径路鼓室成形术时，分离后方耳道皮瓣（Koerner 瓣）

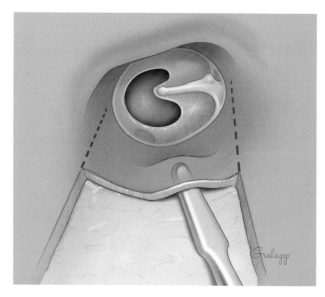

图 5.44　耳后径路可用较大的骨膜剥离子分离皮瓣

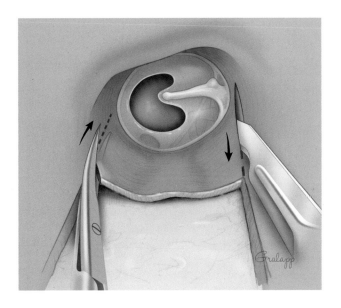

图 5.45　经耳后径路，用剪刀或手术刀快速切开耳
道鼓膜瓣，而不需要用显微手术器械

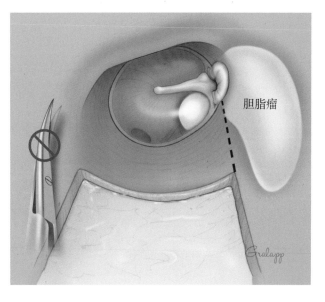

图 5.46　对于中耳胆脂瘤，只需做一个位于上方的
切口，形成蒂在下方的耳道鼓膜瓣

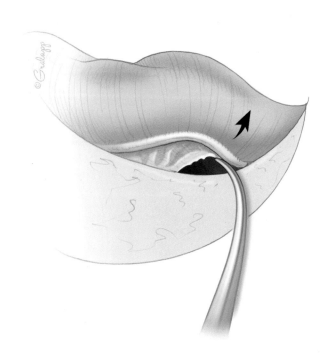

图 5.47　用钩针切开鼓膜内侧的黏膜。局麻时将利多卡因灌入中耳腔麻醉鼓室黏膜。应尽快将其从中耳腔
吸出，避免迷路麻醉而导致术后眩晕，尤其是当圆窗龛处有麻药积聚时

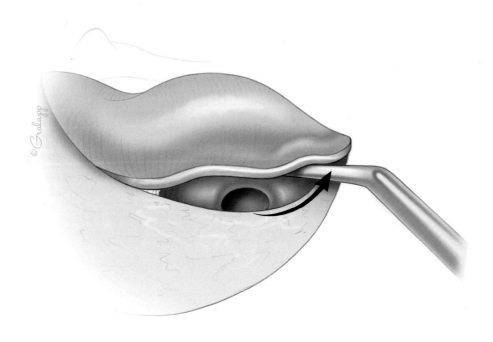

图 5.48 用鼓环剥离子向上掀起鼓环，用力方向应紧贴骨面，用柄侧而不是用尖端挑起，避免撕裂鼓膜

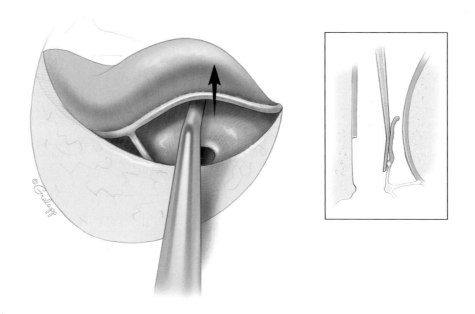

图 5.49 中耳的充分暴露很重要。利用鼓环剥离子的背面将皮瓣推到外耳道前壁，靠表面张力使皮瓣紧贴前壁

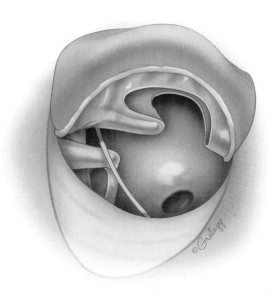

图 5.50　将耳道鼓膜瓣向前折叠，显露残余鼓膜的下表面

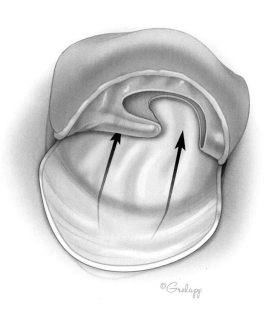

图 5.51　将移植筋膜置于残余鼓膜下方

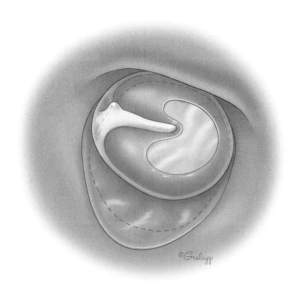

图 5.52　将耳道鼓膜瓣复位，保持移植物位置不变。虚线表示移植物在鼓膜内侧和耳道鼓膜瓣下的范围

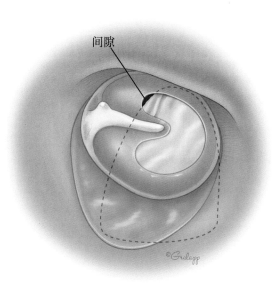

图 5.53　通常移植物在最初放置后并非最佳位置，还需调整，使其完全覆盖穿孔边缘并与残余鼓膜内侧接触，对于促进鼓膜血管化并完整愈合至关重要

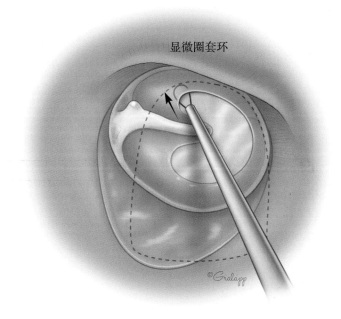

显微圈套环

图5.54 使用显微圈套环调整移植物位置。如果需要吸引，应使用小直径吸引器（如3号吸引器或20号针），并且在吸引器和移植物之间放置一个器械（例如鼓环剥离子或显微圈套环）。在移植物附近使用吸引器时，最好要求助手随时准备阻断吸引器负压，避免移植物移位

5.6　鼓膜前方穿孔修复

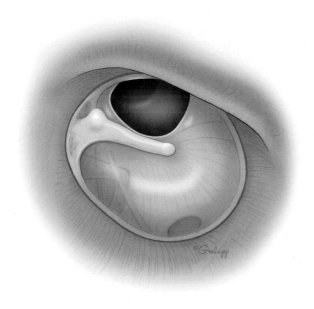

图 5.55　鼓膜前方穿孔修复在技术上更具挑战性，除非采用特殊技术，否则再穿孔率很高。通常需要行外耳道成形术去除外耳道前壁的骨性隆起（见 3.8 外耳道前壁成形术）

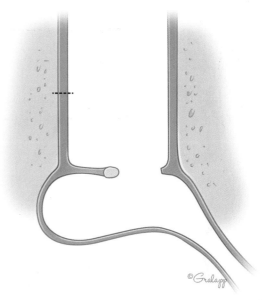

图 5.56　鼓膜前方穿孔。虚线表示外耳道皮肤切口

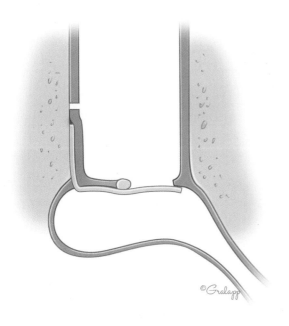

图 5.57　采用传统内置法修复鼓膜前方穿孔，常因穿孔前方内置筋膜与残余鼓膜的重叠不够充分，导致失败

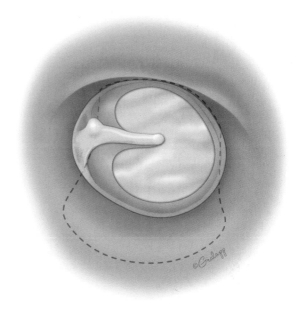

图 5.58　传统内置法修复鼓膜前方穿孔的失败率较高，与穿孔前方内置筋膜与残余鼓膜的重叠不够有关

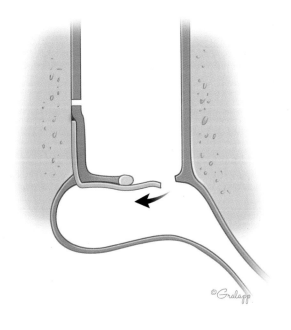

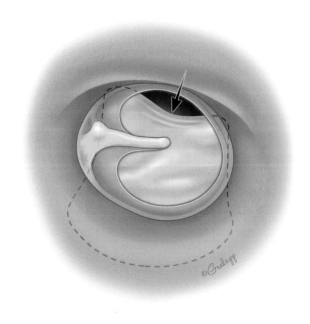

图 5.59　内置法修复鼓膜穿孔在愈合过程中因移植物回缩而失败

图 5.60　由于移植物回缩引起的再次穿孔

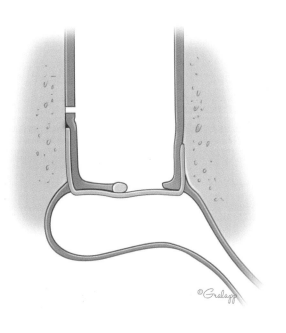

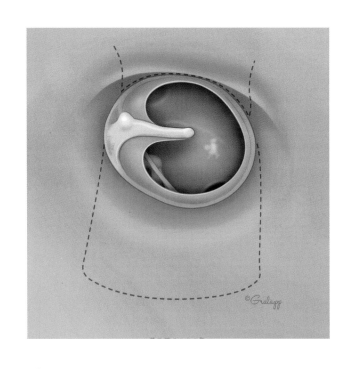

图 5.61　前方"遮光帘"技术

图 5.62　"遮光帘"技术中的前方切口

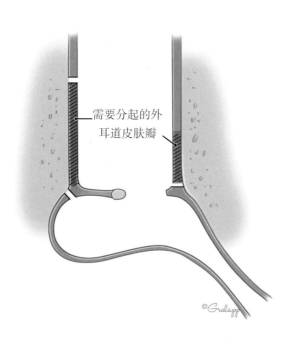

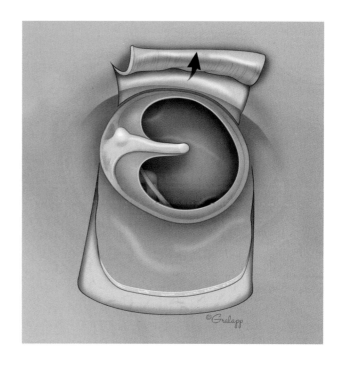

图 5.63 "遮光帘"技术中需要分离的皮瓣　　　　图 5.64 "遮光帘"技术中对前方皮瓣的分离

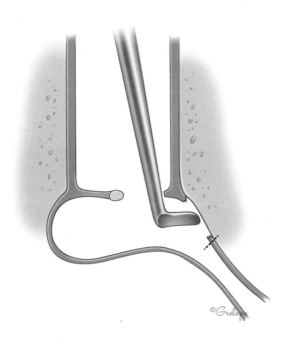

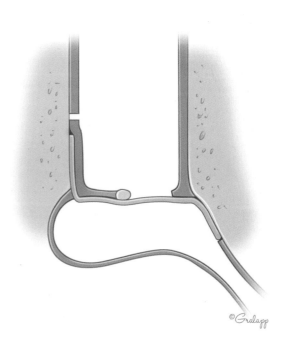

图 5.65 搔刮前鼓室黏膜，促进粘连和血管生长　　　图 5.66 延伸移植物在前鼓室的长度

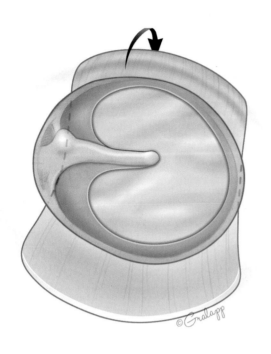

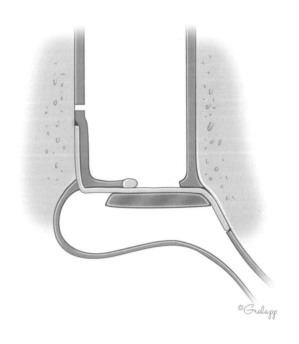

图 5.67　将移植物铺入前鼓室，修复鼓膜前方穿孔

图 5.68　在筋膜内侧面内衬一块软骨，修补鼓膜前方穿孔可获得更好的效果（这是笔者首选的方法）

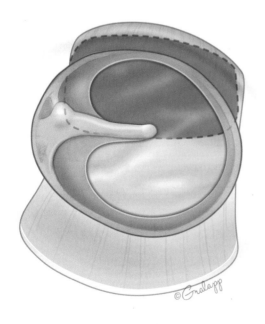

图 5.69　在筋膜内侧面内衬一块软骨来修补鼓膜前方穿孔

5.7　外置法鼓室成形术

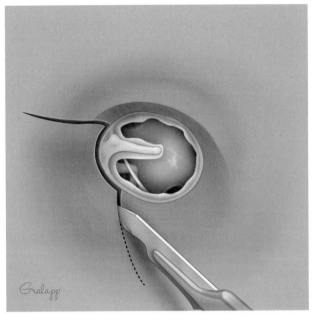

图 5.70　外置法上方切口，该切口可以将带血管丛的耳道皮瓣向外侧掀起

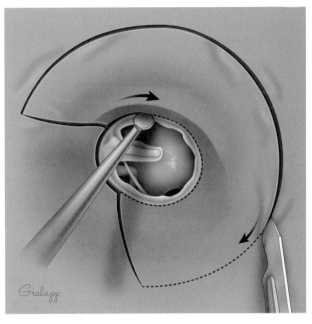

图 5.71　将切口区域内的耳道皮肤和骨膜与骨性外耳道分离，作为游离皮瓣使用。注意内侧切口（虚线）位于鼓环外侧

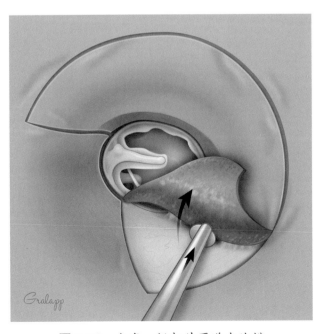

图 5.72　分离、掀起外耳道皮肤瓣

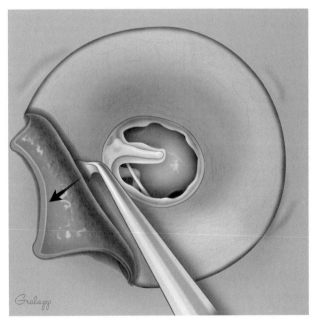

图 5.73　向外上方掀起带血管丛的耳道皮瓣

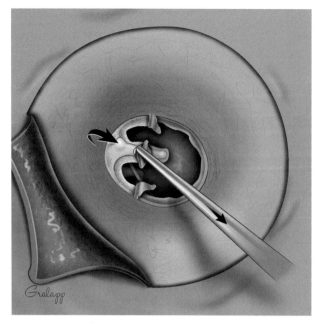

图 5.74 去除残余鼓膜的鳞状上皮层，保留纤维层和黏膜层。重要的是，需要去除所有的上皮成分，以防止日后形成胆脂瘤。可按图中所示分别清除耳道皮肤和残余鼓膜的上皮，也可以连续清除

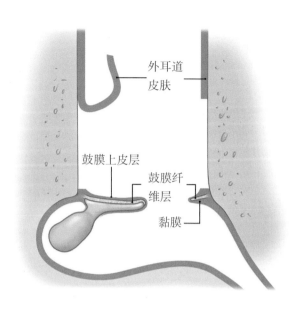

图 5.75 外置法掀起耳道皮瓣后的切面图

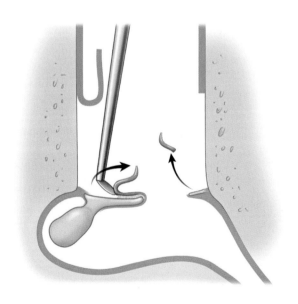

图 5.76 去除残余鼓膜的鳞状上皮层

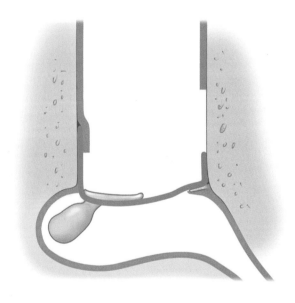

图 5.77 外置法筋膜的放置。注意筋膜放置于残余鼓膜的外侧和锤骨柄的内侧

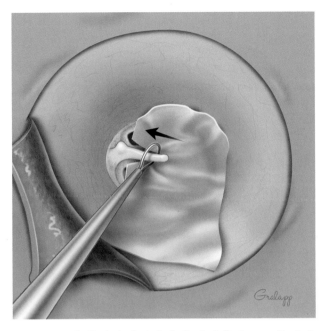

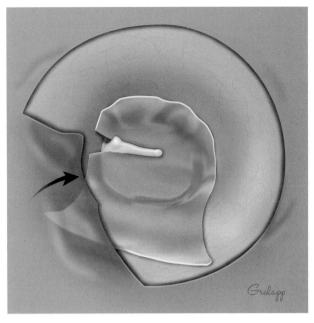

图 5.78　将筋膜放置于残余鼓膜的表面，可使用显微圈套环将移植物放置在锤骨柄内侧

图 5.79　耳道上方皮肤瓣复位并覆盖筋膜

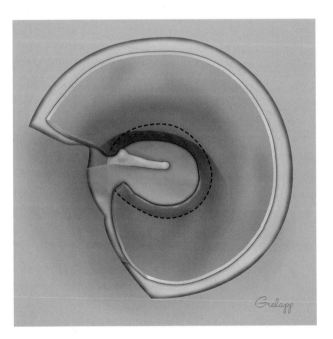

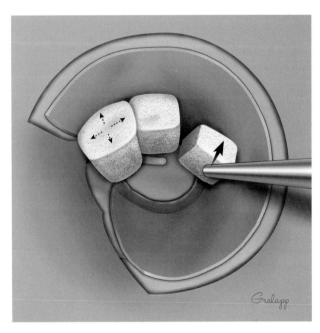

图 5.80　将游离皮瓣复位，使其与筋膜重叠数毫米

图 5.81　稳固的填塞技术对于防止前方钝角形成或鼓膜外移非常重要

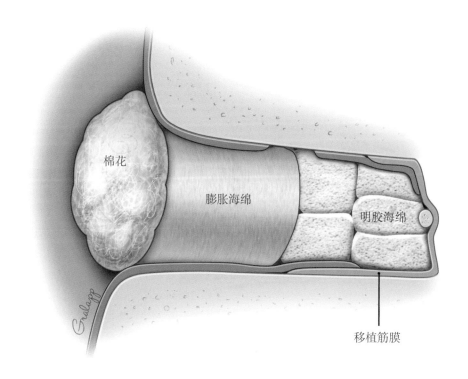

棉花

膨胀海绵

明胶海绵

移植筋膜

图 5.82 耳道填塞

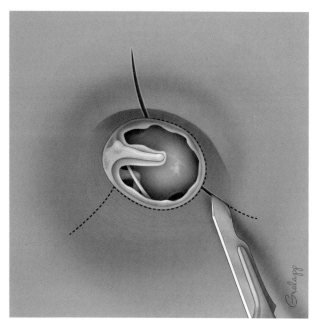

图 5.83 外置法的替代技术：用三个皮瓣代替游离皮瓣

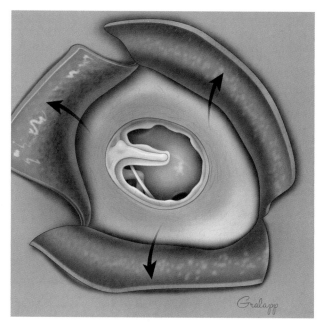

图 5.84 外置法的替代技术：三个皮瓣分别向外侧反折掀起

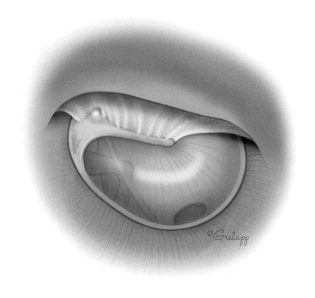

图 5.85 前角变钝是外置法的并发症，主要由于未充分去除外耳道前壁骨性隆起所致（见 3.8 外耳道前壁成形术）

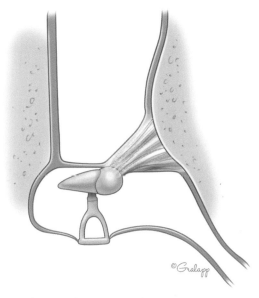

图 5.86 未去除外耳道前壁骨性隆起可能导致前角变钝，在外置法中较为常见

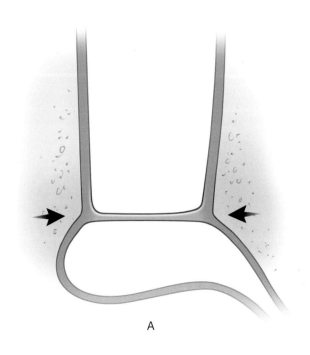

A

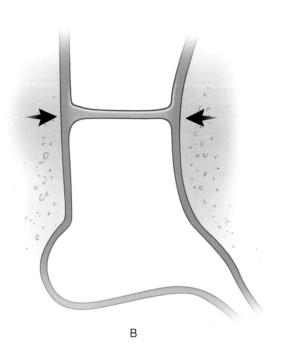

B

鼓膜更倾向于在外耳道最狭窄处愈合

图 5.87 鼓膜更倾向于在外耳道最狭窄处愈合。有的患者颞下颌关节的隆起在外耳道形成棘突，使该处成为外耳道最狭窄的区域，为了防止鼓膜外移，应该先行外耳道成形术去除棘突、扩大外耳道，使鼓环处成为最狭窄平面，让鼓膜在鼓环处愈合

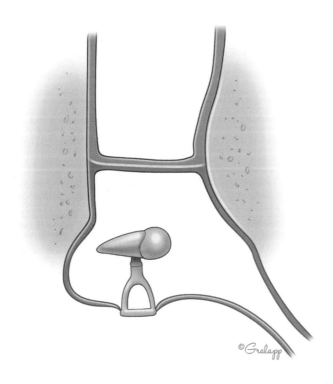

图 5.88 鼓膜外移将导致严重的传导性耳聋。纠正鼓膜外移需要切除位于外耳道的中耳黏膜，同时需要植皮以防止复发

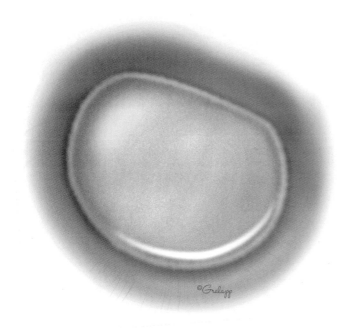

图 5.89 鼓膜外移表现为外耳道变短，鼓膜失去正常标志

5.8　蝶形软骨鼓室成形术

Yona Vaisbuch

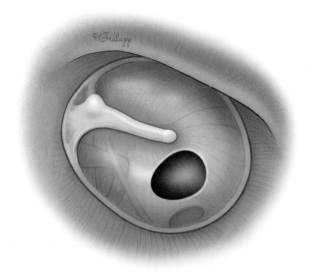

图 5.90　蝶形技术最适用于鼓膜后方或中央的中、小穿孔

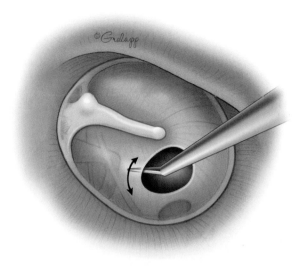

图 5.91　搔刮鼓膜内侧面的黏膜，制备创面

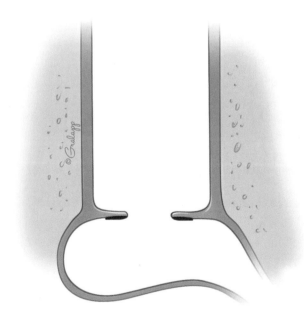

图 5.92　搔刮鼓膜内侧面的黏膜以诱导新生血管形成

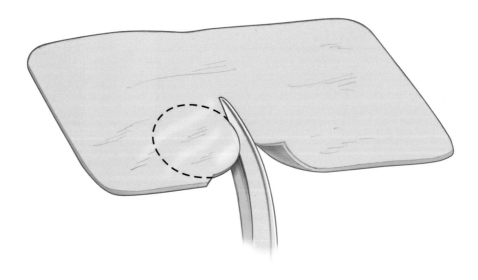

图 5.93   将缝合线的包装纸或其他无菌材料剪切成比穿孔略大的模板

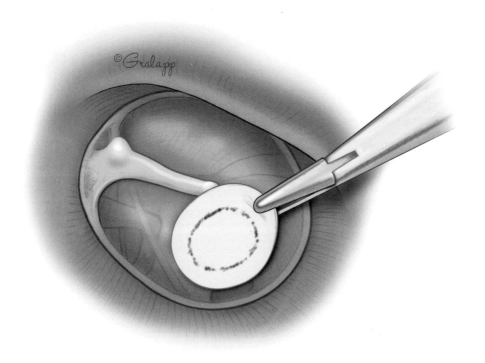

图 5.94   将模板放在鼓膜上，残余鼓膜边缘的血迹会沾染在模板上。这将有助于更准确塑形，特别是对非圆形穿孔

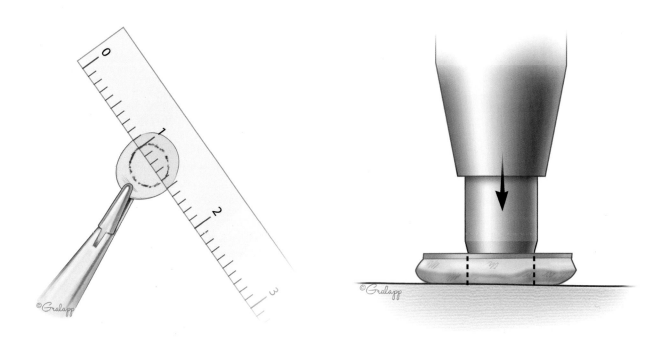

图 5.95　测量穿孔尺寸。如为圆形，测量直径即可

图 5.96　对于圆形穿孔，用皮肤打孔器切割软骨，切割范围比测量数值宽 1mm。如果穿孔大小不规则，则用手术刀将软骨塑形

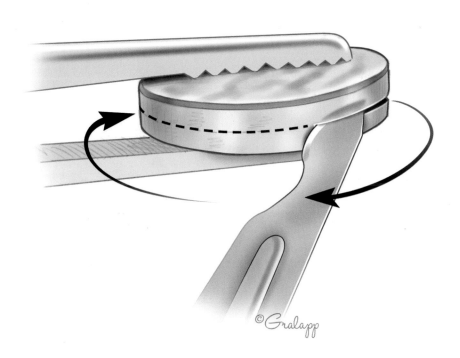

图 5.97　用 Adson 钳夹住移植物，用 15 号刀片沿圆周方向在软骨侧面开一圈槽。如需保留较大的翼板，槽缝可以加深。有的医生会去除软骨膜，也有主张保留一侧软骨膜（如图所示）或两侧都保留

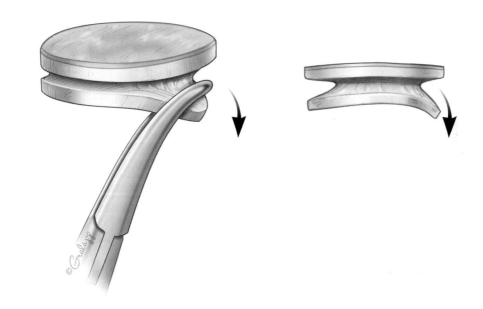

图 5.98　用精细钳向下轻压内侧翼边缘，将两翼分开，使其有足够的空间嵌入鼓膜穿孔边缘。内侧翼前边缘尽量向下折，使其足够弯曲以便更容易嵌入鼓膜穿孔边缘

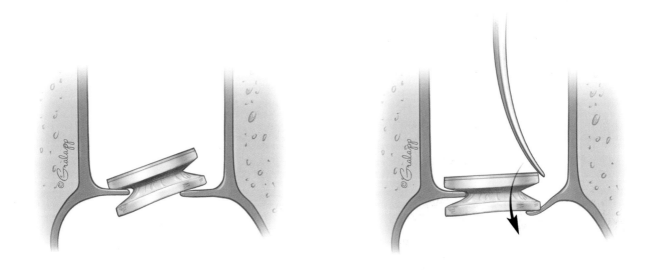

图 5.99　用鳄鱼钳夹住蝶形软骨移植物的后翼，将移植物放置在穿孔的位置（左）。使用弯针，将移植物旋转到位

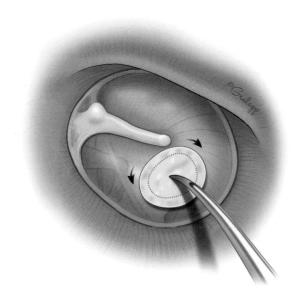 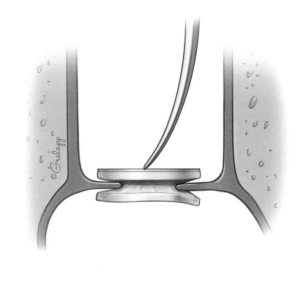

图 5.100　植入蝶形软骨后，用弯针调整以确保移植物处于最佳位置

图 5.101　蝶形移植物嵌入鼓膜穿孔的最终位置

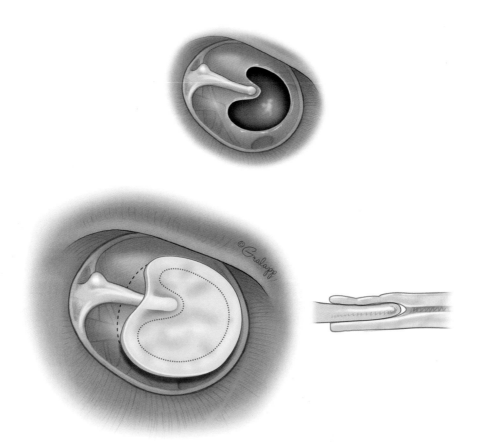

图 5.102　在近全穿孔的情况下，蝶形软骨应设计一袋状结构以放置锤骨柄。方法如下：将移植物两侧的软骨膜保留，去除中间的一小片软骨形成口袋以容纳锤骨柄

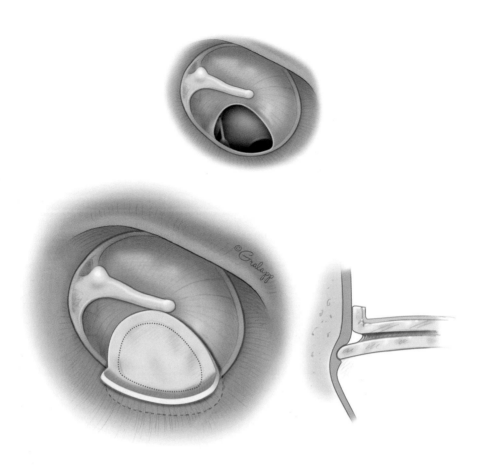

图 5.103　对无鼓膜残留的边缘性穿孔，将蝶形软骨内侧翼置入鼓沟内

5.9 咽鼓管成形术

Jennifer Y. Lee

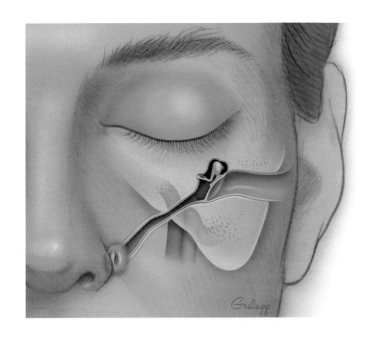

图 5.104 咽鼓管正面图。咽鼓管是一个弯曲的结构,通常与中耳腔成 30°,向前弯曲走行并开口于鼻咽部

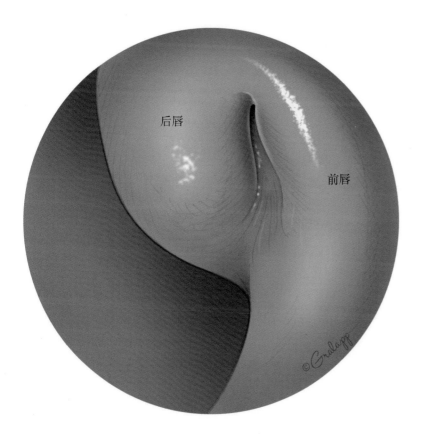

图 5.105 咽鼓管咽口位于鼻咽部,咽口前、后各由唇状隆起围绕,静息状态下前后唇呈闭合状或相互接触

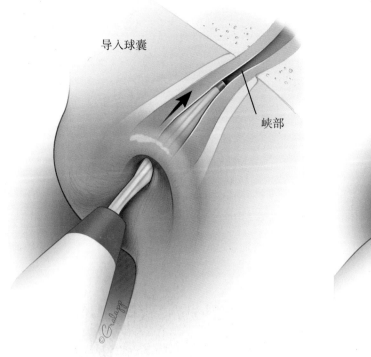

导入球囊

峡部

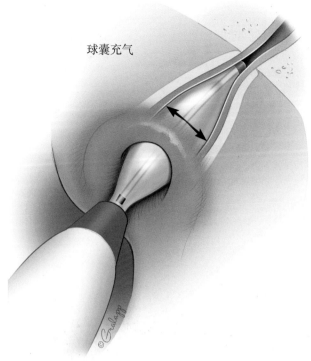

球囊充气

图 5.106 将未充气的球囊从鼻咽部的咽鼓管咽口插入。球囊导入正常结构的管腔时没有明显阻力

图 5.107 一旦球囊到达到峡部，就会遇到阻力，此时应停止继续前进。随后，给球囊充气，并保持位置不动。最后将球囊放气并撤出

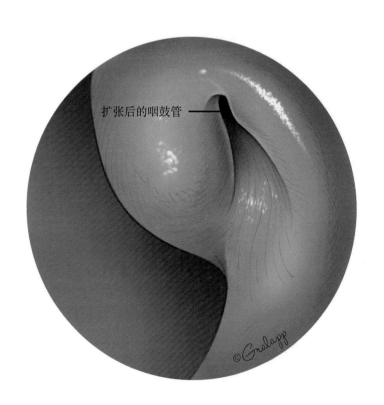

扩张后的咽鼓管

图 5.108 球囊移走后，扩张后的咽鼓管咽口变大

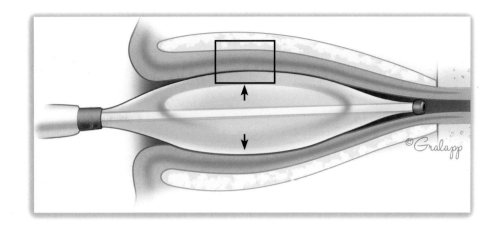

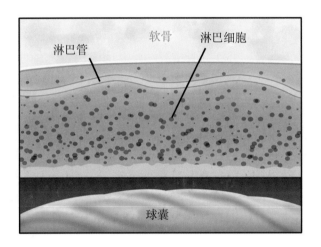

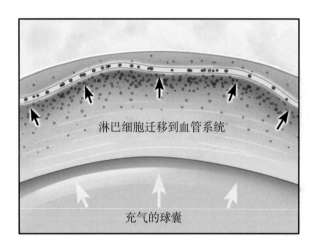

图 5.109　已报道的病理生理机制如下：引起黏膜炎症和肿胀的淋巴细胞被推出黏膜下层，咽鼓管管腔的黏膜内层逐渐恢复到自然状态，从而减轻阻塞

（罗凌惠　袁　杰　译）

第 6 章
听骨链成形术

Robert K. Jackler

6.1 导 言

听骨链疾病最常发生于感染后，较少继发于外伤或肿瘤。传导性听力损失可由听骨链的中断引起，也可能因纤维化或钙化（鼓室硬化）引起听骨链固定所致。在慢性中耳炎中，无论有无胆脂瘤，听骨链最易受损的部位是砧骨长脚，其次是镫骨弓。尽管胆脂瘤或炎症（肉芽组织或黏膜息肉样变）均可累及镫骨底板，但镫骨底板很少因感染而破损。慢性中耳炎时，锤骨柄常向内侧移位，鼓室腔变窄，甚至将鼓室分为前和后两个部分。听骨链成形术前，应尽量将锤骨外移，松解鼓膜张肌肌腱有助于锤骨保持外侧位。

在钝性创伤中最常受损的是砧镫关节，也可能出现砧骨严重脱位而使砧镫关节和锤砧关节同时受累，镫骨足弓骨折较少见。锤骨和镫骨底板很少发生骨折。就经验而言，无论是创伤还是慢性中耳炎，砧骨都是最容易受损的。

目前听骨链成形术中最常用的生物相容性材料是钛和羟基磷灰石。塑料制品（例如多孔聚乙烯）过去很流行，现在已不常用。与力学稳定性更好的人工假体相比，自体骨（如重新塑型的砧骨体或锤骨头）稳定性较差，听力改善的效果也不恒定。多数人不主张使用被胆脂瘤累及的听骨来重建听骨链，主要是担心病变残留复发。通常为防止植入的听骨脱出，可在鼓膜和听骨假体之间放置一块软骨，最好用一大块软骨完全覆盖鼓膜的后上象限。

听骨假体种类繁多，主要可以分为两大类：部分听骨假体（替代锤骨和砧骨并连接到镫骨上部结构）或全部听骨假体（替代全部三块听小骨并放置于镫骨底板上）。部分听骨假体扣在镫骨头上，稳定性较好。全部听骨假体放置于卵圆窗表面，稳定性较差。为了增强稳定性，可在卵圆窗龛内放置一块软骨，并在软骨上开一小孔固定假体。有的全部听骨假体设计成两个组件，包含一个鞋套样的镫骨底板，可增加假体的稳定性。对保留锤骨柄的重要性仍有争议，现已设计出可与锤骨柄连接的假体，这类假体有更好的稳定性。然而，慢性中耳炎的锤骨柄常常向内侧并向前旋转移位，所形成的角度不利于连接，导致此类假体植入难度加大。还有些假体适用于微小的缺损，如砧镫关节不连接，这种缺损有时也可用黏合剂修复。

与鼓膜成形术的高成功率相比，听骨链重建术后听力通常很难获得持久改善。术后早期听骨链功能障碍的常见原因是稳定性欠佳。即使假体的大小和位置都合适，当头部受到非常轻微的外伤或被动鼓气，假体很容易发生移位，直到周围形成一层包绕的黏膜才趋于稳定（往往需要数周）。术后迟发性听骨链功能障碍多由于瘢痕或钙化引起假体固定，或由于反复感染引起中耳腔的病理生理改变。虽然在早期大约 80% 的部分重建、50% 全部重建获得了明显的听力改善，但随时间推移，早期获得改善的听力很可能出现进一步下降（相关临床研究的随访时间多数为 1 或 2 年，很少有随访超过 5 年的研究结果）。

听骨链固定是一个特殊的问题，可伴有或不伴有鼓膜穿孔。上鼓室内的锤骨头和（或）砧骨体固定常常与感染引起瘢痕形成有关，如果仅仅松解粘连带，发生再固定的风险很高。最好的方法是去除锤骨头和砧骨，保留锤骨柄，重建听骨链并使假体直接与镫骨连接。鼓室硬化导致的镫骨固定在第4.9节中讨论。

　　听骨链成形术的成功与否和中耳黏膜的健康状况密切相关。这就是为何外伤性听骨链损伤修复的疗效优于感染相关性疾病的原因。后者听骨链成形术后可能再次出现听骨链功能障碍。当中耳黏膜受损时，更倾向于等待数月直至中耳黏膜状态改善后再进行听骨链成形术。

延伸阅读

1. Bartel R, Cruellas F, Hamdan M, et al. Hearing results after type III tympanoplasty: incus transposition versus PORP. A systematic review. Acta Otolaryngol,2018,138（7）:617–620

2. Blom EF, Gunning MN, Kleinrensink NJ, et al. Influence of ossicular chain damage on hearing after chronic otitis media and cholesteatoma surgery: a systematic review and metaanalysis.JAMA Otolaryngol Head Neck Surg,2015,141（11）:974–982

3. Cox MD, Page JC, Trinidade A, et al. Long-term complications and surgical failures after ossiculoplasty. Otol Neurotol,2017,38（10）:1450–1455

4. Cox MD, Trinidade A, Russell JS, et al. Long-term hearing results after ossiculoplasty. Otol Neurotol,2017,38（4）:510–515

5. Iñiguez-Cuadra R, Alobid I, Borés-Domenech A, et al. Type III tympanoplasty with titanium total ossicular replacement prosthesis: anatomic and functional results. Otol Neurotol,2010,31（3）:409–414

6. Kamrava B, Roehm PC. Systematic review of ossicular chain anatomy: strategic planning for development of novel middle ear prostheses. Otolaryngol Head Neck Surg,2017,157（2）:190–200

7. Lee JI, Yoo SH, Lee CW, et al. Short-term hearing results using ossicular replacement prostheses of hydroxyapatite versus titanium. Eur Arch Otorhinolaryngol,2015,272（10）:2731–2735

8. Mishiro Y, Sakagami M, Kitahara T, et al. Longterm hearing outcomes after ossiculoplasty in comparison to short-term outcomes. Otol Neurotol,2008,29（3）:326–329

9. O'Connell BP, Rizk HG, Hutchinson T, et al.Long-term outcomes of titanium ossiculoplasty in chronic otitis media. Otolaryngol Head Neck Surg,2016,154（6）:1084–1092

10.Şevik Eliçora S, Erdem D, Dinç AE, et al.The effects of surgery type and different ossiculoplasty materials on the hearing results in cholesteatoma surgery.Eur Arch Otorhinolaryngol ,2017,274（2）:773–780

11.Wegner I, van den Berg JW, Smit AL, et al. Systematic review of the use of bone cement in ossicular chain reconstruction and revision stapes surgery. Laryngoscope,2015,125（1）:227–233

6.2 听骨链缺损类型

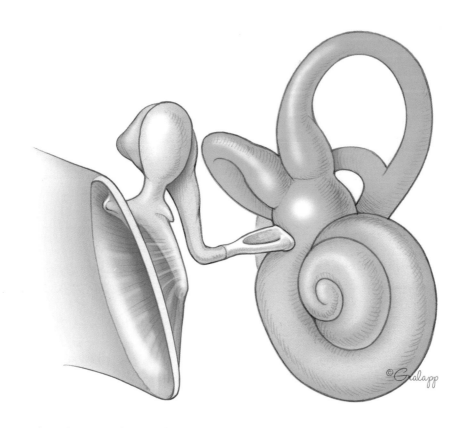

图 6.1 正常听骨链（锤骨－砧骨－镫骨），其外侧为鼓膜，内侧为内耳（耳蜗和半规管）

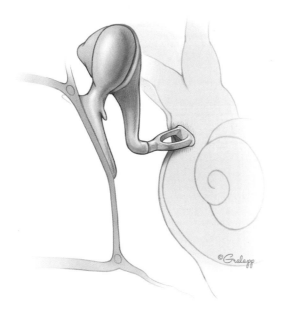

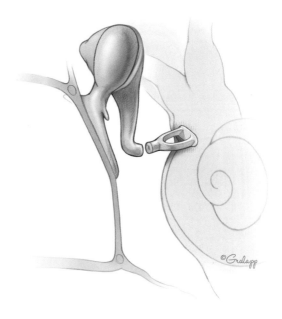

图 6.2 正常听骨链（锤骨－砧骨－镫骨）

图 6.3 砧镫关节分离最常见于颞骨骨折

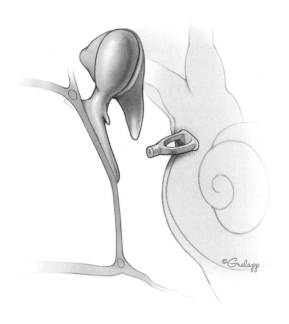

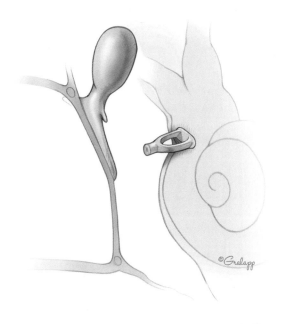

图 6.4　砧骨长脚受损最常见于慢性中耳炎或胆脂瘤。砧骨长脚骨折有可能发生在镫骨手术后，或成骨不全时

图 6.5　砧骨缺如常见于慢性中耳炎和胆脂瘤

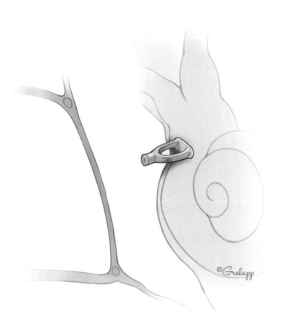

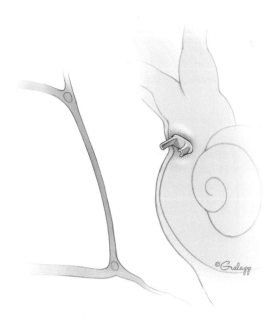

图 6.6　锤骨和砧骨缺失

图 6.7　胆脂瘤常累及锤骨、砧骨和镫骨足弓，仅残留镫骨底板和部分足弓

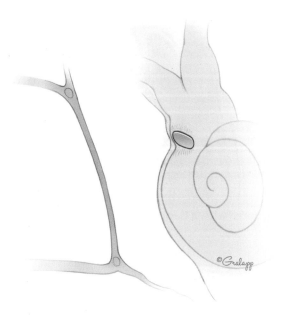

图 6.8 胆脂瘤常造成除镫骨底板外的全听骨链缺失

6.3　自体听骨链成形术

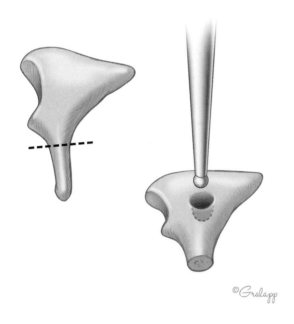

图 6.9　将自体砧骨塑形用于听骨链重建。去除砧骨长脚，在砧骨体上磨出一个小窝

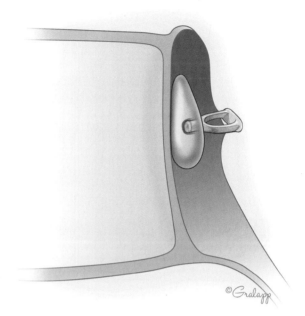

图 6.10　砧骨体扣于镫骨头上重建听骨链。此法主要用于解剖结构正常但鼓室空间较浅的情况

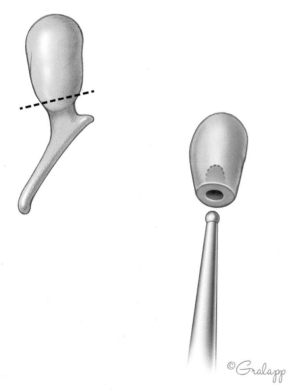

图 6.11　将自体锤骨塑形用于听骨链重建。在锤骨颈平面离断，在锤骨头上磨出一个小窝

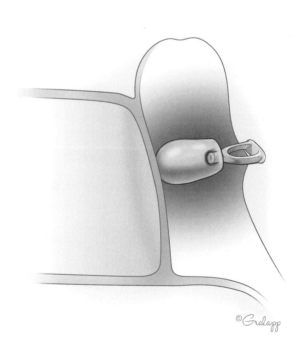

图 6.12　将自体锤骨扣于镫骨头上重建听骨链。由于自体锤骨假体顶部较重，其力学稳定性不佳

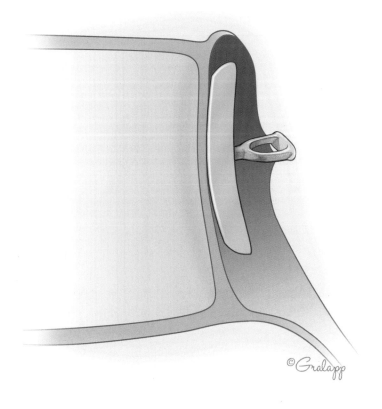

图 6.13　在乳突根治术后，当中耳腔空间狭小时，仅用软骨重建听骨链是可行的。如果鼓膜直接连接于镫骨头，由于接触不良，失败率很高。取片状软骨覆盖在镫骨头上，可增加鼓膜的接触面积

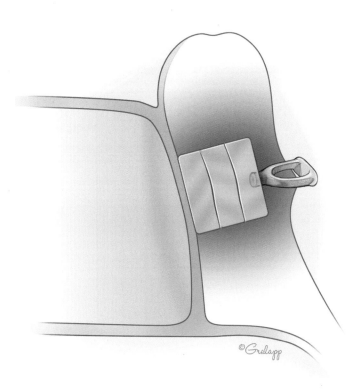

图 6.14　如果镫骨头和鼓膜的间隙较大（数毫米），可用堆叠的软骨片。保留双侧软骨膜有利于形成紧密粘连

6.4　假体听骨链成形术

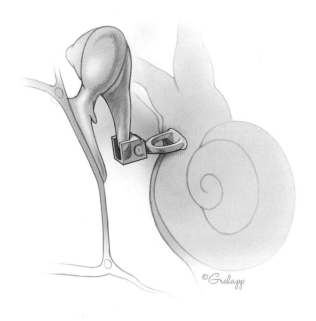

图 6.15　Applebaum 陶瓷假体修复砧骨豆状突缺失

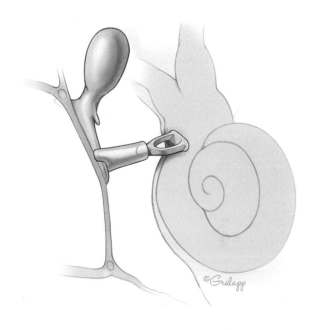

图 6.16　使用拐杖样带杯口陶瓷假体连接锤骨柄和镫骨头。锤骨柄位于镫骨前方，由于回缩或感染引起瘢痕形成，锤骨柄常常内移，这些因素都会导致植入的假体不稳。为了形成稳固的连接，假体通常需要使用磨钻塑形为合适的形状

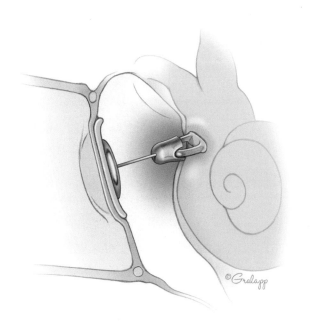

图 6.17　钛质部分听骨假体（PORP）。为了防止假体脱出，在假体和鼓膜之间放置自体软骨。无论锤骨的状态如何，只要砧骨有缺陷，建议采用这种重建方式

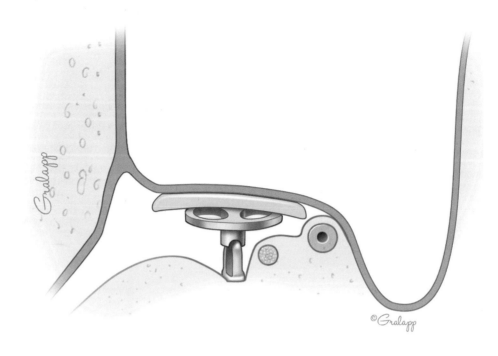

图 6.18　开放式乳突根治术磨低骨性外耳道后壁以后，中耳腔往往比较狭小，此时可使用盘状假体。单独使用软骨可能很难与镫骨头形成满意的连接。盘状假体扩大了接触面积

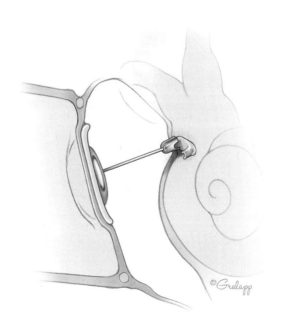

图 6.19　选用较长的钛质部分听骨假体（PORP）扣在镫骨前足弓残端形成连接

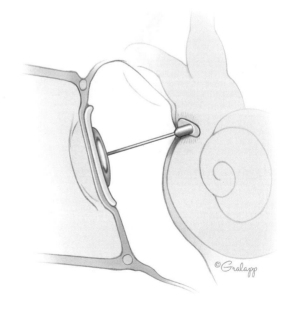

图 6.20　全听骨假体。为了防止假体脱出，在假体和鼓膜之间放置自体软骨

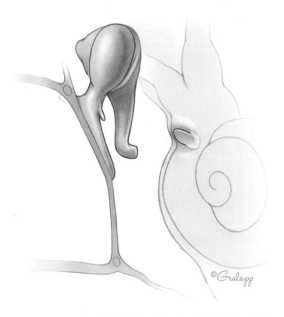

图 6.21　耳硬化症中镫骨弓切除后的听骨缺损。注意镫骨底板是固定的

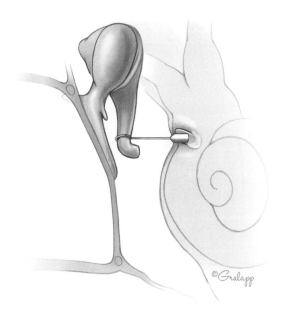

图 6.22　活塞式镫骨假体一端挂在砧骨的长脚，另一端置入镫骨足板开窗处（镫骨开窗术）

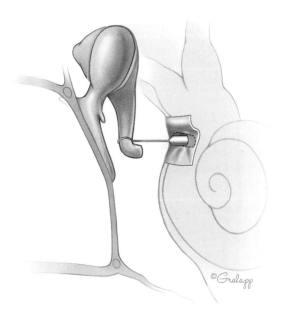

图 6.23　全镫骨切除后用组织移植物覆盖前庭窗，随后放置人工镫骨

6.5 听骨链成形术的假体放置

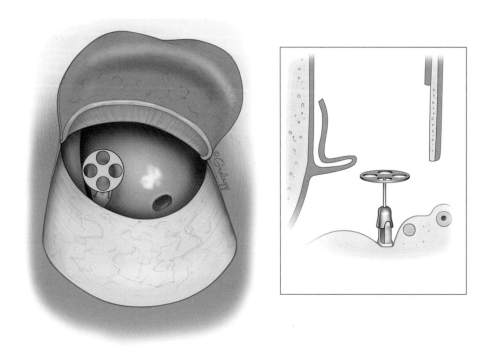

图 6.24 部分听骨假体植入时，先放置假体，再放置软骨

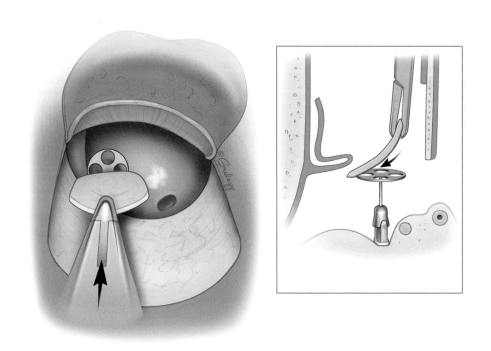

图 6.25 放置软骨移植物时，可导致假体移位

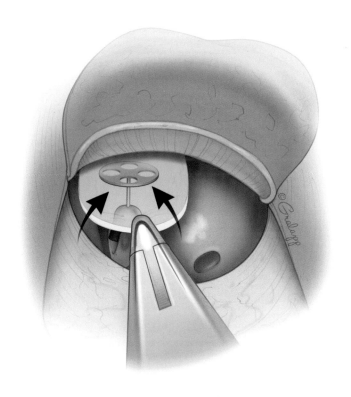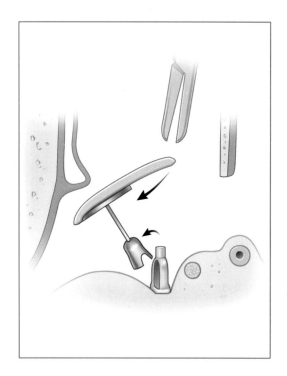

图 6.26 如果软骨过早与假体接触，可能会使假体向前旋转移位

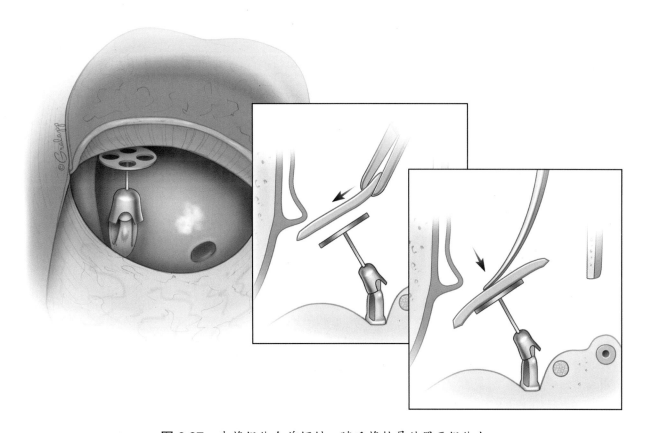

图 6.27 先将假体向前倾斜，随后将软骨放置于假体上

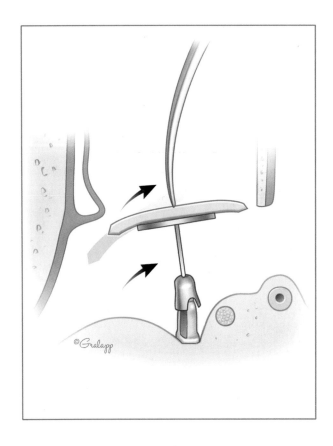

图 6.28 将软骨向后推到盾板边缘，使假体处于直立的位置

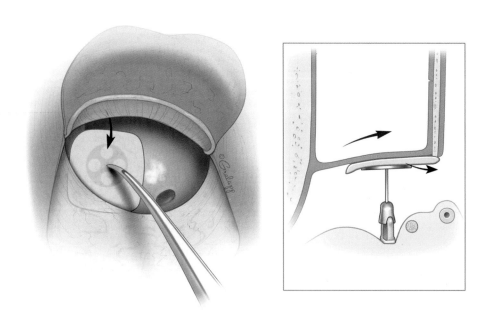

图 6.29 滑动软骨使其位于盾板边缘的下方，通过产生纵向张力稳定假体。此举还可以封闭鼓室外侧壁缺损，防止胆脂瘤复发

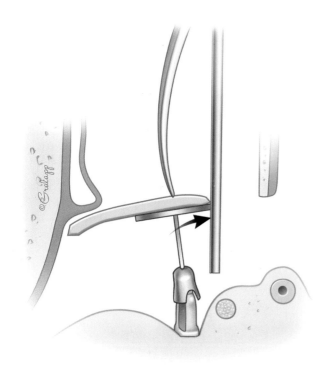

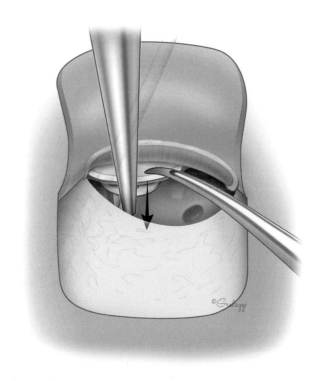

图 6.30　在放置软骨的过程中，可用吸引器帮助稳
定假体

图 6.31　在放置软骨的过程中，可用吸引器帮助稳
定假体

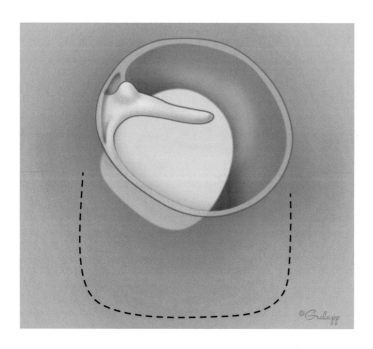

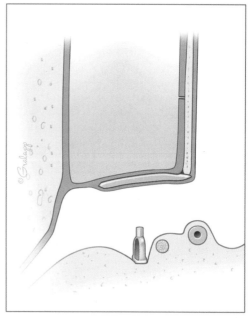

图 6.32　分期手术的优点是一期放置的软骨已经与鼓膜融合。由于假体植入后会撑起鼓膜使耳道鼓膜瓣变
短，如果瓣的长度不够，可能会形成鼓膜环状裂缝，所以耳道鼓膜瓣要足够长。值得注意的是，足够长的
耳道鼓膜瓣可以防止鼓膜环形回缩，维持鼓膜张力，从而保证假体的稳固性

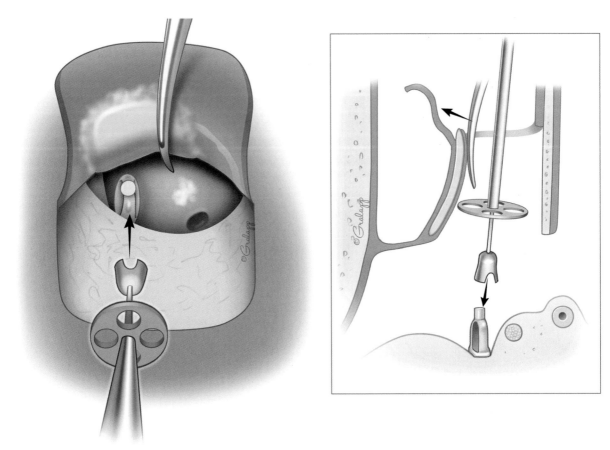

图 6.33　放置假体时，可以用器械将鼓膜内的软骨向前抬起

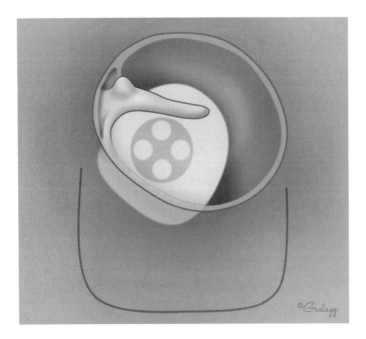

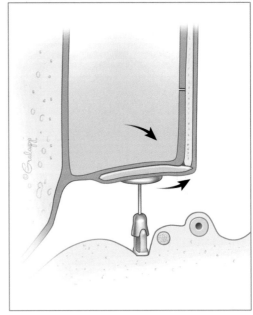

图 6.34　松开软骨使其弹回，将假体固定在合适的位置

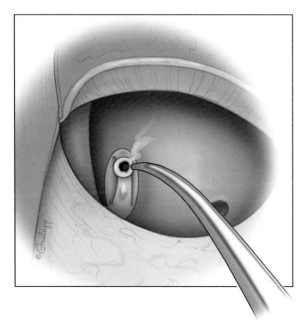

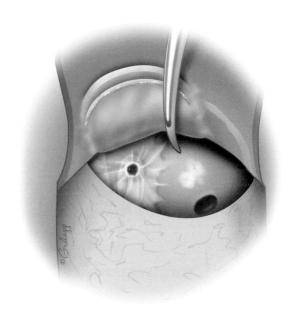

一期手术——激光镫骨头标记术

二期手术——在瘢痕中可分辨已标记的镫骨头

图 6.35　当胆脂瘤和（或）瘢痕累及镫骨时可以分两期手术，一期用激光在镫骨头上做标记，二期手术时根据标记很容易识别镫骨

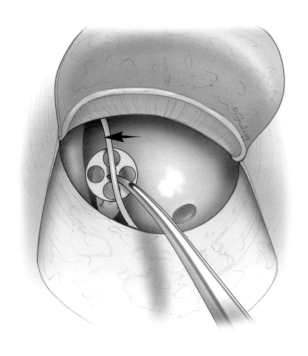

图 6.36　当鼓索神经完整时，将其悬于假体上方，通过其产生的纵向张力稳定假体

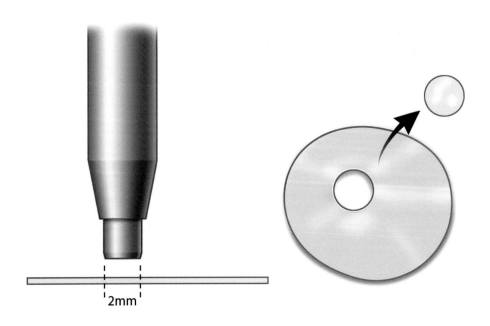

图 6.37　圆形的明胶片可以帮助稳定假体，同时阻止瘢痕的形成。修剪成合适的尺寸后，用皮肤打孔器开一小孔以容纳镫骨头

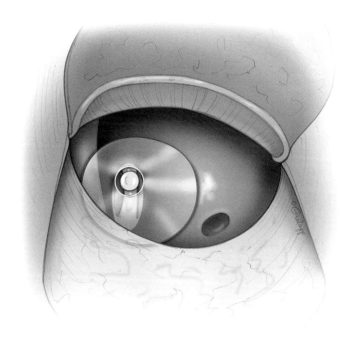

图 6.38　将胶片放置在镫骨头上

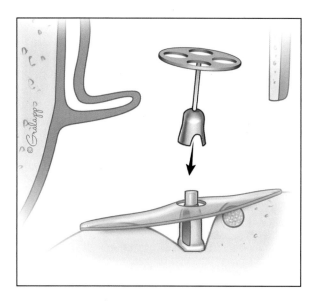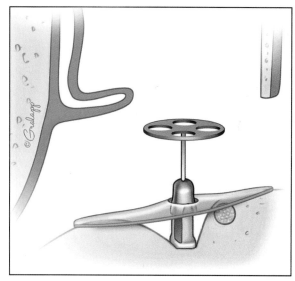

图 6.39　将假体放置在镫骨头上

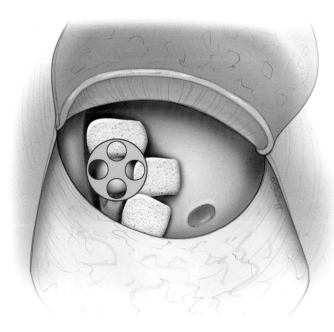

图 6.40　假体前方和下方稳定性较差，容易移位。在假体前方和下方填塞可吸收材料防止移位

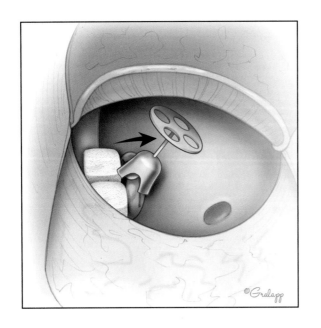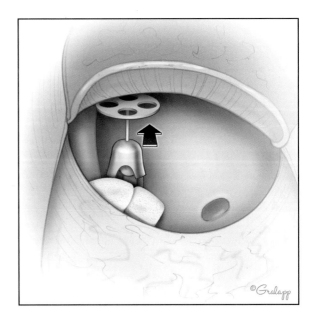

图 6.41　面神经上方或假体后方填塞可能导致假体不稳定

6.6　经面神经隐窝听骨链成形术

Nikolas H. Blevins

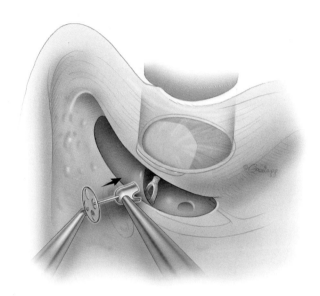

图 6.42　面神经隐窝已经在一期手术中开放，在二期手术中，可以通过乳突经面神经隐窝径路植入听骨假体

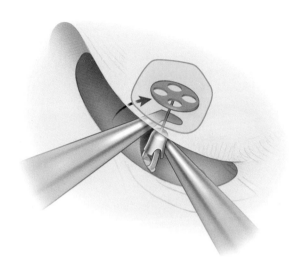

图 6.43　用钩针放置假体并调节假体位置，同时用吸引器稳定假体，使假体旋转到位

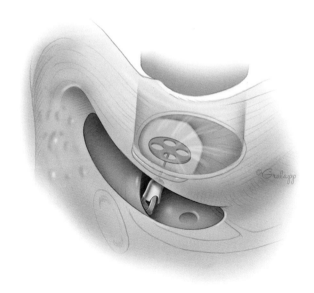

图 6.44　假体放置完毕

6.7 锤骨内移的处理

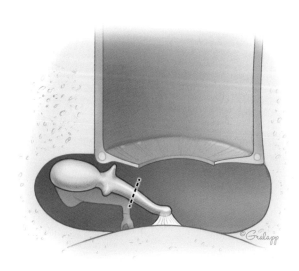

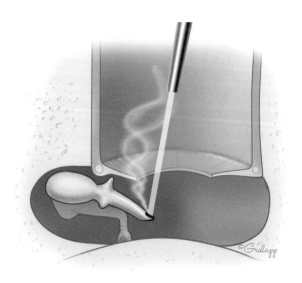

图 6.45 听骨链完整,锤骨柄尖端与鼓岬粘连。在不矫正锤骨内移的情况下,中耳腔呈裂隙状,放置鼓膜移植物有一定困难。当听骨链完整时向外侧牵拉锤骨可能损伤耳蜗。对于这种情况,经典的解决方法是分离砧镫关节,用力使锤骨向外移位,切断鼓膜张肌肌腱,然后尝试将砧镫关节复位。但是复位后的砧镫关节常无法重新形成有效连接

图 6.46 激光切除锤骨柄的末端可以在不破坏听骨链的情况下增大中耳腔,从而使放置移植物成为可能。激光烧灼骨质而非将其气化,这就需要在骨质变薄的同时不断地将炭化部分去除。使用激光时在锤骨柄下方放置吸收性明胶海绵以减轻激光对鼓岬黏膜的损伤

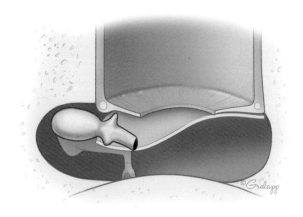

图 6.47 移植物放置在锤骨柄残端的内侧

6.8　分期听骨链成形术

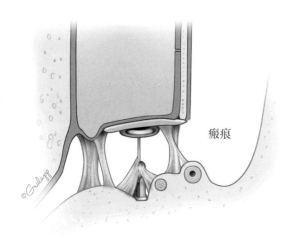

图 6.48　如果中耳黏膜不健康，一期听骨成形术后可能出现瘢痕形成而导致的假体移位或固定

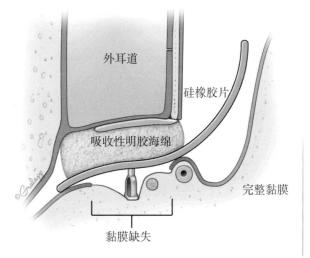

图 6.49　中耳黏膜大部分病变或缺失时，分期听骨链成形术是最好的选择。在一期放置软骨片，并插入硅橡胶片以防止瘢痕形成

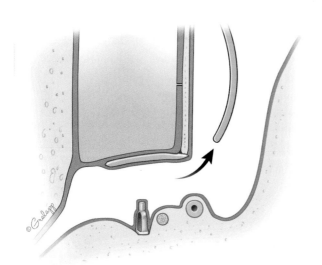

图 6.50　二期去除硅橡胶片，此时中耳腔由健康黏膜覆盖

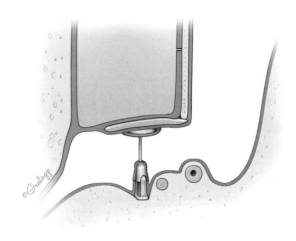

图 6.51　将部分听骨假体植入中耳腔。中耳黏膜健康完好是获得良好听力的关键

（罗凌惠　袁 杰　译）

第 7 章
乳突根治术

Robert K. Jackler

7.1 导 言

大多数情况下进行的乳突手术是由于感染，乳突根治术也是建立通往颞骨深部的手术径路，包括肿瘤切除、前庭病变以及进入硬脑膜修复脑脊液耳漏和脑膨出等。乳突根治术可"完整"移除所有乳突气房，或局限性切除部分乳突，在解剖学上可称之为"单纯"乳突切除术。

急、慢性耳部感染通常并不局限于中耳而是侵及整个颞骨气房。乳突中的大气房，称为鼓窦，通过鼓窦入口连接上鼓室。鼓窦周围气房的气化程度因人而异。大龄儿童和成人为慢性中耳炎易患人群，因感染继而形成肉芽组织和息肉样变需要进行乳突手术。由于抗生素广泛使用，急性乳突炎并不常见。当抗生素无效，或者当感染破坏气房结构而影响乳突引流时，应行乳突切除术改善引流。婴幼儿由于乳突尖发育不完全，位于切口下缘的面神经极易暴露而损伤，做耳后切口时应特别注意。婴幼儿最好在患耳靠上方做横形切口而非传统的耳后沟后方 C 形切口。

乳突解剖既有一致性又存在一定程度的变异性。鼓窦是一个恒定的标志性结构，面神经及半规管的位置相对固定，而周围气房的气化程度和乳突的大小变异性较大。在气化不良的颞骨中往往只有鼓窦，在这种情况下乳突是"收缩的"，脑膜低垂同时伴有乙状窦前置。

开放式乳突根治术是开放乳突与外耳道融合形成一个大小可变的术腔（见 8.3 开放式乳突根治术）。气化良好时形成的残腔较大，可导致上皮碎屑堆积不易排出。这种情况应行乳突填充，缩小残腔，可用自体骨粉或联合使用各种软组织瓣进行填充。

延伸阅读

1. Aslan A, Goktan C, Okumus M, et al. Morphometric analysis of anatomical relationships of the facial nerve for mastoid surgery. J Laryngol Otol,2001,115（6）:447–449
2. Cinamon U. The growth rate and size of the mastoid air cell system and mastoid bone: a review and reference. Eur Arch Otorhinolaryngol ,2009,266（6）:781–786
3. Göksu N, Kemaloğlu YK, Köybaşioğlu A, et al. Clinical importance of the Korner's septum. Am J Otol,1997,18（3）:304–306
4. Green JD Jr, Shelton C, Brackmann DE. Iatrogenic facial nerve injury during otologic surgery. Laryng-oscope, 1994, 104（8, Pt1）:922–926
5. Harun A, Clark J, Semenov YR, et al. The role of obliteration in the achievement of a dry mastoid bowl. Otol Neurotol,2015,36（9）:1510–1517
6. Kullman GL, Dyck PJ, Cody DT. Anatomy of the mastoid portion of the facial nerve. Arch Otolaryngol,1971,93（1）:29–33
7. Loh R, Phua M, Shaw CL. Management of paediatric acute mastoiditis: systematic review. J Laryngol Otol ,2018,132（2）:96–104
8. Makki FM, Amoodi HA, van Wijhe RG, et al. Anatomic analysis of the mastoid tegmen: slopes and tegmen shape variances. Otol Neurotol ,2011,32（4）:581–588
9. Ryu NG, Kim J. How to avoid facial nerve injury in mastoidectomy?J Audiol Otol,2016,20（2）:68–72
10. Sethia R, Kerwin TF, Wiet GJ. Performance assessment for mastoidectomy. Otolaryngol Head Neck Surg,2017,156（1）:61–69
11. Sunder S, Jackler RK, Blevins NH. Virtuosity with the Mallet and Gouge: the brilliant triumph of the "modern" mastoid operation. Otolaryngol Clin North Am,2006,39（6）:1191–1210

7.2 完壁式乳突根治术

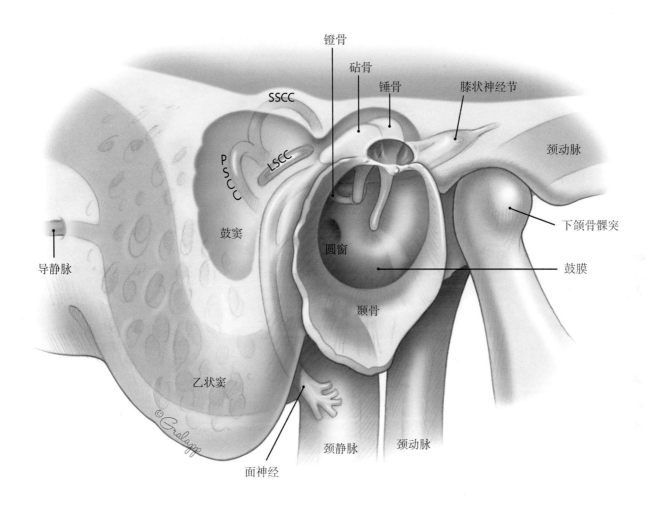

图 7.1 鼓窦与气房解剖关系侧视图。LSCC：外半规管；PSCC：后半规管；SSCC：上半规管

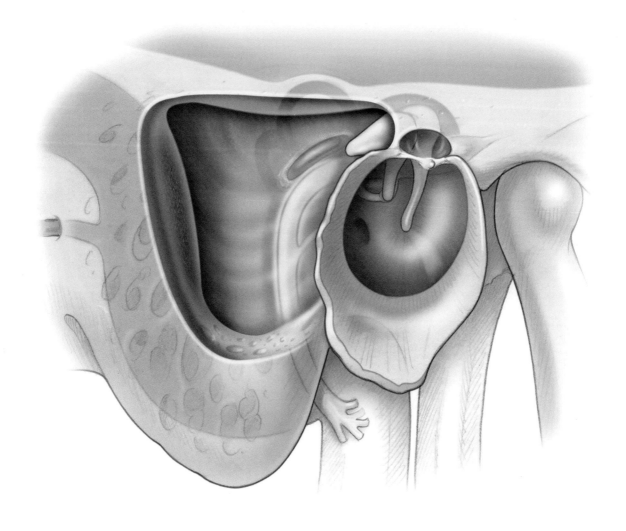

图 7.2　完壁式乳突根治术上界为天盖，后界为乙状窦，前界为外耳道

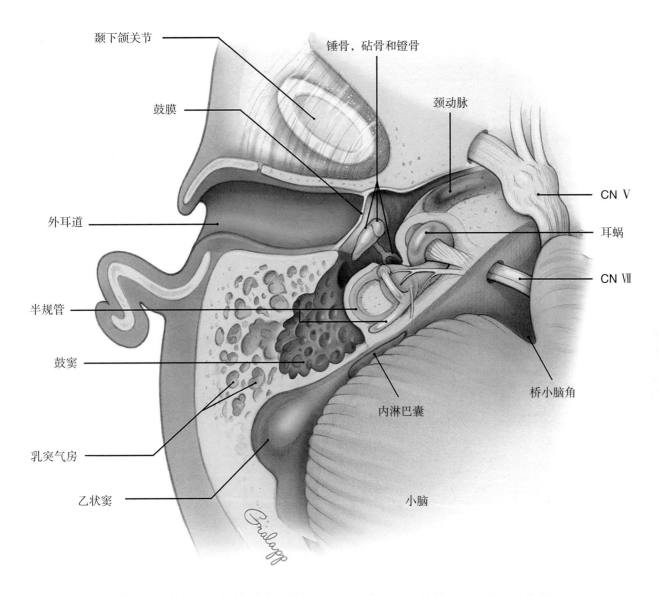

图 7.3　鼓窦与气房解剖关系轴位图。CN Ⅴ：三叉神经；CN Ⅶ：面神经

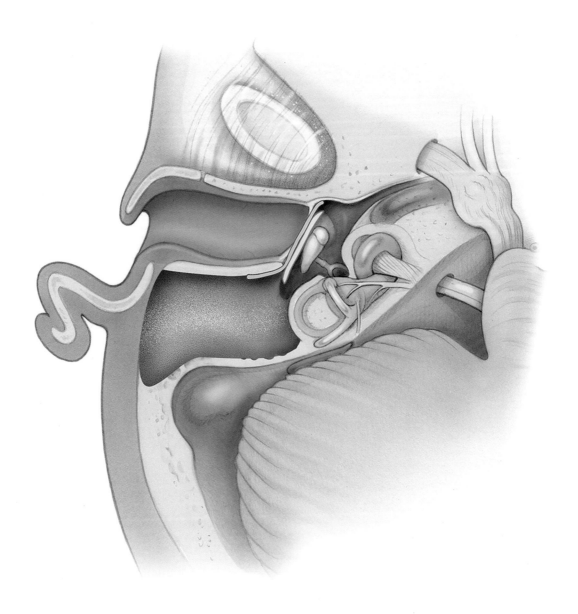

图 7.4　完壁式乳突根治术通过鼓窦入口与中耳连接

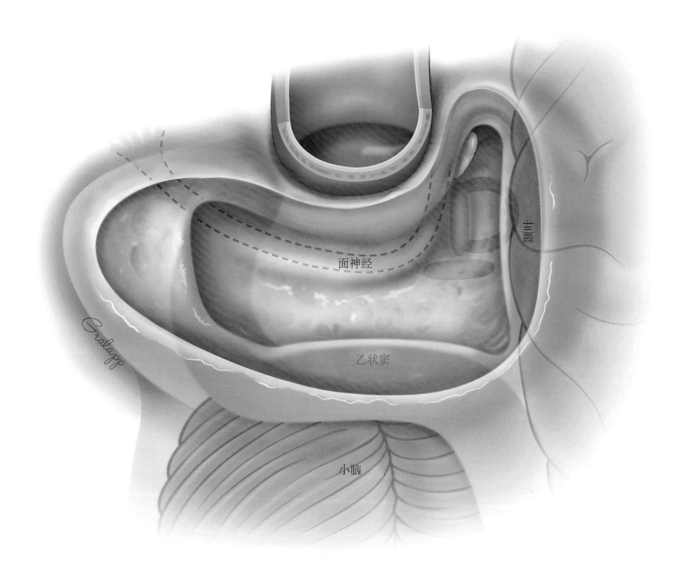

图 7.5　乳突切除术范围及周边关系。注意天盖上方的颞叶及乙状窦后方的小脑。面神经外膝部、面神经垂直段和位于乳突底部的面神经茎乳孔及三个半规管

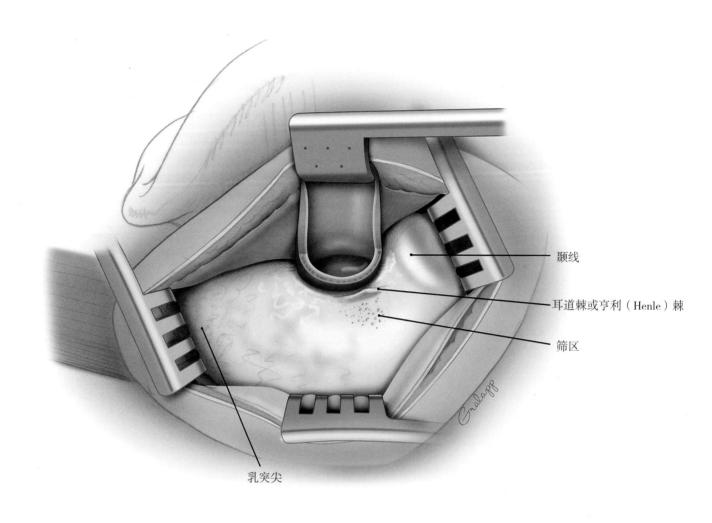

颞线

耳道棘或亨利（Henle）棘

筛区

乳突尖

图 7.6　暴露乳突准备行乳突根治术，注意表面标志

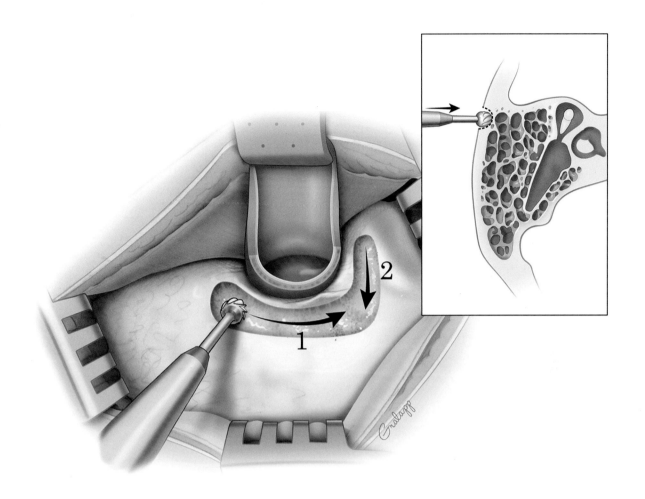

图 7.7　首先使用切割钻去除外耳道后方与上方的乳突皮质骨

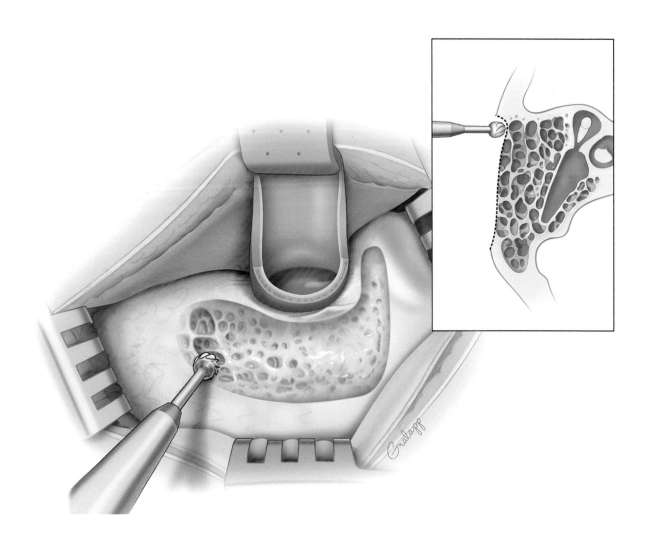

图 7.8　去除外侧皮质骨显露气化良好的颞骨周围气房

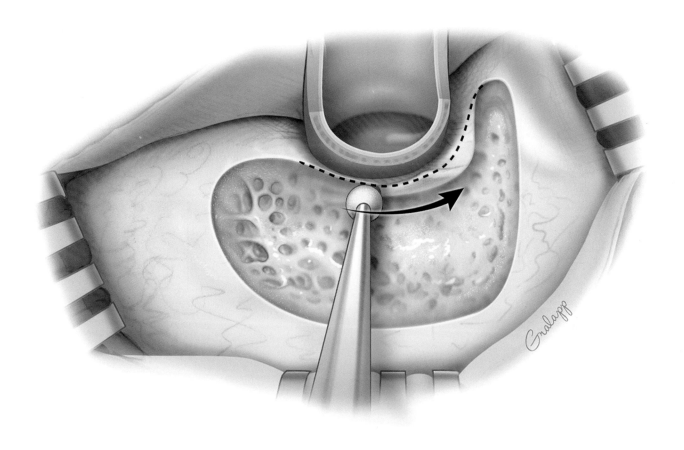

图 7.9　去除气房使骨性外耳道变薄

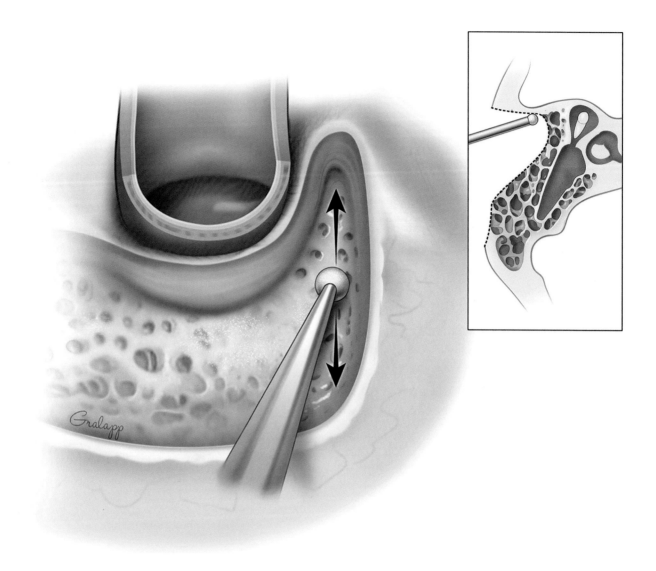

图 7.10　向上鼓室开放时，应靠近天盖并控制操作深度。这是进入鼓窦且避免面神经外膝部损伤最安全的方法

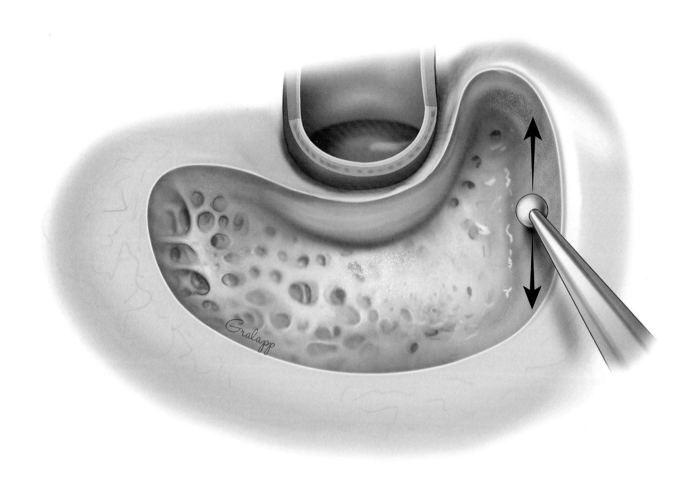

图 7.11　识别天盖：注意光滑的骨板。磨钻的声音会随着天盖变薄而声调变高

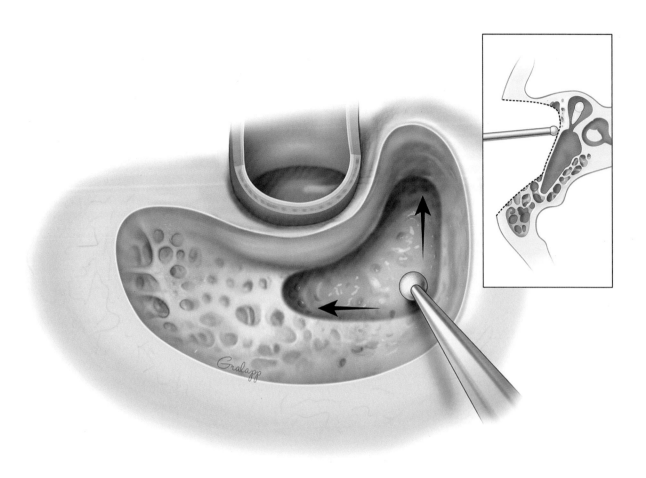

图 7.12 接近鼓窦最安全的办法是沿天盖向前上方，朝上鼓室推进。由此进入鼓窦时，偶可见平坦的骨性隔板，称为岩鳞隔（Koerner 隔），并非真正的鼓窦底壁

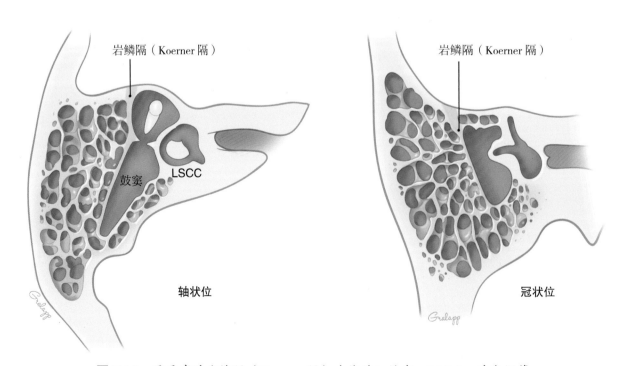

图 7.13 需要穿透岩鳞隔（Koerner 隔）才能进入鼓窦。LSCC：外半规管

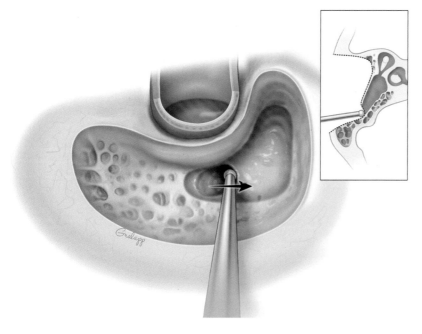

图 7.14　开始进入鼓窦

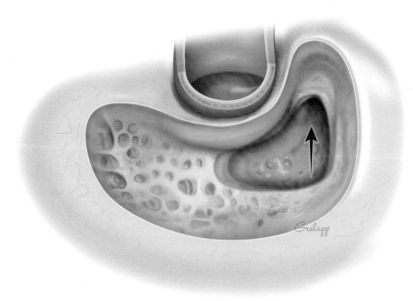

图 7.15　进一步开放鼓窦暴露外半
规管

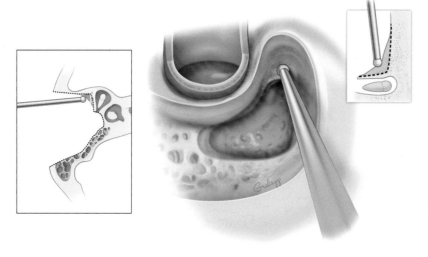

图 7.16　磨薄覆盖听骨的上鼓室骨质

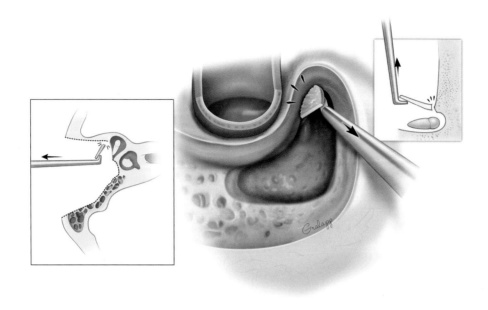

图 7.17　用镫骨刀或刮匙去除锤骨和砧骨上方的薄层骨质，避免与钻头接触导致耳蜗损伤

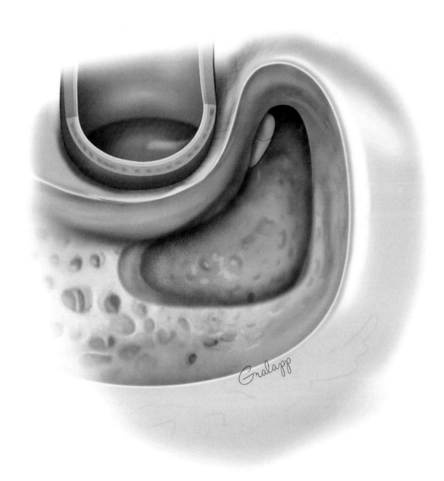

图 7.18　此步完成可显露上鼓室及砧骨体和锤骨头。注意开放的范围须完全暴露锤骨头和上鼓室前部

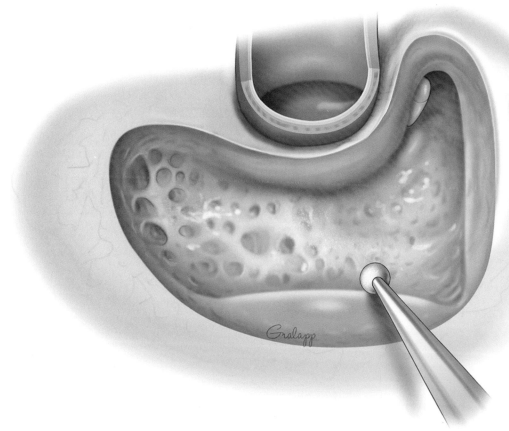

图 7.19　磨薄乙状窦及窦脑膜角（Citelli 角）周围的气房

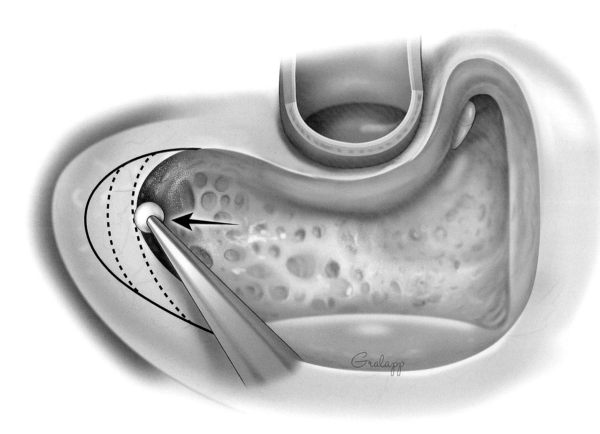

图 7.20　根据气化程度开放乳突尖

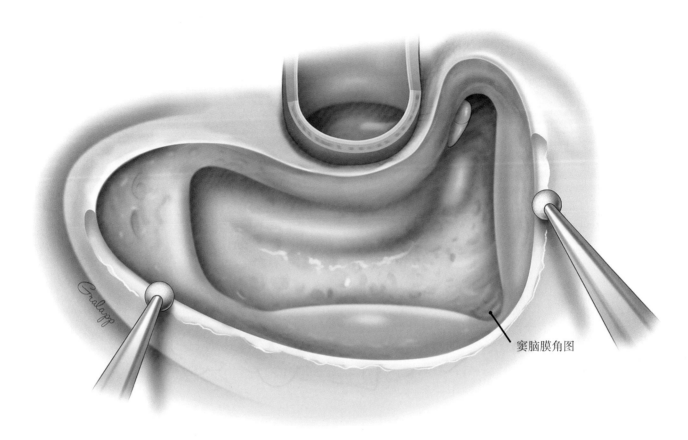

窦脑膜角图

图7.21 应仔细打磨乳突边缘避免遗留锐利的骨质。若乳突边缘遗留锐利的骨质，术后常常导致患者戴眼镜时不适

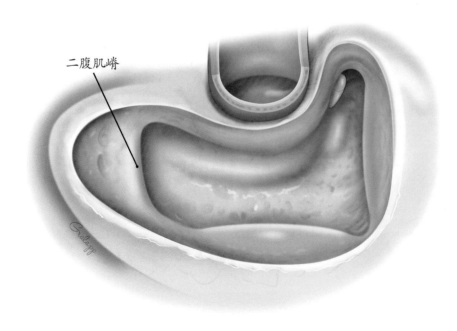

二腹肌嵴

图7.22 乳突根治术完成。去除乳突尖气房，暴露二腹肌嵴

7.3 乳突根治术中的解剖学变异

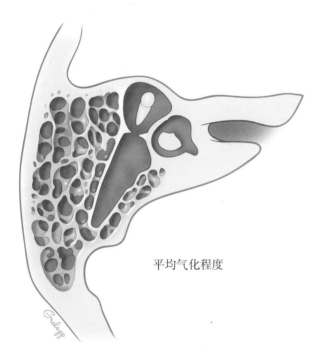

图 7.23 尽管鼓窦是恒定的,周围气房的气化程度和形态存在很大差异。图中显示了平均气化程度

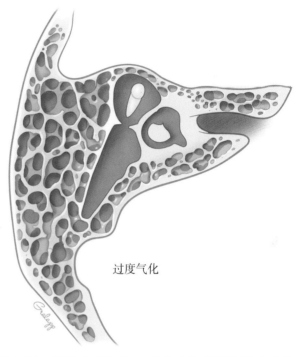

图 7.24 颞骨广泛气化,气房延伸至颧弓根及乙状窦区域。注意内耳深处岩顶气化

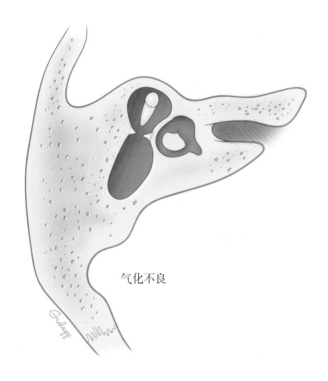

图 7.25 颞骨严重气化不良,常见于慢性中耳炎。注意鼓窦的形态

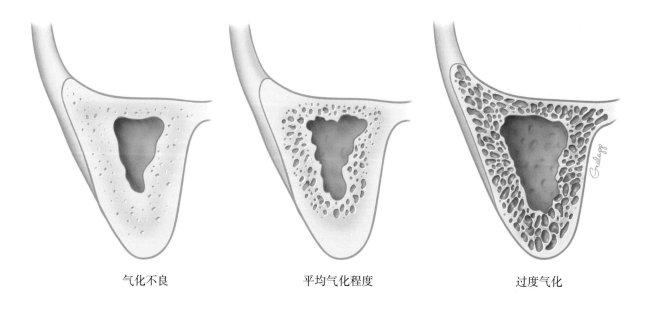

气化不良   平均气化程度   过度气化

图 7.26   乳突气房变异冠状图

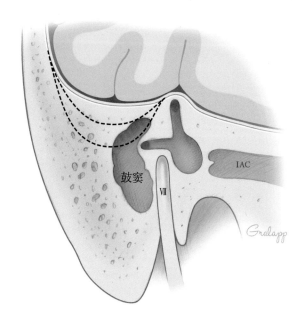

图 7.27   天盖位置的解剖变异，从正常水平至低位。
Ⅶ：面神经；IAC：内听道

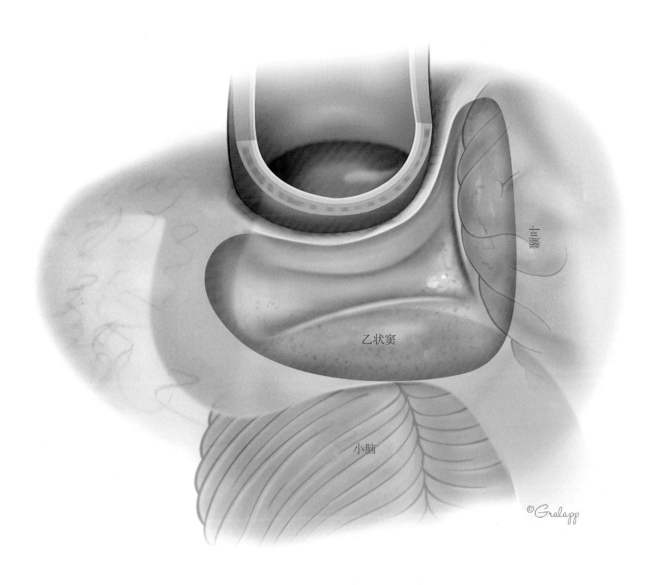

颞叶

乙状窦

小脑

©Gralapp

图 7.28　乳突气化不良，颞叶低垂及乙状窦前置，限制了乳突腔的大小

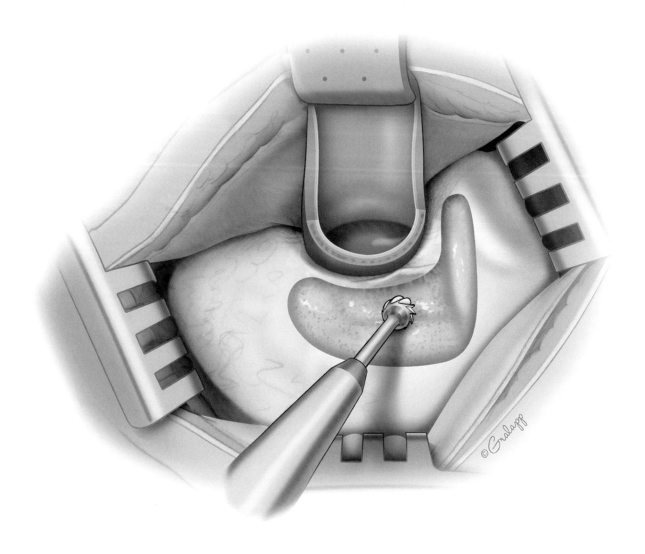

图 7.29　气化不良型乳突根治术。由于天盖位置很低，限制了外耳道上方的显露

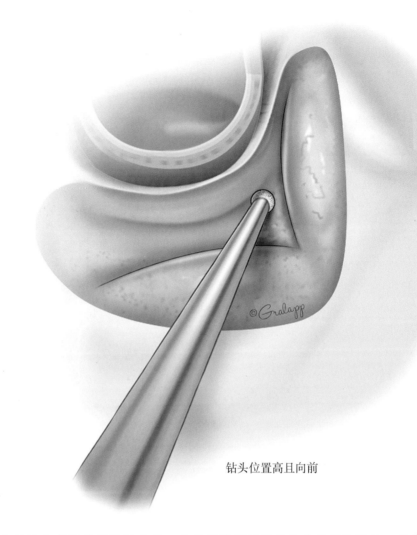

钻头位置高且向前

图 7.30 磨钻的最深位置应保持在高位并沿脑板向前。由于硬脑膜低位使钻头位置较低时，应特别注意识别外半规管和面神经外膝部

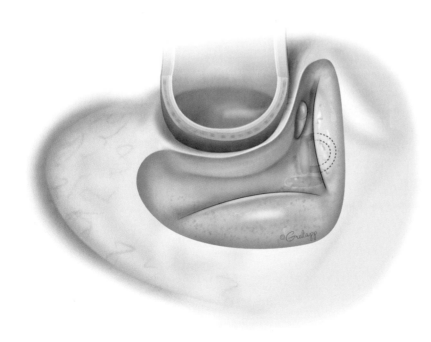

图 7.31 气化不良型颞骨乳突根治术完成

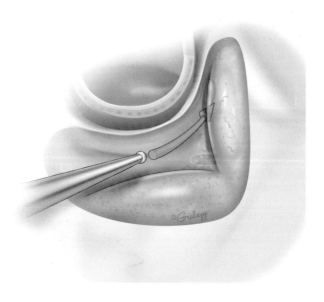

图 7.32　气化不良乳突中的上鼓室和听骨链

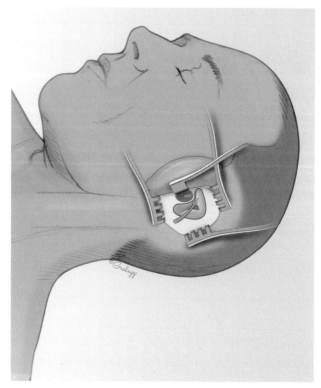

图 7.33　气化不良乳突中的上鼓室和听骨链

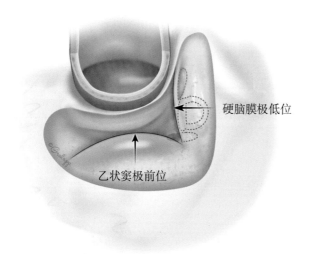

图 7.34　严重气化不良，伴乙状窦前置及硬脑膜低垂。由于中颅窝底与外耳道之间无足够空间，很难经乳突暴露锤骨头和砧骨体

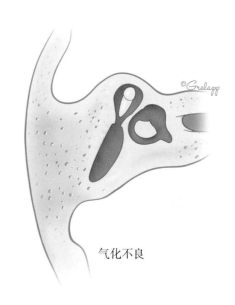

图 7.35　气化不良型乳突轴位观

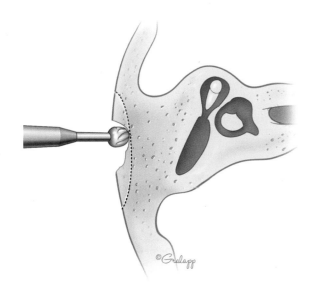

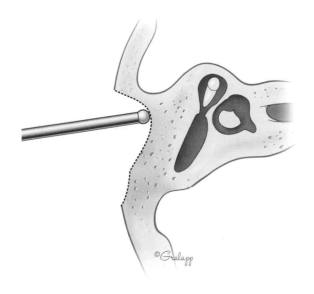

图 7.36　在气化不良型乳突中开始手术。不同于气化良好的颞骨，乳突皮质下没有气房，从皮质到鼓窦均为坚硬的骨质

图 7.37　磨钻向前上方深入

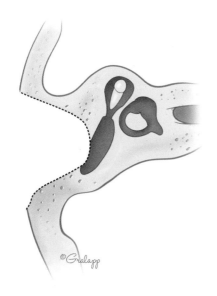

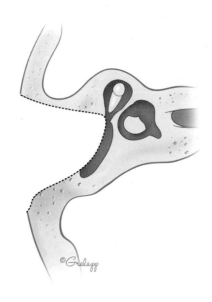

图 7.38　进入鼓窦

图 7.39　扩大鼓窦开口

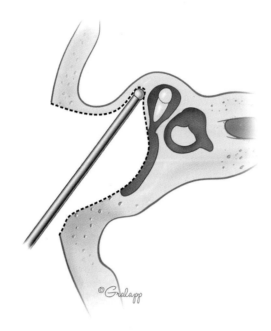

图 7.40　磨薄上鼓室骨质

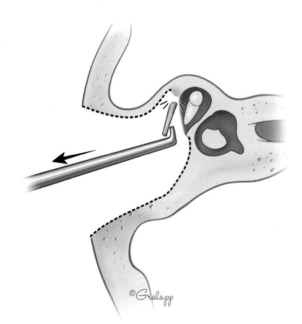

图 7.41　去除听骨链上方薄骨片

7.4　乳突根治术并发症

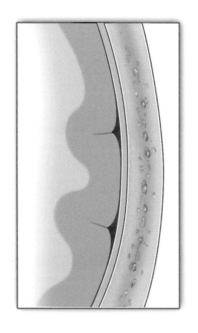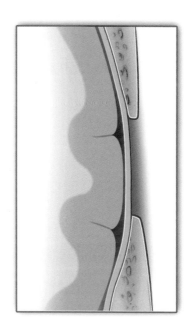

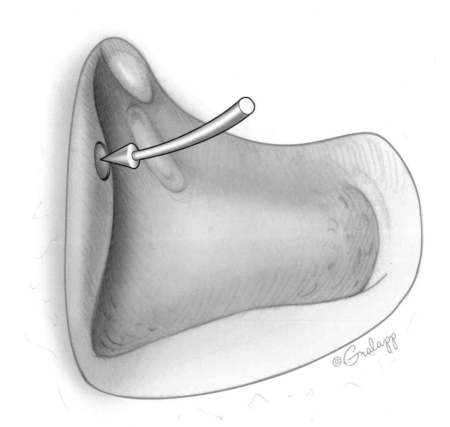

图 7.42　在胆脂瘤手术中由于病变侵蚀或磨骨，天盖硬脑膜暴露相当常见，多数情况下硬脑膜都是完整的。如发生出血，可用肾上腺素吸收性明胶海绵压迫。因电凝易损伤硬脑膜，应避免使用。脑脊液漏需要进行修补

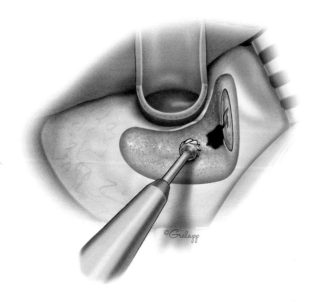

图 7.43 切割钻易致硬脑膜损伤，粗金刚砂钻头能很好地暴露天盖且不易损伤硬脑膜

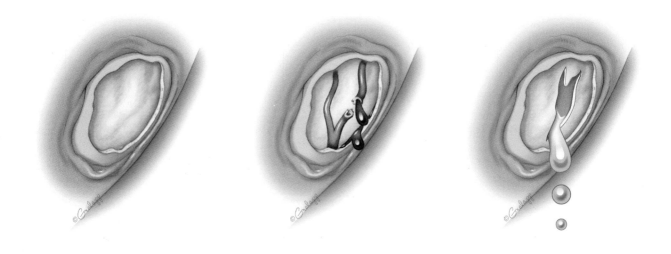

图 7.44 当硬脑膜暴露出血后，最佳方法是使用肾上腺素吸收性明胶海绵压迫止血，电凝可能导致硬脑膜损伤，应避免使用。脑脊液漏需要进行修补。破损较小可以经乳突从下方修补；如损伤较大或难以从下方封堵，则在上方（经中颅窝硬膜外）进行

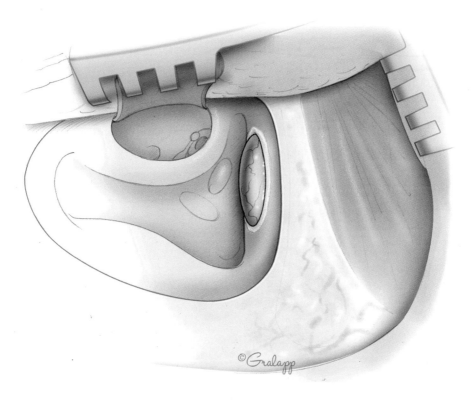

图 7.45　硬脑膜大面积暴露时应进行修补，以免发生脑疝。虽然概率极低，但是开放式乳突根治术后广泛暴露的硬脑膜理论上仍有可能在日后活动中受损

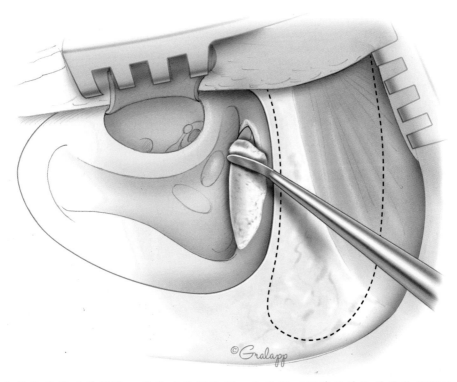

图 7.46　用自体骨粉修补天盖裂缝以覆盖硬脑膜缺损。小缺损可用填补骨粉并覆盖筋膜的方式修补。当缺损较大时，可能需要使用旋转肌瓣来加强修补。图示为颞肌骨膜瓣的轮廓

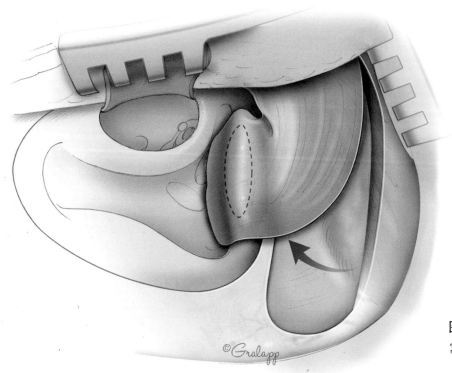

图 7.47 颞肌骨膜瓣修补中颅窝硬脑膜缺损

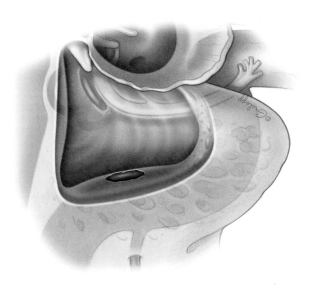

图 7.48 乳突手术中乙状窦暴露较为常见

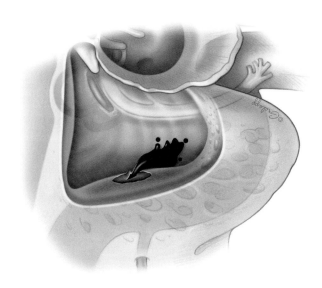

图 7.49 乳突手术中乙状窦出血并不常见，但耳科医生应当知道如何处理

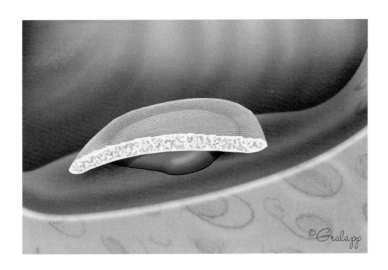

图 7.50　填塞止血可以有效控制乙状窦出血。作者使用 Surigcel（一款止血纱布的注册商标）覆盖 Floseal（一种明胶凝血酶颗粒），将其在出血处压迫几分钟，通常可以有效控制出血。此法在神经外科手术中较为常用，很少用于常规耳科手术

7.5　面神经隐窝径路

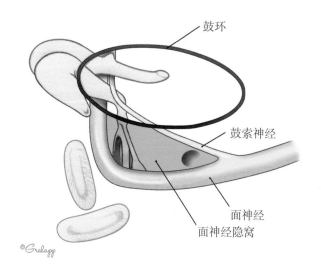

图 7.51　面神经隐窝及由此开口所显露中耳结构的位置关系

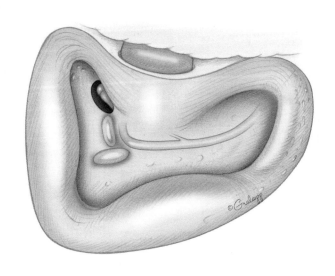

图 7.52　面神经隐窝与乳突的位置关系

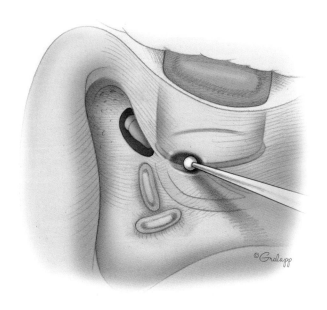

图 7.53　过度担心面神经可能导致手术径路过于靠外，增加鼓环受损的风险

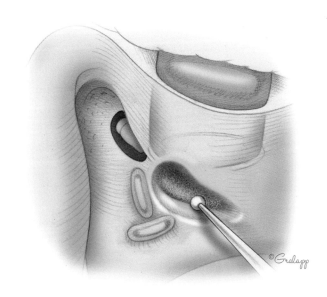

图 7.54　磨开面神经隐窝时需用大量生理盐水冲洗以降低面神经热损伤的风险。通常先识别面神经并保留部分较薄的骨质

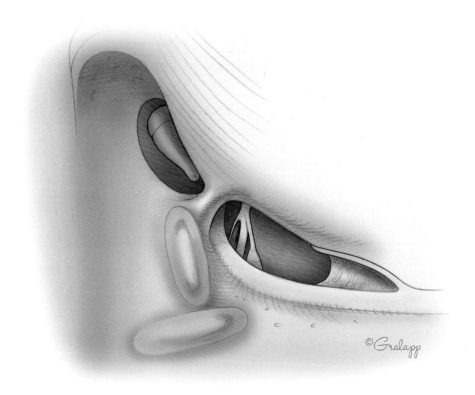

图 7.55 面神经隐窝显露完成，显露镫骨及锥隆起

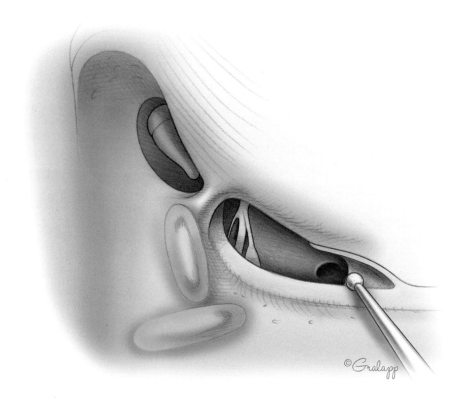

图 7.56 面神经隐窝向下延伸以显露圆窗，常见于耳蜗植入

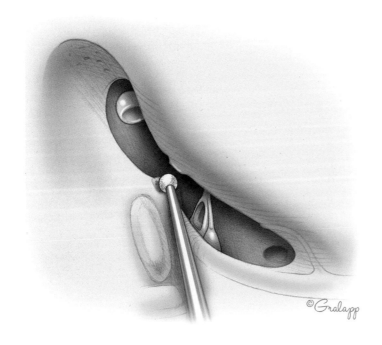

图 7.57 砧骨缺如时可去除剩余支撑骨，扩大乳突与中耳间的引流，降低鼓窦入口阻塞的风险

7.6　乳突根治术中面神经保护

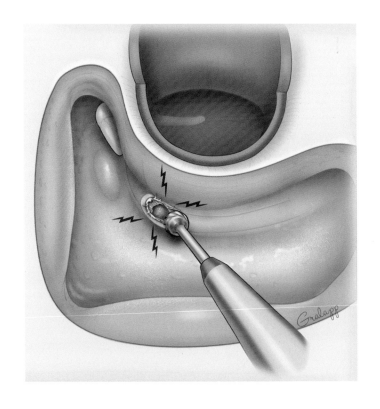

图 7.58　磨钻损伤面神经外膝部,此为乳突手术中面神经常见的受损位置

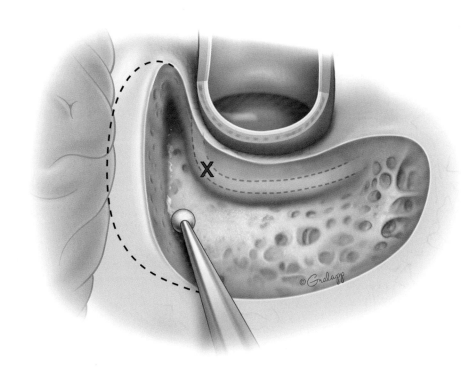

图 7.59　未定位天盖造成磨钻位置过于靠下,增加了面神经外膝部损伤的风险

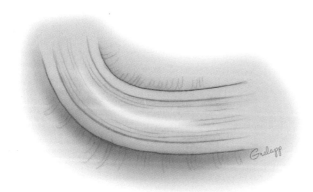

图 7.60　正常面神经外膝部

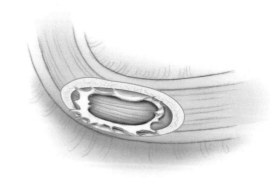

图 7.61　磨钻损伤神经外膜，神经纤维仍完整

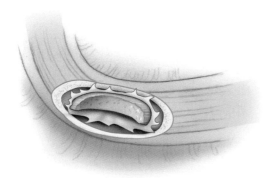

图 7.62　切割钻损伤部分神经纤维

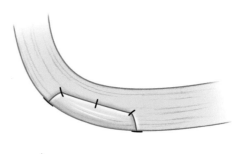

图 7.63　神经移植修复部分损伤

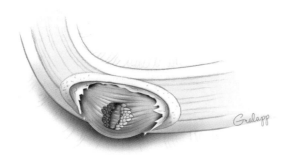

图 7.64　神经部分损伤所致神经肿胀

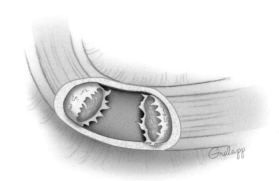

图 7.65　神经横断损伤

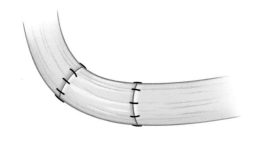

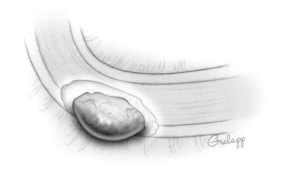

图 7.66　横断损伤的神经移植。将移植段置于面神经管内，间断缝合，亦可用组织胶水黏合

图 7.67　磨钻损伤后肿胀突出的面神经

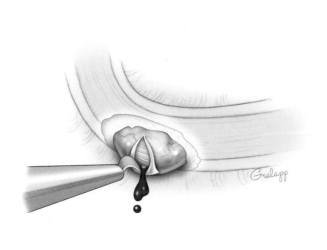

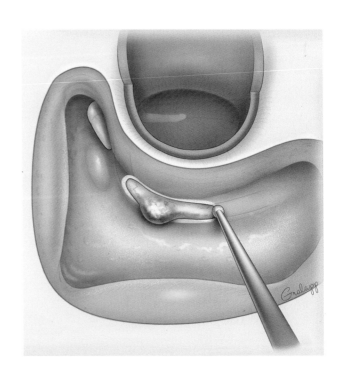

图 7.68　切开神经外膜释放神经内血肿

图 7.69　受损面神经肿胀部位骨管近端、远端减压

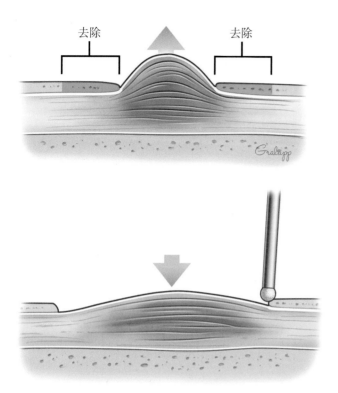

去除　　　　　　　去除

图 7.70　受损神经减压

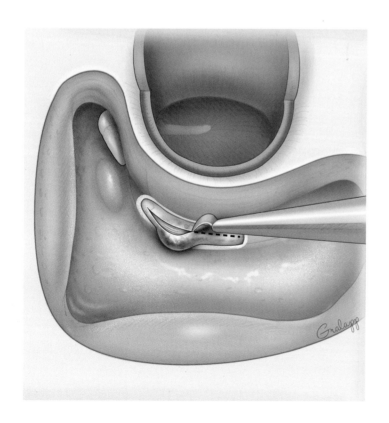

图 7.71　神经鞘膜切开减压尚存争议，目前更倾向于保持神经外膜的完整以保证神经血供

7.7　乳突填充

Robert K. Jackler, Nikolas H. Blevins, Jennifer Alyono

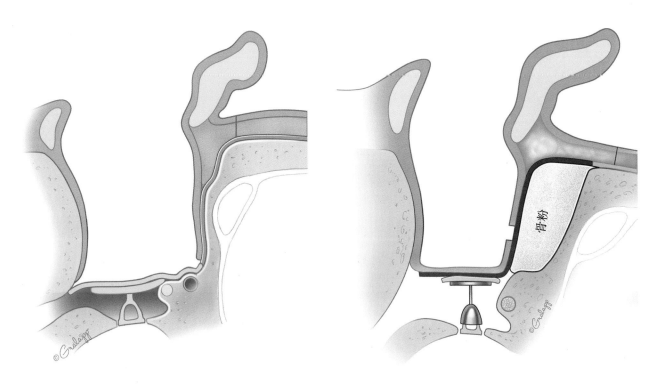

图 7.72　开放式乳突根治术会形成一个残腔，其大小取决于乳突大小。较大的残腔易堆积上皮碎屑且不易排出

图 7.73　自体骨粉填充乳突减小残腔剖面图，应使用较大的筋膜以完整覆盖骨粉

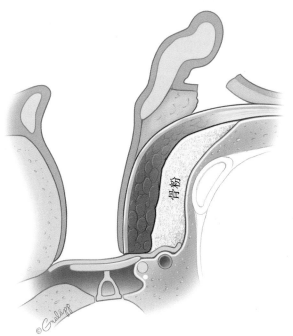

图 7.74　联合使用颞肌筋膜瓣覆盖骨粉的方式行乳突填充

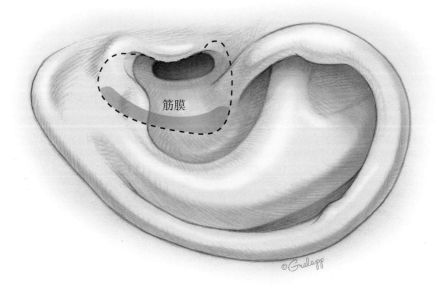

图 7.75 较小的残腔可用筋膜
或骨膜瓣填充

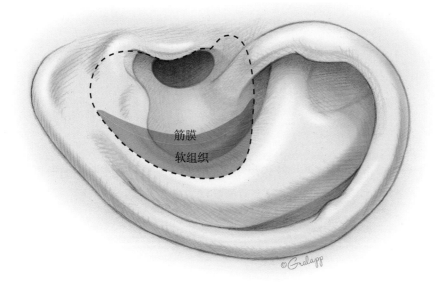

图 7.76 较大的残腔需要筋膜
和肌瓣提供更大的填充体

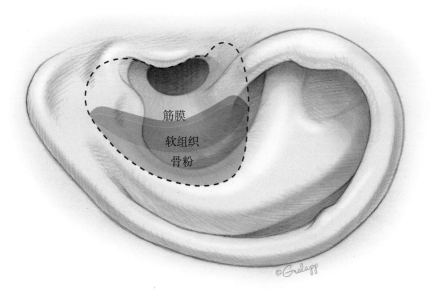

图 7.77 自体骨粉可进一步增
加填充体积

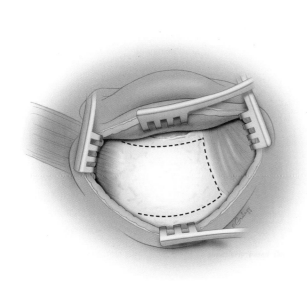

图 7.78　自体骨粉乳突填充术中常制备带在下方骨膜瓣

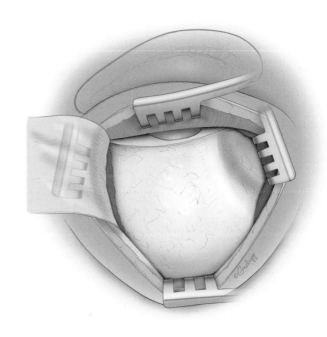

图 7.79　骨膜瓣向下翻转，颞肌向上分离

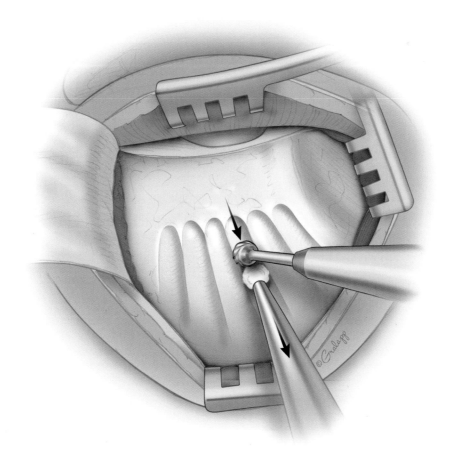

图 7.80　用大切割钻制备骨粉。低速逐渐向皮质施压，制备大而均一、易于收集的骨粉。在进入中耳腔前制备骨粉，避免进入气房以降低收集到上皮细胞或致病菌的风险

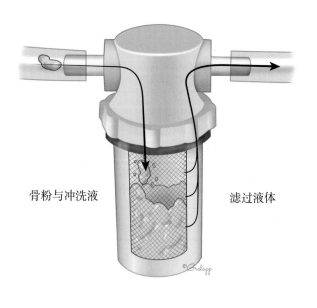

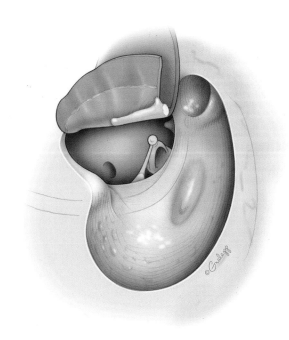

图 7.81 骨粉收集装置与吸引器相连接（如：Sheehy 骨粉收集器）。丝网筛收集骨粉并滤过冲洗液，亦可将收集的骨粉与患者血液混合备用

图 7.82 开放式乳突根治术完成，保留未气化的实性骨质

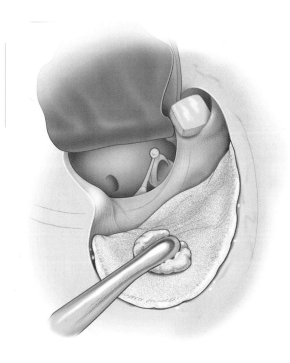

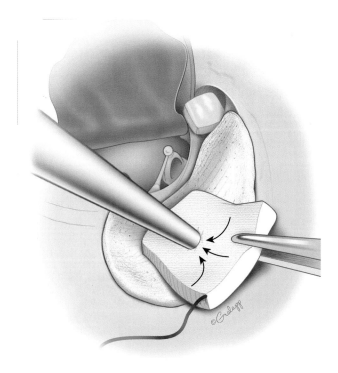

图 7.83 向前铺筋膜（蓝色）及鼓膜外耳道皮瓣，以软骨或骨粉填充上鼓室

图 7.84 将棉纱置于骨粉表面，吸引器透过棉纱吸除多余液体使骨粉更为紧密

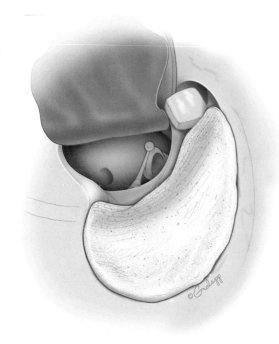

图 7.85　自体骨粉乳突填充完成

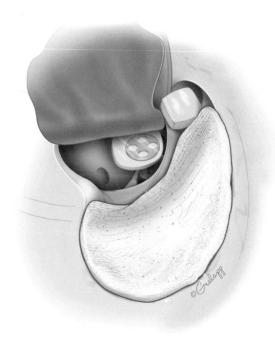

图 7.86　乳突填充完成后，可根据需要进行听骨链重建

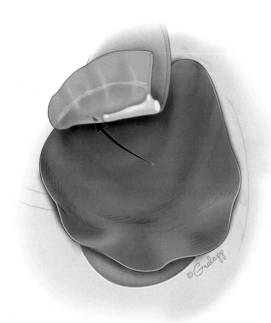

图 7.87　较大的颞肌筋膜可修补任何鼓膜缺损并覆盖骨粉

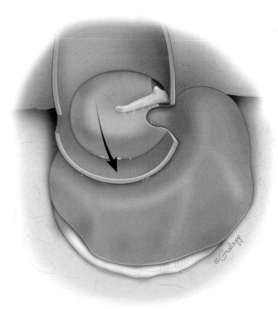

图 7.88　将鼓膜外耳道皮瓣恢复至解剖位置，使其下方的颞肌筋膜覆盖骨粉

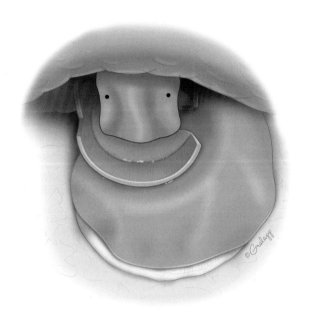

图 7.89　将外耳道后侧皮肤（Koerner 皮瓣）复位，并用可吸收缝线向后固定（以黑点表示）

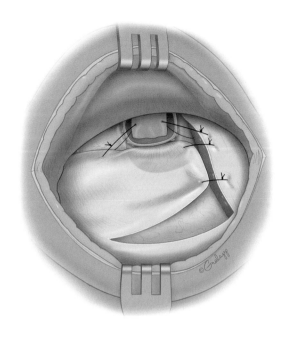

图 7.90　将骨膜瓣向前复位时，注意覆盖乳突侧面仍处于暴露状态的骨粉

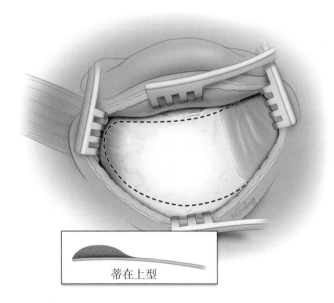

蒂在上型

图 7.91　蒂在上型的乳突填充瓣可由骨膜和筋膜制备，亦可联合使用肌肉组织

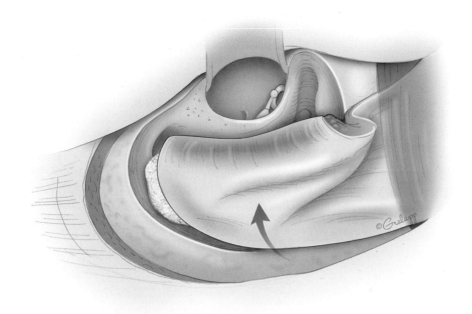

图 7.92　蒂在上型的乳突填充瓣完整覆盖骨粉

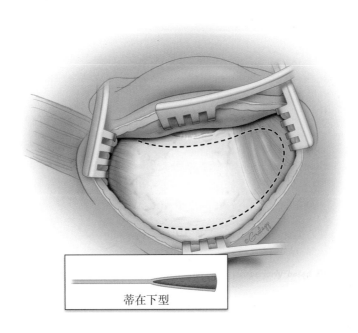

蒂在下型

图 7.93　蒂在下型的乳突填充瓣可由骨膜和筋膜制备，亦可联合使用肌肉组织

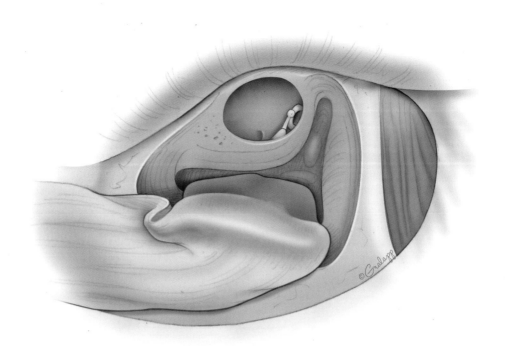

图 7.94 仅由骨膜构成的蒂在下型的乳突填充瓣

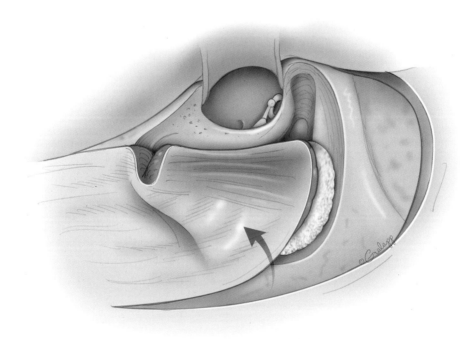

图 7.95 由骨膜和肌肉构成的蒂在下型的乳突填充瓣覆盖骨粉

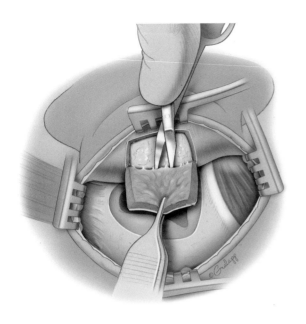

图 7.96 制备乳突填充肌瓣（即 Palva 瓣）

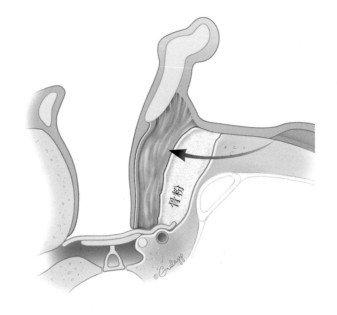

图 7.97 旋转蒂在耳道的乳突填充肌瓣，覆盖骨粉、填充缺损

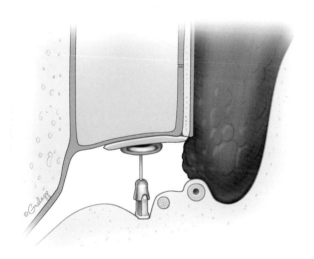

图 7.98 完壁式乳突根治术乳突填充瓣示意图

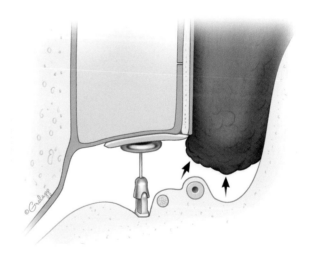

图 7.99 乳突填充瓣回缩

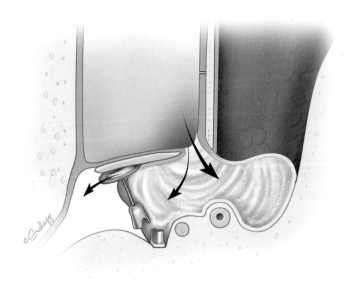

图 7.100　胆脂瘤复发乳突填充瓣回缩。因为存在胆脂瘤复发风险，目前主张仅在开放式乳突根治时才选择填充技术

（孙　宇　王文雯　译）

第8章
胆脂瘤

Robert K. Jackler

8.1 导　言

后天原发性胆脂瘤是一种鼓膜内陷袋样病变，其具有侵蚀性，伴有脱落的角蛋白堆积及明显的骨质破坏倾向。胆脂瘤是由鳞状上皮增殖，亦或中耳黏膜细胞因子异常分泌造成鼓膜袋状内陷而形成仍有争议。胆脂瘤的发生与乳突气化不良关系密切，常伴有化脓性炎症，且好发于双侧。

小部分胆脂瘤患者，特别是依从性较好的成人，可通过定期清理来治疗，而大部分胆脂瘤患者需要手术治疗。胆脂瘤的治疗遵循两项原则，即彻底切除与术腔开放。切除通常包括完壁式乳突根治术联合软骨鼓膜修补。较小的或盾板破坏局限的胆脂瘤可通过相对保守的上鼓室切开来开放术腔。较大的或进行性的胆脂瘤则需要行开放式乳突根治术，并根据乳突残腔的大小行外耳道成型使术腔开放。部分专家主张仅去除有胆脂瘤被覆的部分乳突，而非彻底轮廓化乳突。胆脂瘤侵入严重气化不良乳突时，因乳突腔较小而倾向于开放式手术，而气化良好乳突则常常选择完壁式手术。因根治性切除需清除中耳全部内容物并使鼓室暴露，目前逐渐废弃（本图谱未描述）。由于鼓室黏膜暴露可能导致慢性渗液，应通过重建鼓室结构尽量避免鼓室黏膜暴露。

胆脂瘤易复发，表现为鼓膜再次内陷，好发于初次手术中修补鼓膜所用软骨周边的缝隙。在完壁式手术后，特别是累及双侧时胆脂瘤复发并不罕见。选择手术方式的重要决定因素是对侧耳的状态。复发的第二种原因为残余胆脂瘤基质再次形成胆脂瘤，最常见于初次手术时难以清理的中耳结构中。当胆脂瘤位于难以观察的部位时（例如鼓室窦、卵圆窗、面神经下方或迷路周围气房中），可分期手术。6个月后再次检查时，显微镜下难以辨别的碎片可转变为小的白色珍珠样新生物，此时较易将其完全切除。

先天性胆脂瘤常起源于鼓岬中异位的鳞状细胞巢。早期胆脂瘤常局限于鼓室内并易于彻底切除。如果在儿童期较晚发现，胆脂瘤可累及听骨链及上鼓室，常需要扩大术式，以及制定先切除病灶再重建听骨链的分期手术方案。

延伸阅读

1. Britze A, Møller ML, Ovesen T. Incidence, 10-year recidivism rate and prognostic factors for cholesteatoma. J Laryngol Otol,2017,131(4):319–328
2. Calli C, Pinar E, Oncel S, et al. Measurements of the facial recess anatomy: implications for sparing the facial nerve and chorda tympani during posterior tympanotomy.Ear Nose Throat J,2010,89(10):490–494
3. Castle JT. Cholesteatoma pearls: practical points and update. Head Neck Pathol,2018,12(3):419–429
4. Dornhoffer JL. Retrograde mastoidectomy. Otolaryngol Clin North Am,2006,39(6):1115–1127
5. Jackler RK, Santa Maria PL, Varsak YK, et al.A new theory on the pathogenesis of acquired cholesteatoma: mucosal traction. Laryngoscope,2015,125(Suppl 4):S1–S14
6. Jackler RK. The surgical anatomy of cholesteatoma. Otolaryngol Clin North Am,1989,22(5):883–896
7. Kerckhoffs KG, Kommer MB, van Strien TH, et al. The disease recurrence rate after the canal wall up or canal wall down technique in adults. Laryngoscope,2016,126(4):980–987
8. Kuo CL, Liao WH, Shiao AS. A review of current progress in acquired cholesteatoma management. Eur Arch Otorhinolaryngol,2015,272(12):3601–3609

9. Lim J, Gangal A, Gluth MB. Surgery for cholesteatomatous labyrinthine fistula. Ann Otol Rhinol Laryngol,2017,126(3):205–215

10.Magliulo G, Iannella G. Endoscopic versus microscopic approach in attic cholesteatoma surgery. Am J Otolaryngol,2018,39(1):25–30

11.Mostafa BE, El Fiky L. Congenital cholesteatoma: the silent pathology. ORL J Otorhinolaryngol Relat Spec,2018,80(2):108–116

12.Soldati D, Mudry A. Knowledge about cholesteatoma, from the first description to the modern histopathology. Otol Neurotol,2001,22(6):723–730

13.Westerberg J, Mäki-Torkko E, Harder H. Cholesteatoma surgery with the canal wall up technique combined with mastoid obliteration: results from primary surgery in 230 consecutive cases. Acta Otolaryngol, 2018,138(5):452–457

8.2 胆脂瘤形成机制

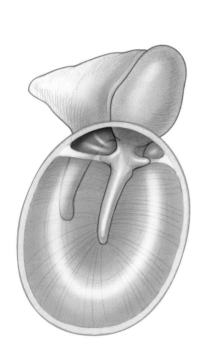
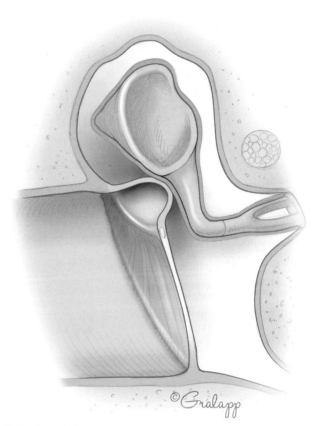

图 8.1 后天性胆脂瘤最初表现为鼓膜内陷袋，常见于鼓膜松弛部

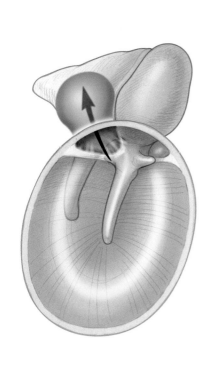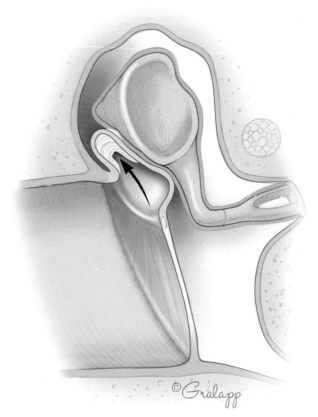

图 8.2　脂瘤沿砧骨体及锤骨头陷入上鼓室，并出现角化物蓄积

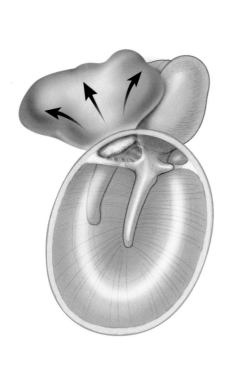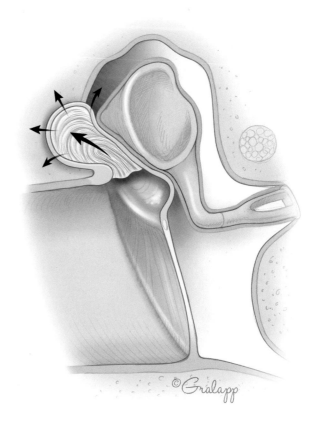

图 8.3　随着病变发展，胆脂瘤内角蛋白继续蓄积，并向鼓窦入口延伸

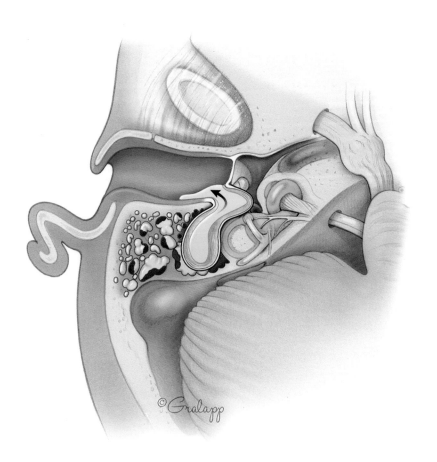

图 8.4 胆脂瘤感染后可通过窦入口侵入乳突。残余气房内可见脓性分泌物及肉芽

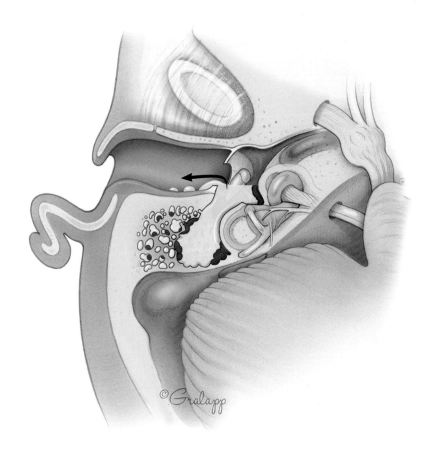

图 8.5 不伴有胆脂瘤的慢性中耳炎

胆脂瘤发病机制相关学说

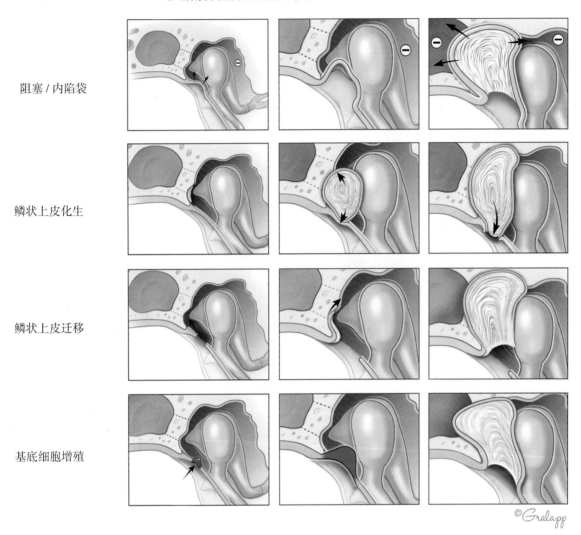

阻塞 / 内陷袋

鳞状上皮化生

鳞状上皮迁移

基底细胞增殖

图 8.6　胆脂瘤发病机制相关学说 [引自 Jackler RK, Santa Maria PL, Varav KY, et al. A new theory on the pathogenesis of acquired cholesteatoma: mucosal traction. Laryngoscope，2015，125(Suppl 4):S1 – S14.]

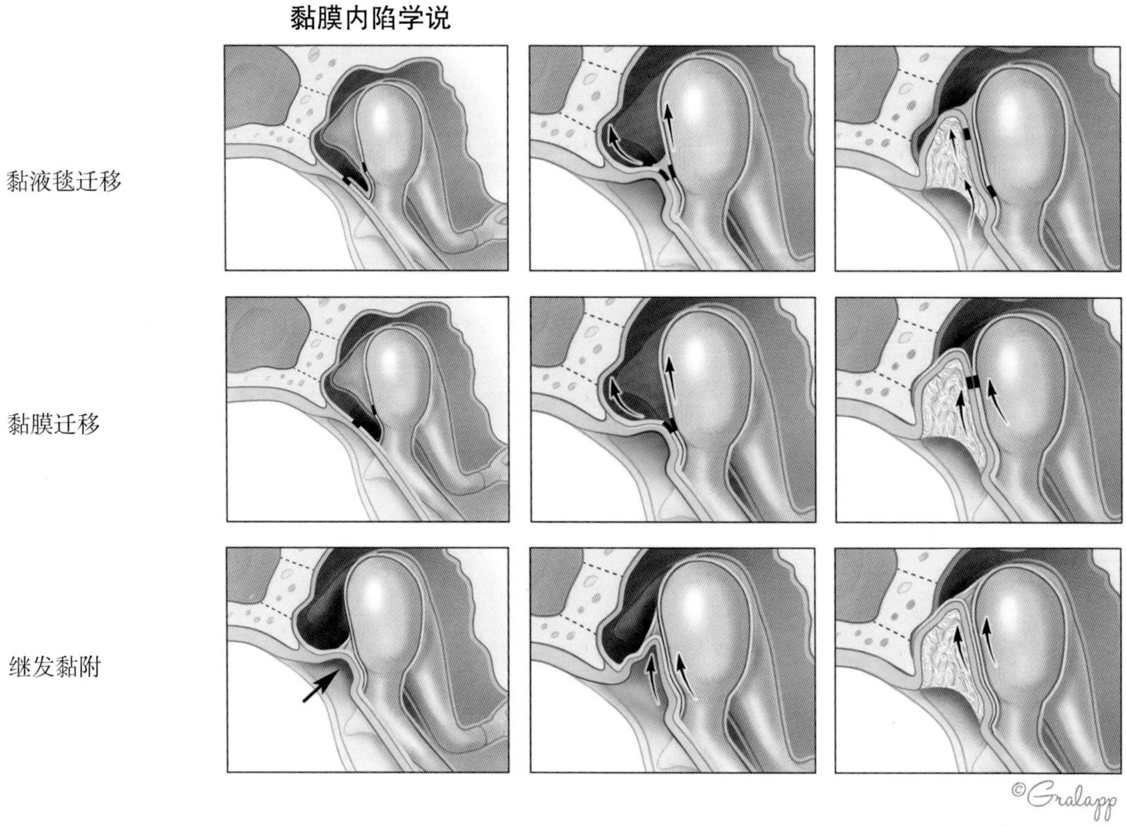

黏膜内陷学说

黏液毯迁移

黏膜迁移

继发黏附

©Gralapp

图 8.7　黏膜内陷学说 [引自 Jackler RK, Santa Maria PL, Varav KY,et al. A new theory on the pathogenesis of acquired cholesteatoma: mucosal traction. Laryngoscope ,2015,125(Suppl 4):S1 - S14.]

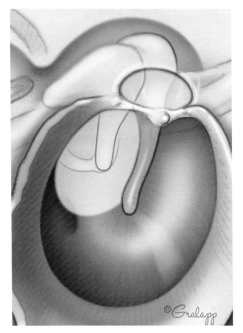

图 8.8　后天原发性胆脂瘤起源于上鼓室、中鼓室后部或两者均有，但几乎从未发生于鼓室的前部或下部。这提示后天原发性胆脂瘤的发生与听小骨密切相关

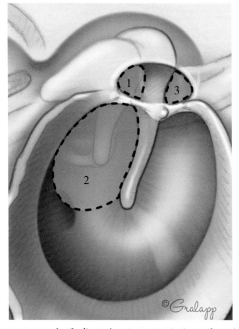

图 8.9　胆脂瘤最常见起源于上鼓室后部（1），其次是中鼓室后部（2），最后是上鼓室前部（3）。有时内陷袋可同时发生于上鼓室后部和中鼓室后部或上鼓室的前后部

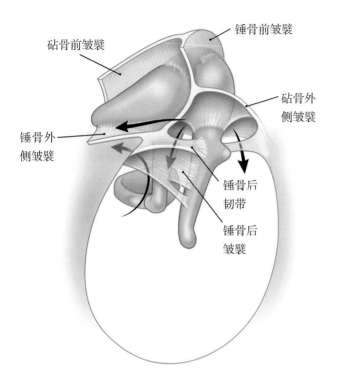

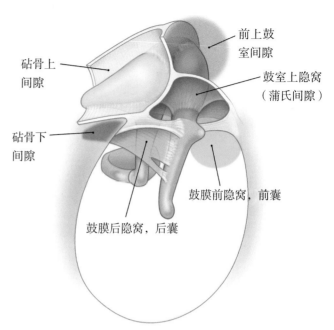

图 8.10　胆脂瘤可通过以上途径侵入中耳腔及乳突。胆脂瘤的生长受限于由第一鳃弓胚胎残留形成的韧带及皱襞组成的鼓室腔范围内（引自 Jackler RK. The surgical anatomy of cholesteatoma. Otolaryngol Clin NA, 1989, 22:883−896.)

图 8.11　胆脂瘤倾向于向由韧带及皱襞分隔出的中耳腔隙生长（引自 Jackler RK. The surgical anatomy of cholesteatoma.Otolaryngol Clin NA,1989,22:883−896)

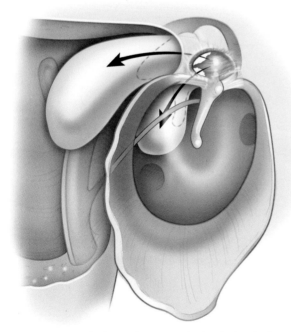

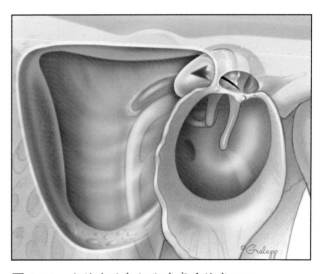

图 8.12　上鼓室后部胆脂瘤穿透上鼓室及中鼓室后部至听小骨外侧（引自 Jackler RK. The surgical anatomy of cholesteatoma.Otolaryngol Clin NA,1989,22:883−896.)

图 8.13　上鼓室后部胆脂瘤穿透鼓窦入口

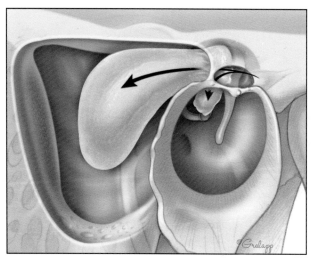

图 8.14　累及乳突的上鼓室后部胆脂瘤穿透上鼓室及听小骨外侧的中鼓室后部图

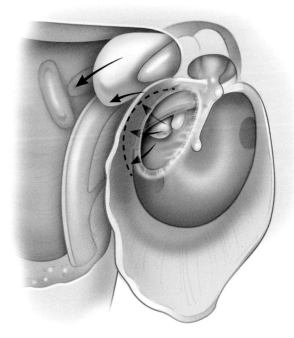

图 8.15　中鼓室后部胆脂瘤侵犯乳突及中耳腔途径。穿透乳突的胆脂瘤位于听骨链内侧。中鼓室后部胆脂瘤常累及鼓膜后间隙：鼓室窦和面神经隐窝（见 8.8 鼓室窦和面神经隐窝胆脂瘤）（引自 Jackler RK. The surgical anatomy of cholesteatoma. Otolaryngol Clin NA,1989,22:883−896.）

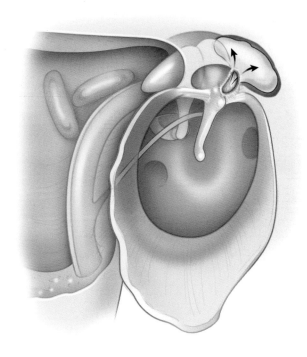

图 8.16　上鼓室胆脂瘤穿透咽鼓管上隐窝，并可能累及面神经的膝状神经节（见 8.9 上鼓室胆脂瘤）（引自 Jackler RK. The surgical anatomy of cholesteatoma. Otolaryngol Clin NA,1989,22:883−896.）

8.3　开放式乳突根治术

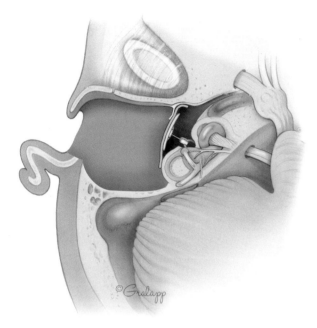

图 8.17　开放式鼓室乳突切除术包含筋膜鼓室成形，软骨移植及部分人工听骨置换

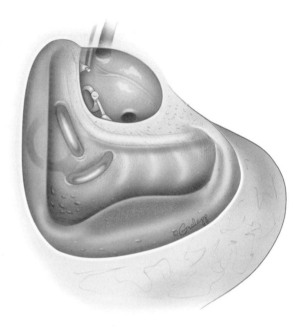

图 8.18　中耳重建前的开放式乳突根治术腔

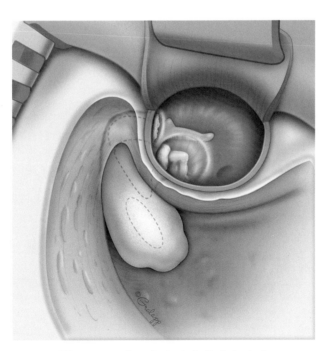

图 8.19　累及乳突的上鼓室胆脂瘤

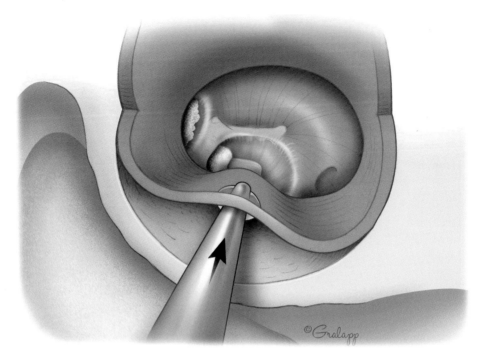

图 8.20 掀起耳道鼓膜瓣

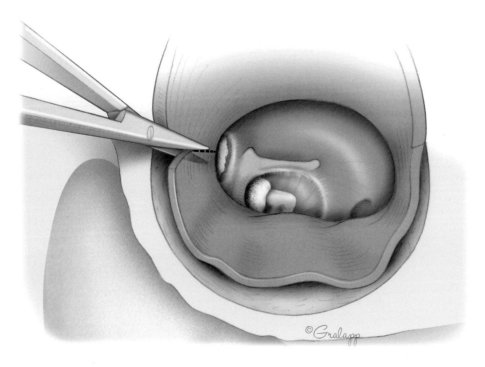

图 8.21 于耳道上方切口并进入胆脂瘤内陷袋。下方不做切口

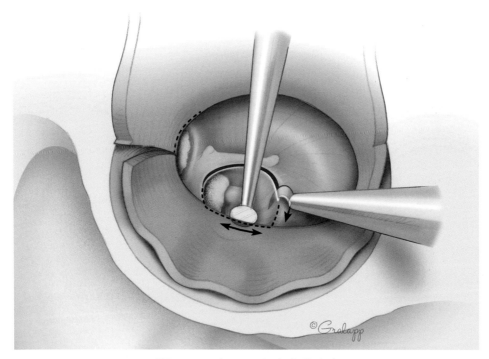

图 8.22　切开胆脂瘤囊袋边缘

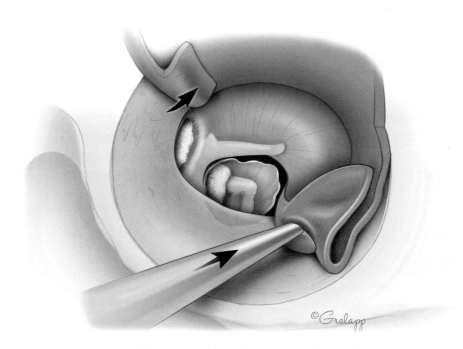

图 8.23　沿切口向下掀起耳道鼓膜瓣

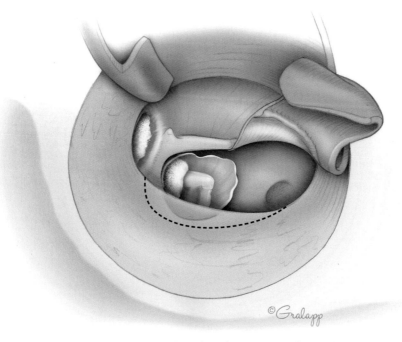

图 8.24   去除盾板以暴露前庭窗，确定听骨链是否完整

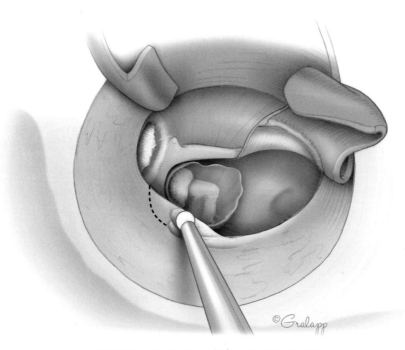

图 8.25   去除盾板（骨性耳道后上壁）

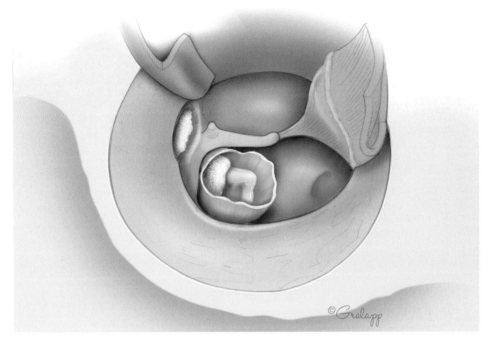

图 8.26　完全暴露砧骨及镫骨，图中所示关节存在，但常遭破坏

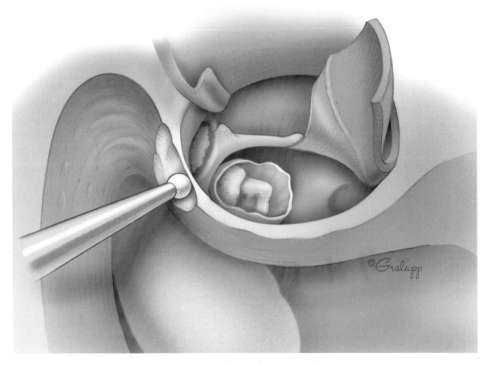

图 8.27　磨除外耳道后壁

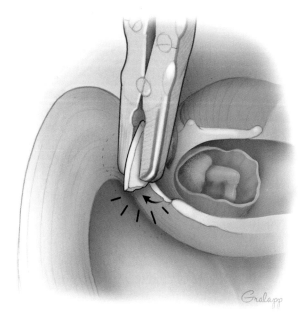

图 8.28 用咬骨钳去除外耳道骨壁

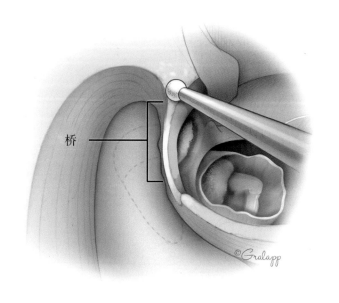

图 8.29 "桥"即上鼓室上方的弓状骨壁

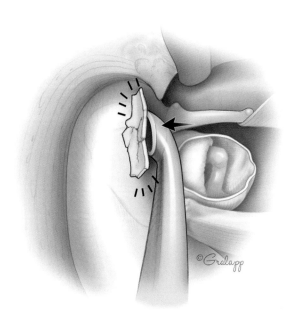

图 8.30 "断桥"后显露胆脂瘤。将磨钻更换为刮匙操作以保留听骨链完整

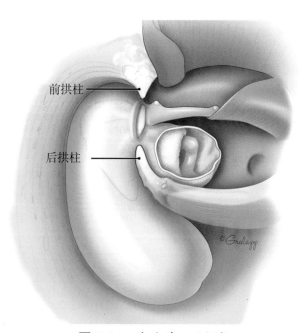

图 8.31 去除前、后拱柱

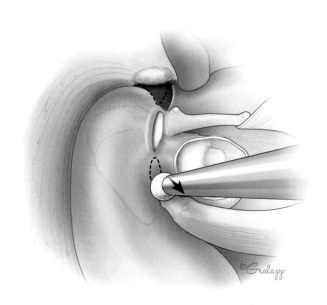

图 8.32 去除前、后拱柱

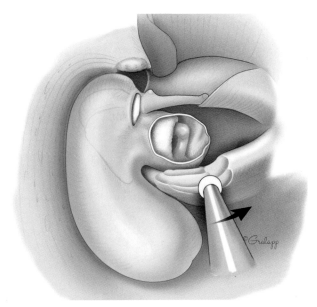

图 8.33 磨低骨性外耳道后壁，亦称面神经嵴，因面神经在其中走行而得名

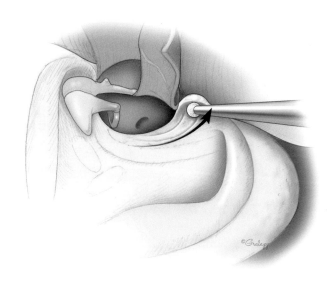

图 8.34 磨低面神经嵴不需要暴露面神经。保留面神经上方 2~3cm 厚度的骨质为最佳

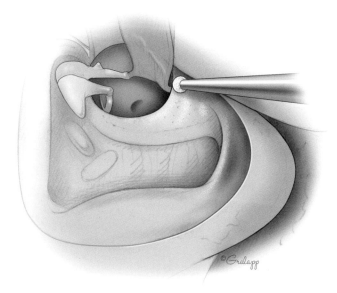

图 8.35 磨低中耳腔底壁至面神经嵴水平（骨性外耳道底部）

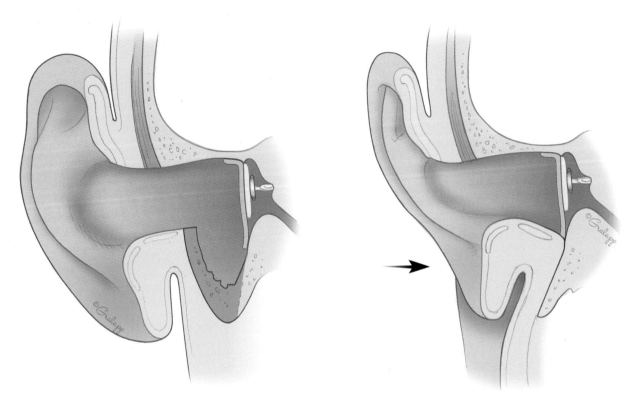

图 8.36   去除乳突尖以缩窄术腔。图示气化良好的颞骨开放式手术后术野

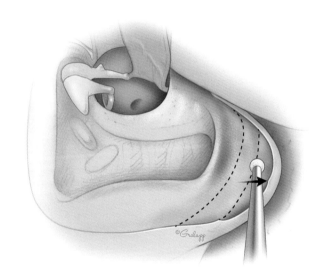

图 8.37   去除乳突尖。面神经与乳突尖关系并不密切：面神经由二腹肌嵴前下方出乳突骨质

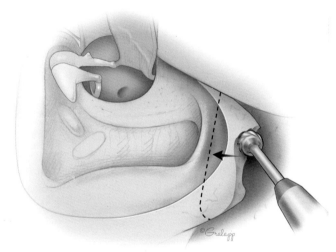

图 8.38   完全去除乳突尖

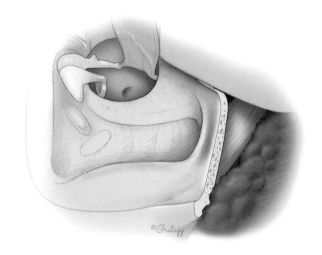

图 8.39　除乳突尖后所见

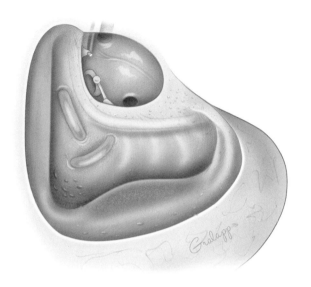

图 8.40　开放式乳突根治术完成后的骨性结构。如今中耳重建基本选择改良乳突根治术，已经很少施行开放中耳的传统乳突根治术，但是当胆脂瘤牢固附着于面神经鼓室段和（或）镫骨底板特别是胆脂瘤进入咽鼓管口时，仍有可能选择传统乳突根治术

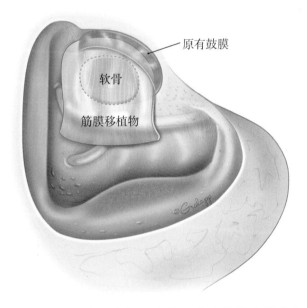

图 8.41　开放式乳突根治术中经典的软骨及筋膜重建。图中未显示皮瓣

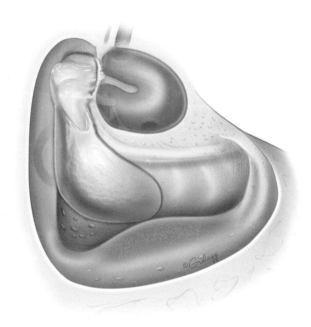

图 8.42　Bondy 改良乳突根治术，可见胆脂瘤位于听小骨头端，无须探查中耳腔。适用于听力良好且病变未累及中耳的患者

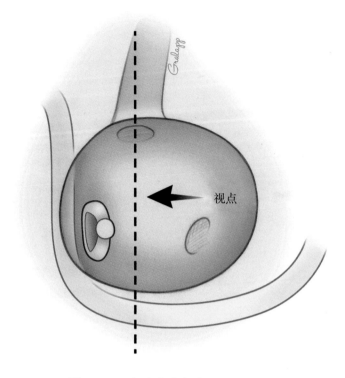

图 8.43　外耳道壁高度的定位

视点

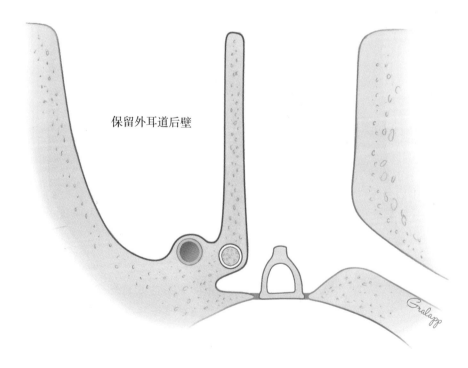

保留外耳道后壁

图 8.44　完壁式乳突根治术

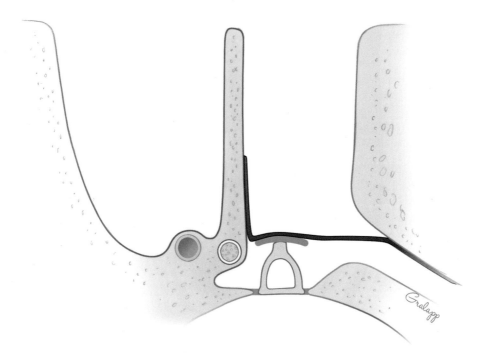

图 8.45　完壁式乳突根治术中鼓膜重建示意图

过高

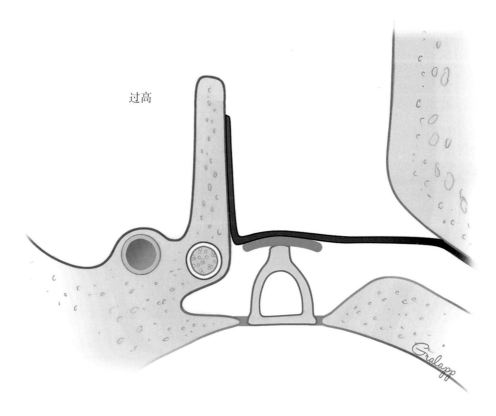

图 8.46　骨性外耳道后壁保留过高（"高面神经嵴"）可导致难以处理乳突腔

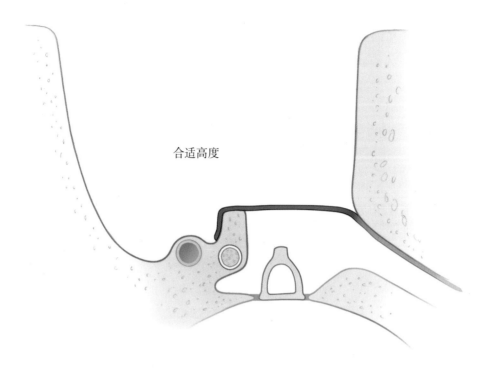

图 8.47   适当保留面神经降部骨质可维持中耳腔容积

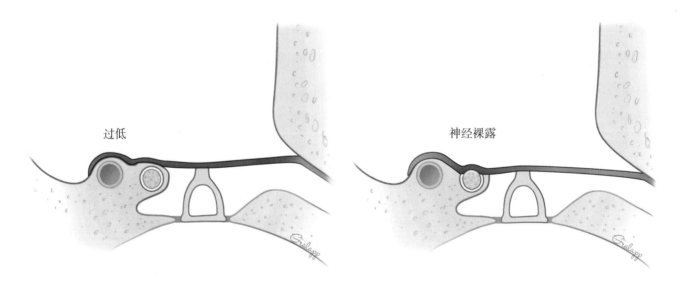

图 8.48   将骨性外耳道后壁磨至面神经水平可导致中耳腔狭窄及瘢痕形成

图 8.49   后期在听骨链重建术时掀起乳突底部皮瓣时可使面神经裸露

8.4　胆脂瘤的显微切除

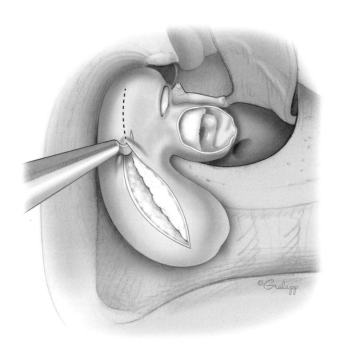

图 8.50　切开胆脂瘤包囊以显露其中的角质

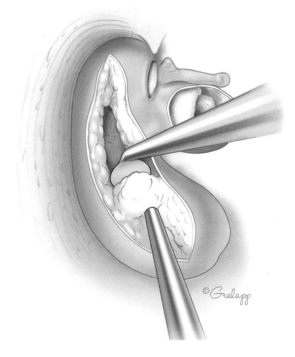

图 8.51　吸去角质

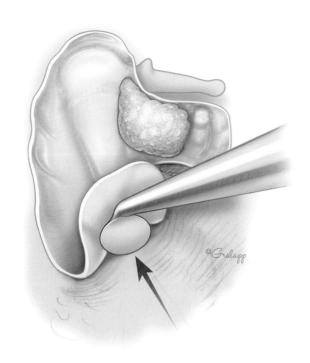

图 8.52　清除乳突底部胆脂瘤包囊。乳突段面神经很少受累，应注意观察有无外半规管瘘

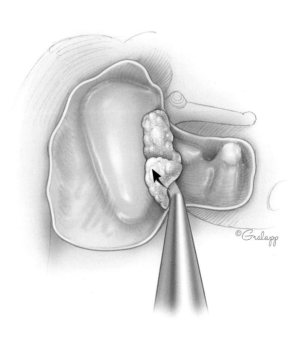

图 8.53　去除黏附于听骨链的包囊内角

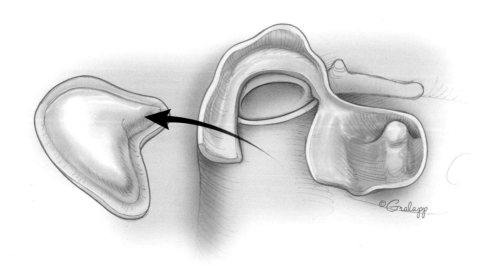

图 8.54 如砧骨长脚已被侵蚀，可将其移除。如听骨链完整，则有必要切断砧镫关节。在开放式乳突根治中，当镫骨固定时，可用一次性鼓膜切开刀切断砧镫关节。当镫骨活动良好时，应使用锋利的刀切断砧镫关节

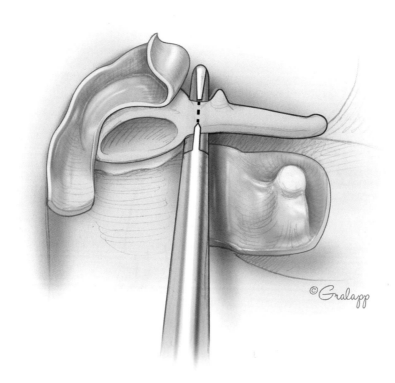

图 8.55 将胆脂瘤基质从锤骨头外侧去除。锤骨钳用于切断锤骨颈，如锤骨颈较粗壮，可先行利用 1mm 金刚砂钻使其变薄后切断

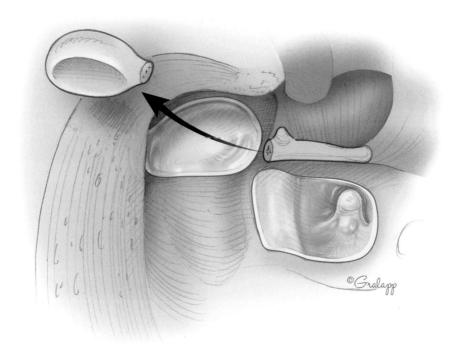

图 8.56　自锤骨颈上移除锤骨头，保留残余鼓膜。见 8.11 去除镫骨胆脂瘤基质技术

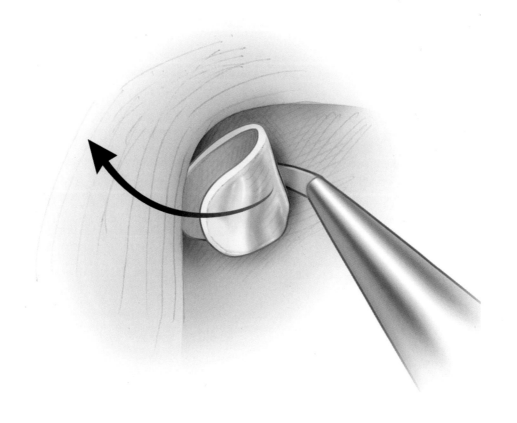

图 8.57　去除自上鼓室前间隙至锤骨头的胆脂瘤

8.5 逆行开放技术

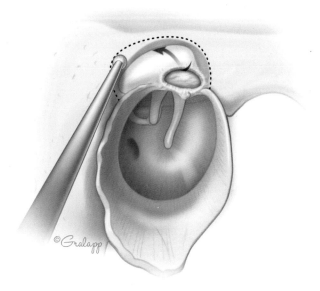

图 8.58 局限于上鼓室的病灶可施行上鼓室切开术

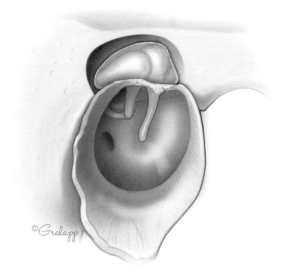

图 8.59 经上鼓室切开术取出上鼓室小胆脂瘤

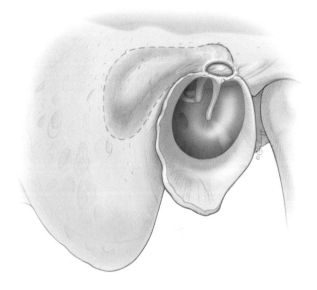

图 8.60 逆行切除术仅去除被覆胆脂瘤的乳突组织
而非完全去除乳突气房

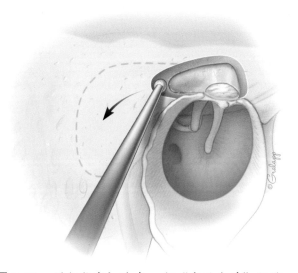

图 8.61 逆行乳突切除术，即"内面向外"径路

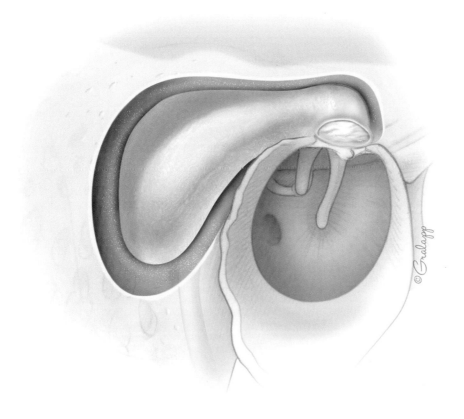

图 8.62　暴露胆脂瘤

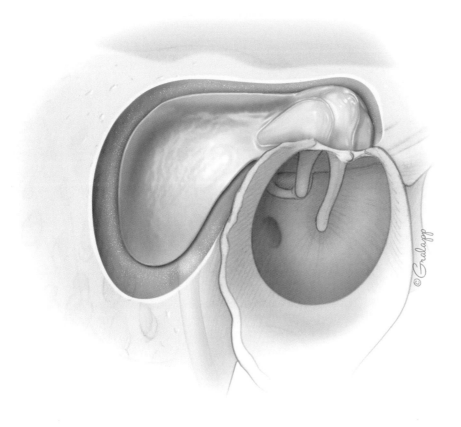

图 8.63　逆行乳突切除术中胆脂瘤已被完全去除。与 Bondy 改良乳突根治术不同的是，该术式不处理未受胆脂瘤累及的乳突

8.6　上鼓室修复

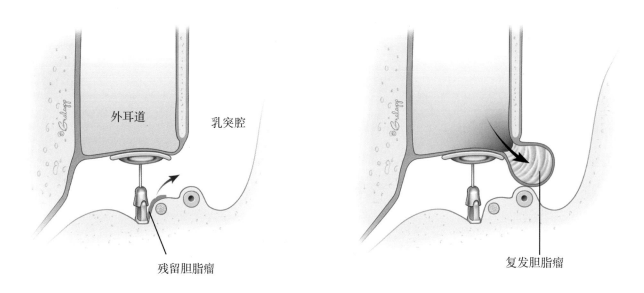

图 8.64　胆脂瘤再发的两种类型：残留和复发。残留为在术中残留鳞状上皮碎片。复发为新的内陷袋形成

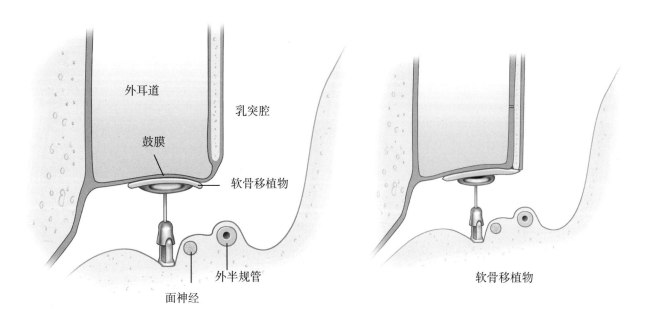

图 8.65　移植软骨与盾板之间留有空隙（左），与盾板相接无空隙（右）。移植软骨与耳道边缘紧密贴合有助于减少胆脂瘤复发

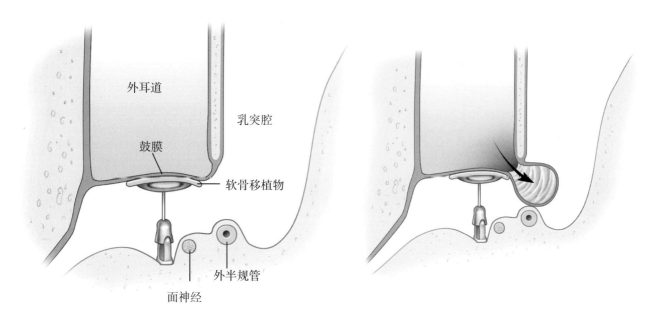

图 8.66 胆脂瘤的复发源于上鼓室未被盾板及移植软骨完全封闭

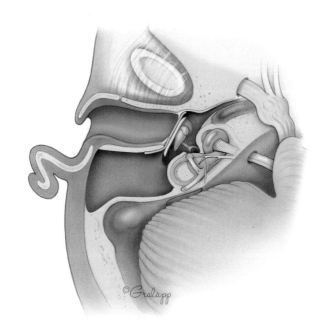

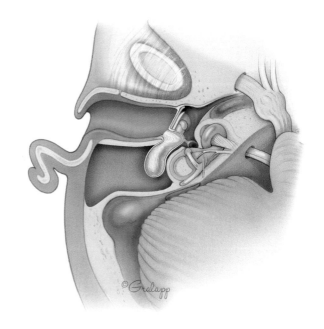

图 8.67 利用筋膜与软骨行鼓膜修补的完壁式乳突根治术

图 8.68 完壁式乳突根治术后胆脂瘤复发。尽管放置良好的软骨移植物可以降低复发风险，但胆脂瘤仍可能复发于软骨和盾板之间的狭窄缝隙。当对侧耳也患有胆脂瘤时，这种类型的复发尤其可能。考虑到双侧受累时完壁式手术后胆脂瘤复发率较高，该部分患者应选择开放式手术

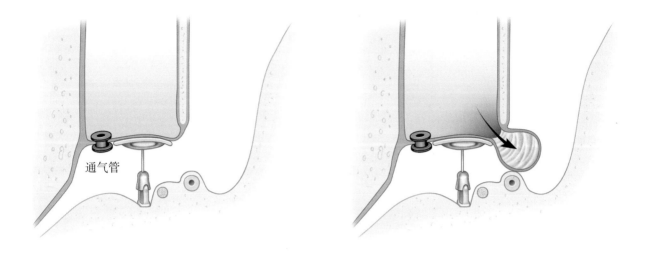

图 8.69　尽管中耳通气良好，但胆脂瘤仍可能复发

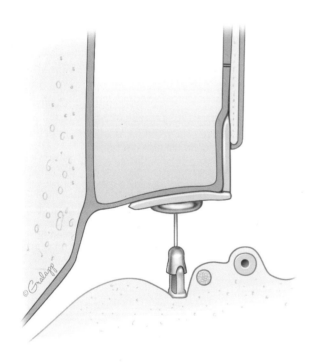

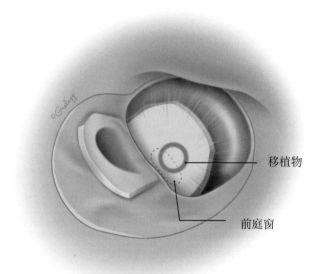

移植物

前庭窗

图 8.71　可利用两片软骨修补鼓膜及盾板缺损

图 8.70　可利用两片软骨修补鼓膜并修复上鼓室缺损

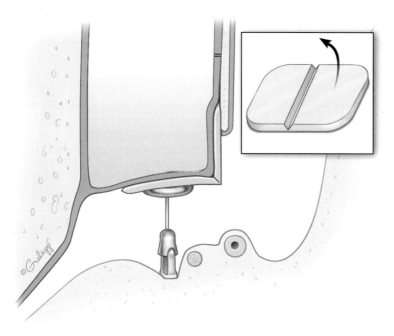

图 8.72 将带有完整软骨膜的软骨折叠修复鼓膜及盾板缺损

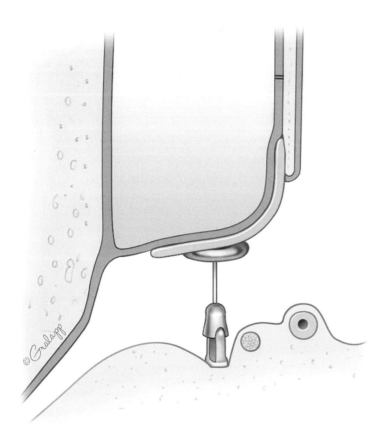

图 8.73 单片软骨修复鼓膜及盾板。注意软骨置于外耳道侧。如将软骨放置在乳突侧，则预防复发效果较差

8.7 胆脂瘤手术中的面神经保护

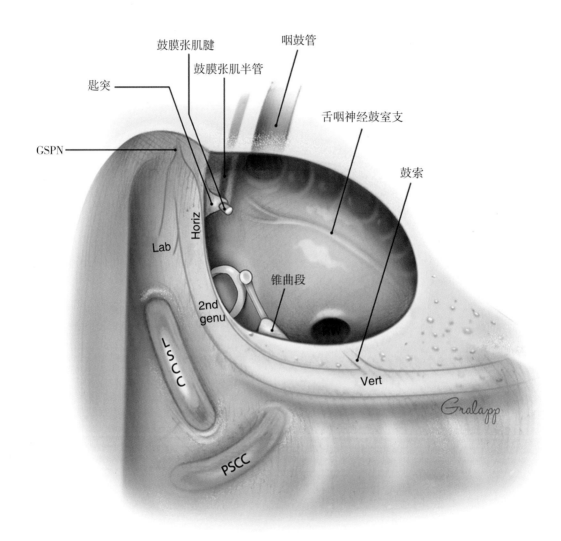

图 8.74 面神经在中耳内壁及乳突底壁走行的示意图。安全高效地进行中耳显微手术的关键是充分理解该解剖。注意镫骨及圆窗与面神经水平段（鼓室段）关系密切。外半规管与面神经水平段平行。匙突位于中耳的前方，紧邻面神经。当上述结构因病变辨识不清时，这些解剖标志对确定面神经非常重要。Lab：迷路段；Horiz：水平段；2nd genu：第二膝（外膝部）；Vert：垂直段（乳突段）；RW：圆窗；LSCC：外半规管；PSCC：后半规管；GSPN：岩浅大神经

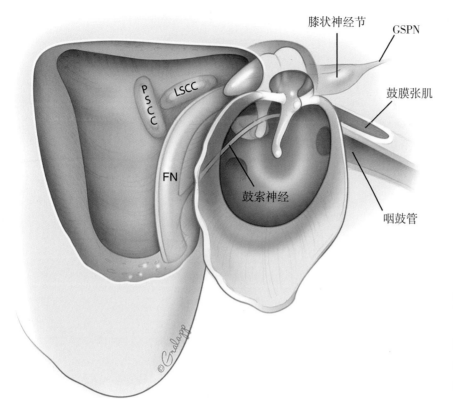

膝状神经节　GSPN

PSCC　LSCC

鼓膜张肌

FN

鼓索神经

咽鼓管

图 8.75　面神经鼓室段与听小骨关系。FN：面神经；PSCC：后半规管；LSCC：外半规管；GSPN：岩浅大神经

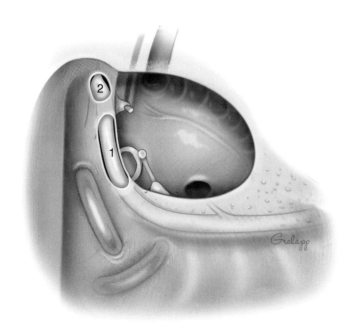

图 8.76　上鼓室后部胆脂瘤易侵蚀镫骨上方的面神经骨管（1）。上鼓室前部胆脂瘤在接近膝状神经节时可向前侵犯面神经（2）。胆脂瘤很少侵蚀乳突段面神经表面的骨性结构

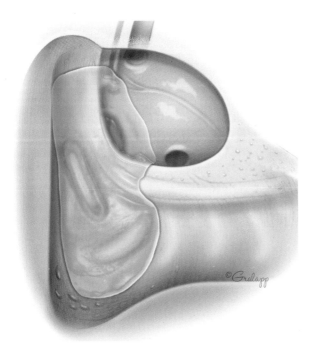

图 8.77 胆脂瘤侵犯镫骨底板、面神经、外半规管及后半规管的典型表现

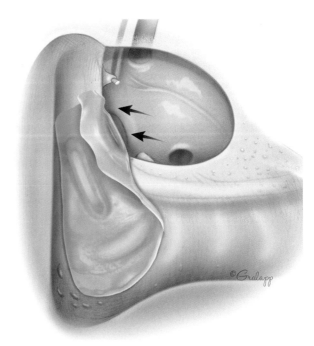

图 8.78 解剖出圆窗（或镫骨）可恒定可靠地定位面神经鼓室段

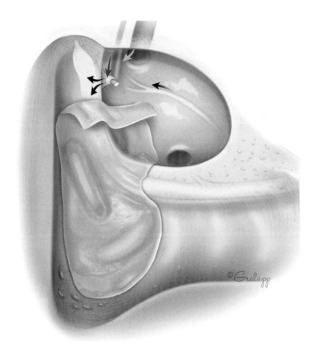

图 8.79 当病变遮盖圆窗时，面神经鼓室段可依次根据鼓室丛（黑色箭头）至面神经鼓室段前方的匙突（紫色箭头）定位。咽鼓管口是定位匙突的有效标志（绿色箭头）

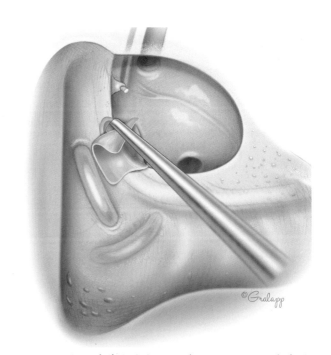

图 8.80 去除骨管尚完整的面神经上方的胆脂瘤基质

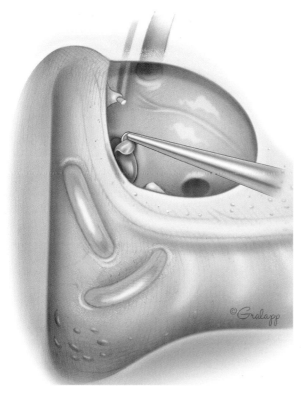

图 8.81 轻柔去除前庭窗上方胆脂瘤，避免镫骨底板脱位。该操作可用砧镫关节刀完成

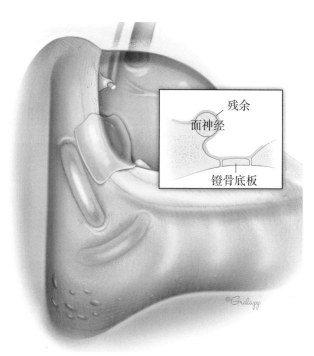

图 8.82 胆脂瘤破坏面神经骨管并包绕面神经

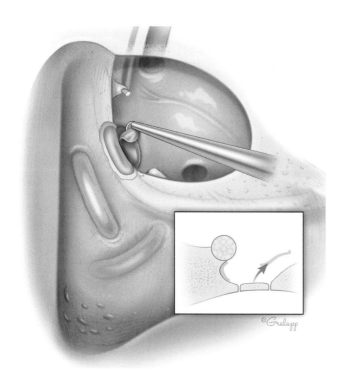

图 8.83 用砧镫关节刀去除镫骨底板胆脂瘤。注意清除残留于裸露面神经骨管下方的胆脂瘤

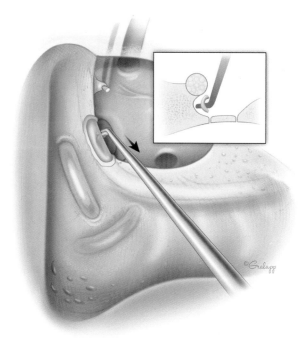

图 8.84 去除面神经下方残留的胆脂瘤。该操作因非直视需轻柔。作者用钩针进行该操作

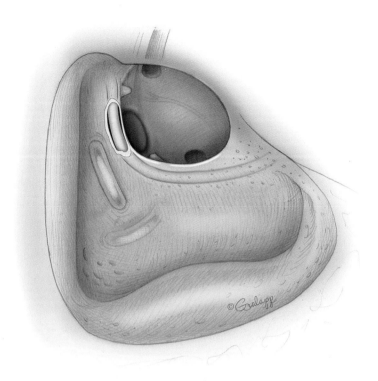

图 8.85 去除胆脂瘤后的镫骨底板及裸露的面神经鼓室段

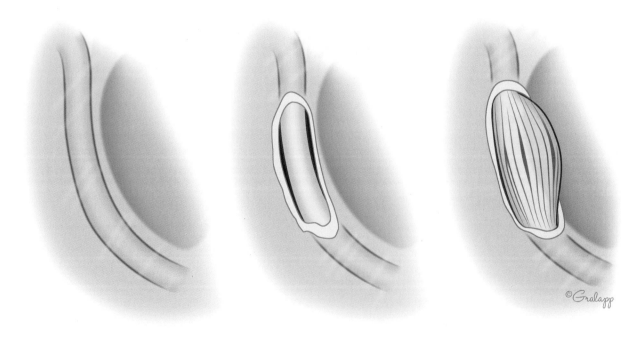

图 8.86 伴发胆脂瘤时，面神经可能存在于骨管内、裸露（先天性或因胆脂瘤破坏）或膨出。如面神经膨出和（或）处于炎性期，清理表面广泛存在的胆脂瘤时必须格外小心

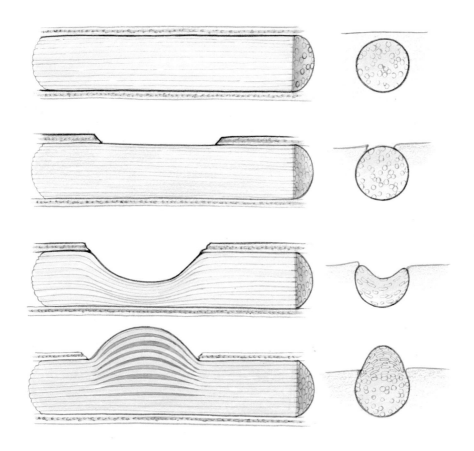

图 8.87　伴发胆脂瘤时，面神经可能于骨管内、裸露（先天或因胆脂瘤破坏）、受压或膨出

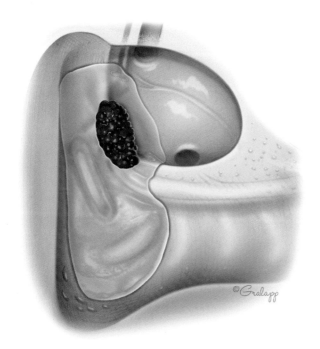

图 8.88　胆脂瘤所致炎性肉芽遮盖前庭窗和面神经

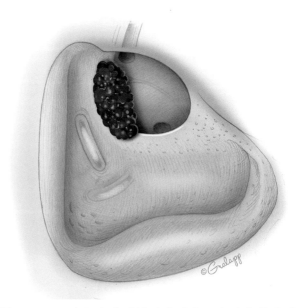

图 8.89　不伴胆脂瘤的慢性中耳炎，炎性肉芽遮盖前庭窗和面神经

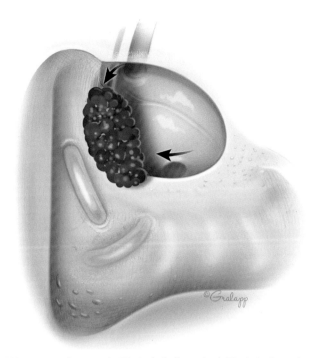

图 8.90 由下至上接近前庭窗，向前接近匙突以定位面神经

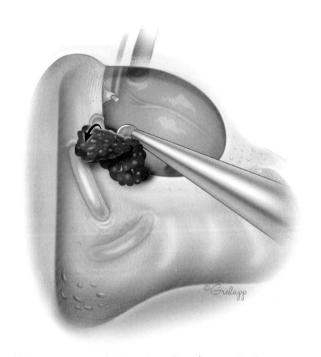

图 8.91 小心移除裸露面神经表面的肉芽组织。如果解剖困难或复杂，则最好分期手术，待炎症减轻后再手术治疗

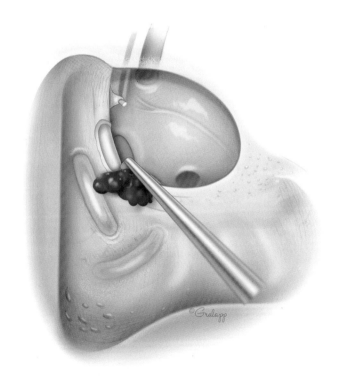

图 8.92 如果神经外膜和肉芽组织之间分界不清，最好暂停手术。当疾病缓解后，肉芽组织通常会萎缩。同样，如有面神经肿胀和膨出，最好分期进行手术

8.8　鼓室窦和面神经隐窝胆脂瘤

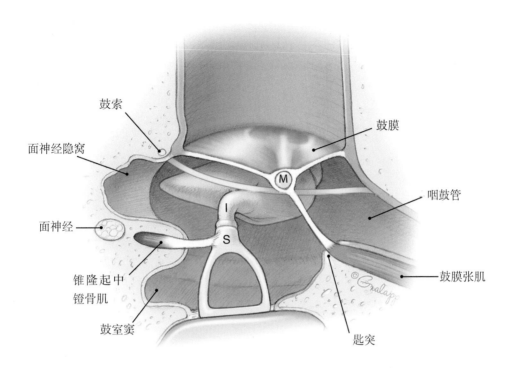

图 8.93　中鼓室后部解剖结构（面神经隐窝和鼓室窦）。M：锤骨；I：砧骨；S：镫骨（引自 Jackler RK. The surgical anatomy of cholesteatoma. Otolaryngol Clin NA ,1989,22:883－896.）

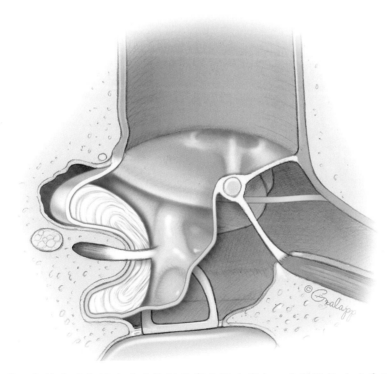

图 8.94　胆脂瘤累及中鼓室后部间隙（面神经隐窝和鼓室窦）。病程较长时砧骨和镫骨上结构常被侵蚀（引自 Jackler RK. The surgical anatomy of cholesteatoma. Otolaryngol Clin NA ,1989,22:883－896.）

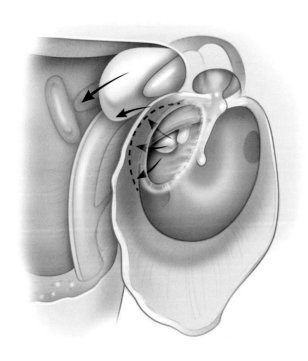

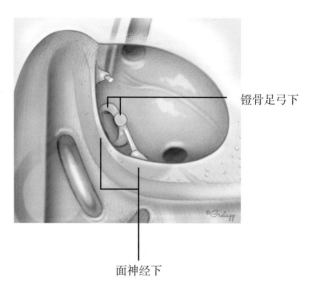

镫骨足弓下

面神经下

图 8.96 术后胆脂瘤最易残留位置为面神经鼓室段下方，涉及镫骨及前庭窗以及中耳腔后部的间隙（面神经隐窝和鼓室窦）

图 8.95 中鼓室后部胆脂瘤侵袭乳突及中耳径路图示。中耳后段三箭头标示胆脂瘤穿透面神经隐窝及鼓室窦（引自 Jackler RK. The surgical anatomy of cholesteatoma. Otolaryngol Clin NA ,1989,22:883–896.）

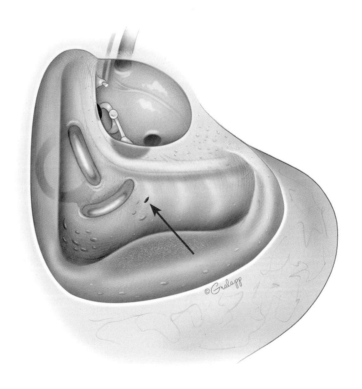

图 8.97 迷路周围气房中胆脂瘤残留。这种情况存在于胆脂瘤侵入气化良好的乳突。因胆脂瘤好发于气化不良型乳突，故这种残留并不常见

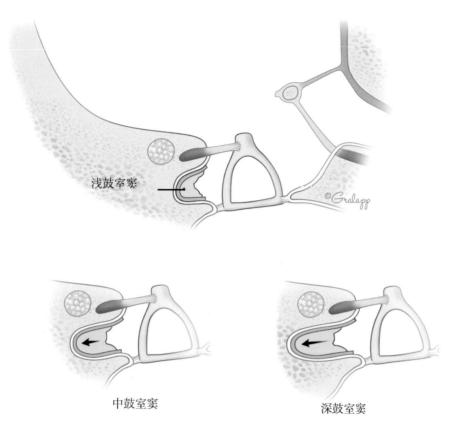

浅鼓室窦

©Gralapp

中鼓室窦

深鼓室窦

图 8.98　鼓室窦深度存在变异，可能浅于面神经或外伸超过面神经

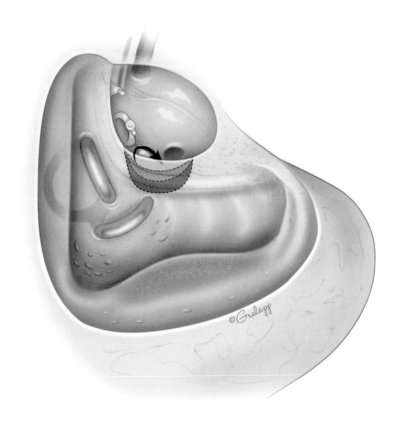

©Gralapp

图 8.99　鼓室窦深度具有变异，可以较浅也可以到面神经后方。鼓室窦的凹陷范围大致从前庭窗至圆窗

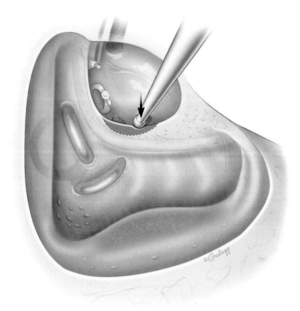

图 8.100 去除鼓沟后端及锥隆起（镫骨肌起源处）骨质可暴露鼓室窦，有利于清除病变

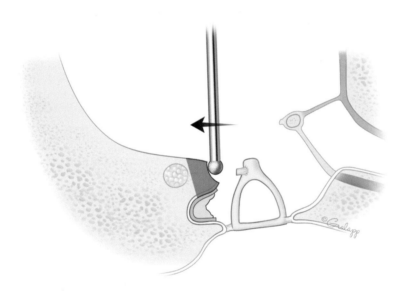

图 8.101 去除鼓沟后端及锥隆起（镫骨肌起源处）骨质可暴露鼓室窦有利于清除病变

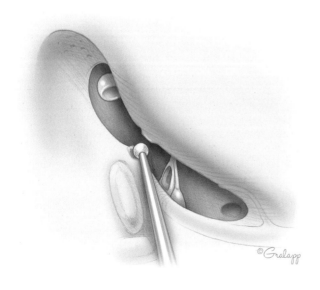

图 8.102 完壁式乳突根治术中，后鼓室胆脂瘤可通过面神经隐窝径路清除。开放式乳突根治术中，面神经隐窝侧壁已开放

8.9　上鼓室胆脂瘤

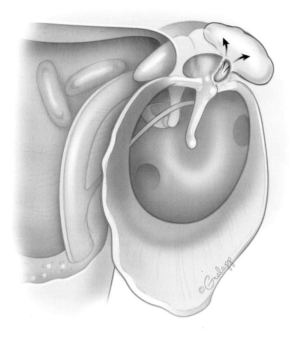

图 8.103　上鼓室胆脂瘤向前至锤骨头，可累及面神经鼓室前段（引自 Jackler RK. The surgical anatomy of cholesteatoma. Otolaryngol Clin NA,1989,22:883–896.)

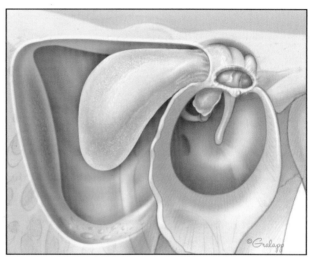

图 8.104　上鼓室前端胆脂瘤可单独发生，但常与上鼓室后部胆脂瘤同时存在

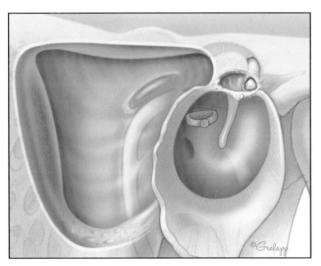

图 8.105　切除上鼓室后部胆脂瘤，完全开放上鼓室，观察锤骨头前端，可发现该处是否存在胆脂瘤

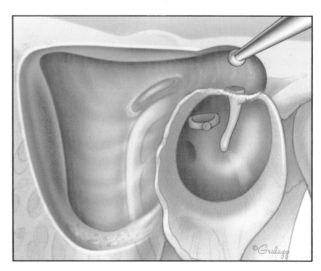

图 8.106　暴露锤骨头前端以辨别并去除上鼓室前部胆脂瘤。锤骨头已切除，由鼓室盖伸出区分上鼓室前后部的骨性分隔（即齿突）亦被去除

8.10　半规管瘘

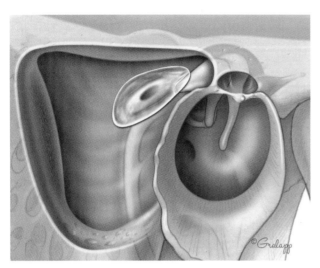

图 8.107　外半规管瘘处的胆脂瘤，可经开放术式切除胆脂瘤并将半规管轮廓化

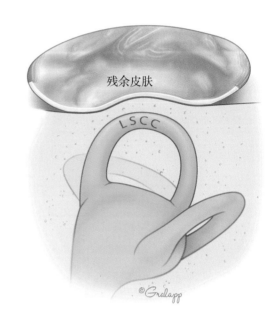

图 8.108　胆脂瘤尚未侵蚀外半规管骨质。因耳囊是全身最坚硬的骨骼，半规管骨质破坏仅发生于晚期侵犯乳突腔的胆脂瘤。周边的密质骨将胆脂瘤引向耳囊，故半规管瘘好发于气化不良的颞骨。LSCC：外半规管

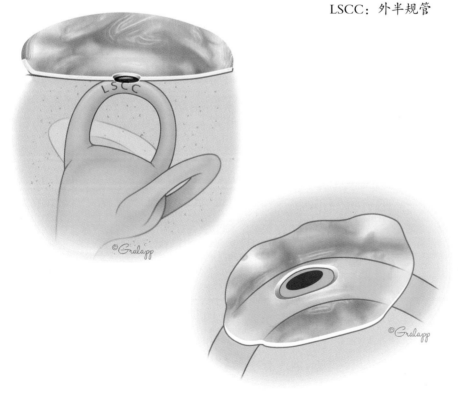

图 8.109　当胆脂瘤侵蚀外半规管时，常见瘘管较小且半规管内膜保持完整。当发现半规管瘘时，应警惕面神经鼓室段骨质破坏。LSCC：外半规管

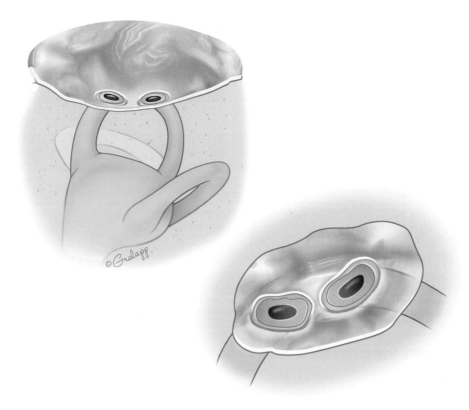

图 8.110　当半规管瘘严重时，胆脂瘤可破入半规管内，增加眩晕及感音神经性耳聋的风险。如半规管内骨膜破裂，修补时需仔细封闭半规管腔

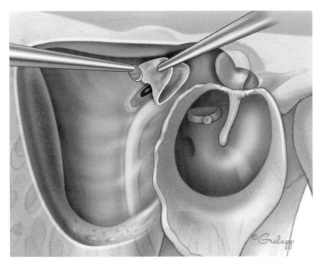

图 8.111　去除外半规管瘘表面的胆脂瘤基质。如未合并炎症，则可轻柔地将其从完整的半规管内膜上移除

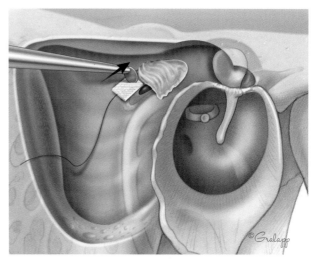

图 8.112　以棉片辅助去除外半规管瘘上的胆脂瘤基质

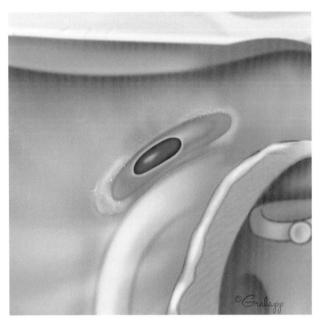

图 8.113　骨内膜完整的外半规管瘘

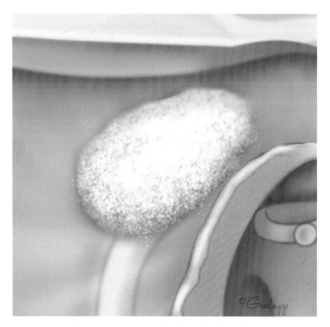

图 8.114　外半规管瘘被覆骨粉

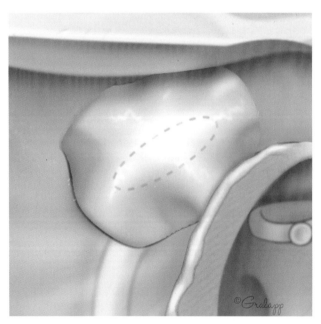

图 8.115　以筋膜覆盖由骨粉修复的外半规管瘘

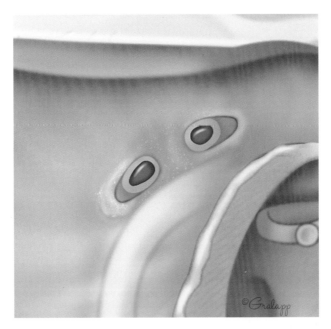

图 8.116　广泛的外半规管破坏，可能是由胆脂瘤破坏由或磨钻损伤

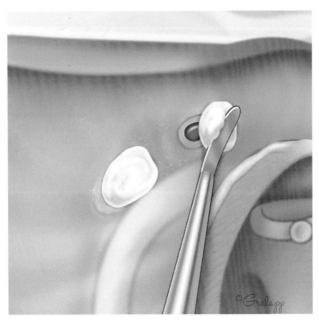

图 8.117　封闭横断的外半规管。插图示骨蜡封闭瘘管口，如有必要填塞半规管腔，封堵时应避免使用耳毒性药物

8.11 胆脂瘤侵犯听小骨

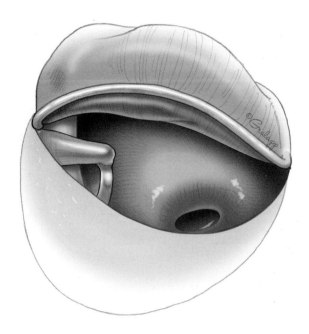

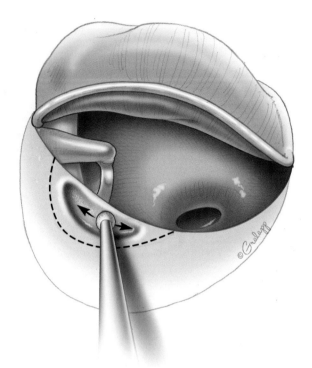

图 8.118 胆脂瘤手术中为暴露镫骨常需去除部分盾板。上鼓室骨性结构缺失过多不利于上鼓室胆脂瘤的治疗，术中应尽量减少骨质去除。内镜辅助有利于骨性结构的保留

图 8.119 胆脂瘤手术中为暴露镫骨常需去除部分盾板

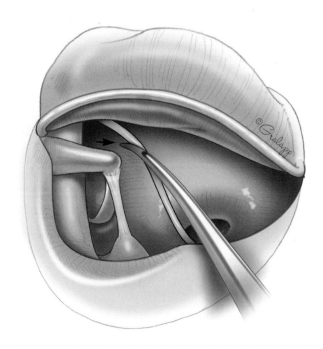

图 8.120 盾板移除后的镫骨及面神经。清除该区域病变需非常轻柔，获取最佳视野非常重要

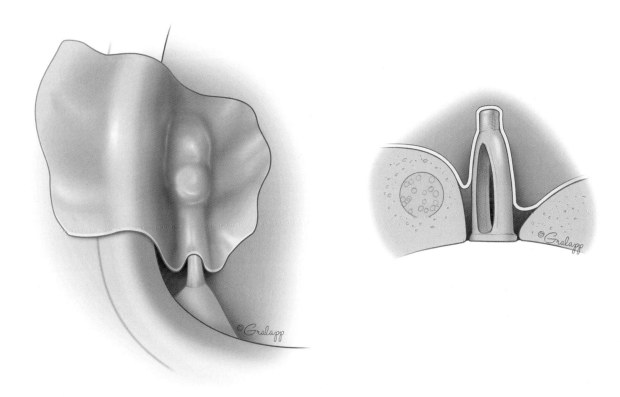

图 8.121　胆脂瘤包裹镫骨上结构及面神经十分常见

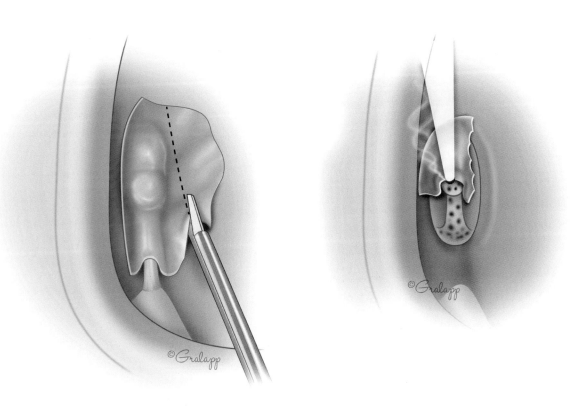

图 8.122　显微剥离胆脂瘤后再以激光去除附着于镫骨上结构的胆脂瘤。应用激光可最大限度减轻对内耳的扰动。因操作部位靠近面神经，保持术区湿润以减轻神经所受的热损伤

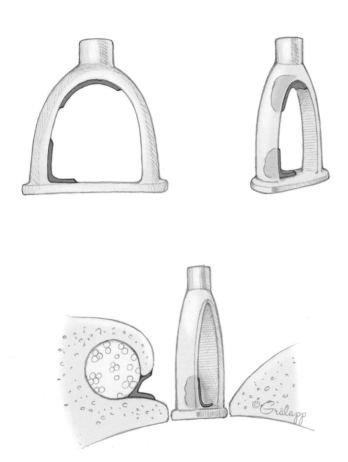

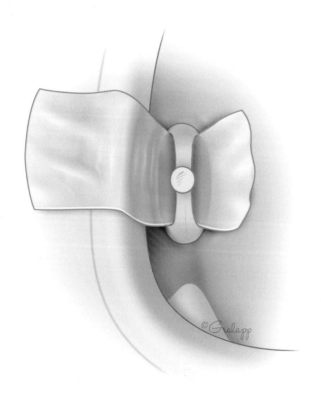

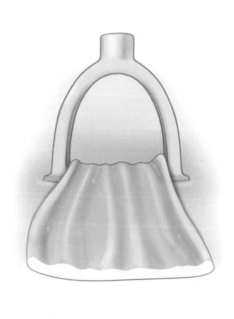

图 8.123 胆脂瘤基质可黏附于镫骨足弓下或底板

图 8.124 去除完整镫骨足弓下方的胆脂瘤基质是对手术技巧的挑战

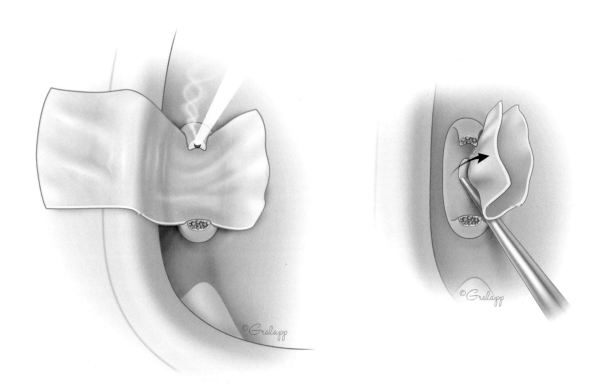

图 8.125　激光去除镫骨上结构以便去除足底板表面胆脂瘤，前脚宜保留足够长度以便听骨链重建

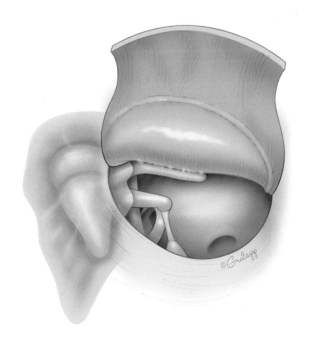

图 8.126　胆脂瘤包裹锤骨头及砧骨体，此时听骨链尚完整，故患者听力常无损失

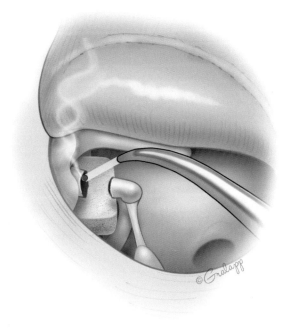

图 8.127　激光切断听骨链以便切除胆脂瘤。注意用吸收性明胶海绵保护面神经

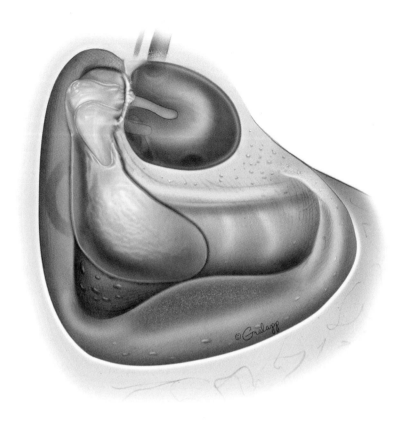

图 8.128　Bondy 改良乳突根治术清除包裹听骨链的胆脂瘤基质。当听力未受损且中耳未受累时可选择该术式

8.12　先天性胆脂瘤

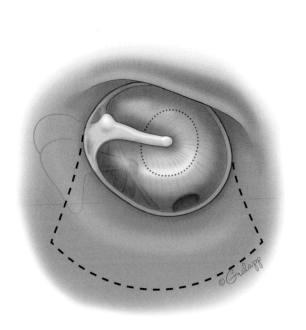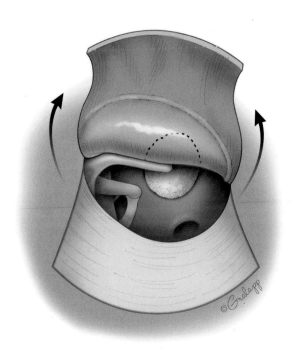

图 8.129　先天性胆脂瘤通常起源于锤骨前部鼓岬上的胚胎残留。标准的后鼓室显露不足以暴露鼓膜的前部

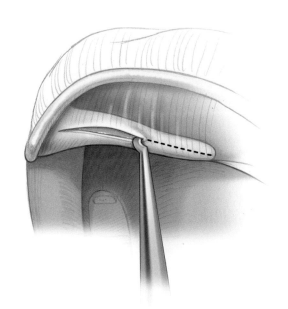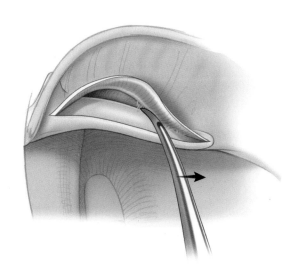

图 8.130　自锤骨掀起鼓膜。锐性分离黏附于鼓脐及短突的鼓膜

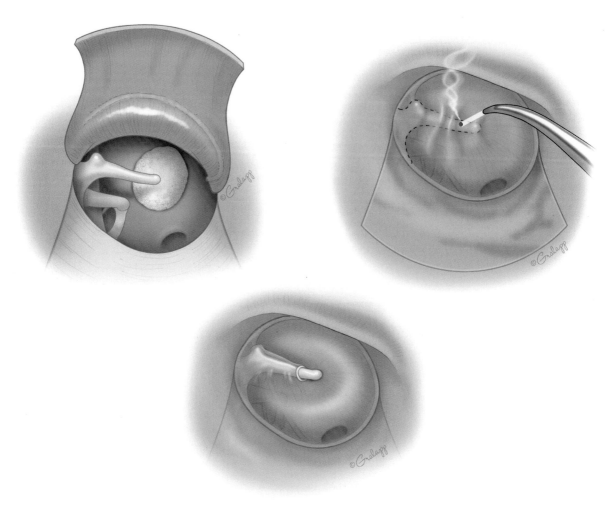

图 8.131　显露先天性胆脂瘤。由于鼓膜张肌的牵拉内移，复位后锤骨未能重新附着于鼓膜上，可用激光切开鼓膜，将锤骨柄套入

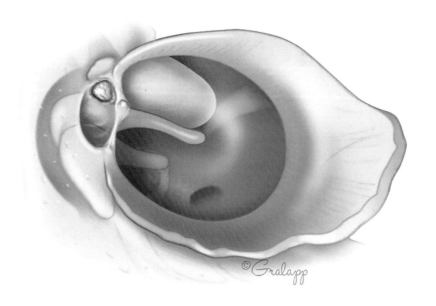

图 8.132　先天性胆脂瘤可穿透前上鼓室

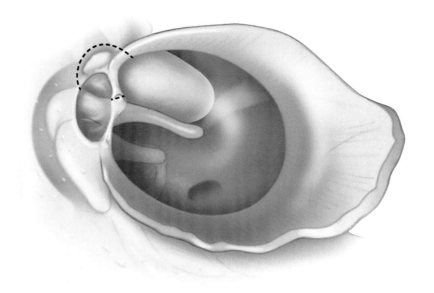

图 8.133　去除骨质以显露上鼓室

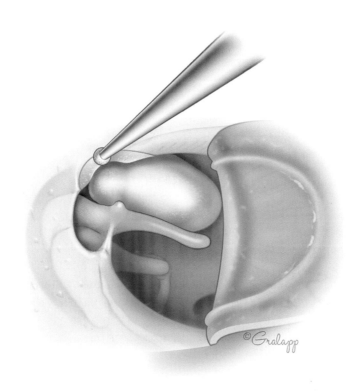

图 8.134　暴露上鼓室。先天性胆脂瘤手术时通常向下掀起鼓膜瓣

（孙　宇　王文雯　译）

第9章
面神经手术

Robert K. Jackler

9.1 导 言

几乎所有耳科手术都有发生面神经损伤的风险，它也是常规耳科手术中最严重的并发症。因此曾有"上帝将面神经置于乳突中，以免外科医生去碰它"的说法。内听道至茎乳孔之间的面神经走行在颞骨内，与耳蜗、半规管、听小骨、前庭窗和颈静脉孔等结构关系密切。为了确保耳科手术安全，同时提高手术疗效、避免因经验不足而对面神经过于谨慎造成手术不彻底，外科医生需要详细了解面神经的正常解剖结构及其与耳科疾病的特征关系。虽然有神经生理监测帮助避免医源性面神经损伤，依然需要外科医生对面神经的解剖了如指掌。外科医生在术中遇到病灶包绕面神经、常用解剖标志不清的情况下，定位面神经是非常重要（见 7.6 乳突根治术中面神经保护和 8.7 胆脂瘤手术中的面神经保护）。

颞骨内面神经损伤的修复通常采用直接修复或神经移植修复。医源性面神经损伤通常发生在鼓室段或外膝部；面神经肿瘤可能发生在面神经全程的任何部位，但最常见于膝状神经节。清洁的利器切割造成的面神经断裂可以直接修复，但这种情况非常少见。大多数的面神经损伤伴有神经缺损，需采用改道缝合或神经移植的方法桥接修复。得益于颞骨内段面神经走行迂曲复杂，有些神经缺损可以通过将神经跨过外膝部基底的方法进行改道吻合。神经移植通常采用耳大神经作为移植材料，其优点是与面神经直径匹配，易获取，术后后遗症只有耳垂感觉缺失等。腓肠神经移植适用于神经缺损较长或需要神经分支移植的缺损，例如超出腮腺丛范围的面神经损伤。

面神经近侧端的缺损常无法修复，最常见于桥小脑角肿瘤切除。此外，还有其他各种治疗方法可以修复面瘫。传统的面神经－舌下神经吻合术在面肌静止时有很好的肌张力，但是运动时有大量连带运动。新的技术取得了不错的疗效，其利用一部分舌下神经来维持肌张力，利用咬肌神经恢复微笑。当长期面瘫使面肌萎缩，或面神经远端分支被切除（如腮腺肿瘤）时，跨面吻合带神经血管股薄肌游离肌瓣移植的方法也能改善面瘫，其缺点是需分期手术。静态或者动态（颞肌）悬吊可以作为其替代方案，特别是对于微血管肌肉移植手术效果不佳的老年患者。

延伸阅读

1. Balaji SM. Temporalis pull-through vs fascia lata augmentation in facial reanimation for facial paralysis. Ann Maxillofac Surg,2016,6(2):267–271

2. Bayrak SB, Kriet JD, Humphrey CD. Masseteric to buccal branch nerve transfer. Curr Opin Otolaryngol Head Neck Surg,2017,25(4):280–285

3. Boahene KO, Owusu J, Ishii L, et al. The multivector gracilis free functional muscle flap for facial reanimation. JAMA Facial Plast Surg,2018,20(4):300–306

4. Garcia RM, Hadlock TA, Klebuc MJ, et al. Contemporary solutions for the treatment of facial nerve paralysis. Plast Reconstr Surg ,2015,135(6):1025e–1046e

5. Hu J, Fleck TR, Xu J, et al. Contemporary changes with the use of facial nerve monitoring in chronic ear surgery. Otolaryngol Head Neck Surg,2014,151(3):473–477

6. Ishii LE. Facial Nerve Rehabilitation. Facial Plast Surg Clin

North Am,2016,24(4):573–575

7. Kim L, Byrne PJ. Controversies in contemporary facial reanimation.Facial Plast Surg Clin North Am ,2016,24(3):275–297

8. Kochhar A, Albathi M, Sharon JD, et al. Transposition of the intratemporal facial to hypoglossal nerve for reanimation of the paralyzed face: the VII to XII transposition technique. JAMA Facial Plast Surg,2016,18(5):370–378

9. Linder T, Mulazimoglu S, El Hadi T, et al. Iatrogenic facial nerve injuries during chronic otitis media surgery. a multicenter retrospective study. Clin Otolaryngol,2017,42(3):521–527

10. Proctor B. The anatomy of the facial nerve. Otolaryngol Clin North Am,1991,24(3):479–504

11. Rozen SM. Facial reanimation: basic surgical tools and creation of an effective toolbox for treating patients with facial paralysis:Part B. Nerve transfer combined with cross-facial nerve grafting in the acute facial palsy patient. Plast Reconstr Surg,2017,139(3):725–727

12. Ryu NG, Kim J. How to avoid facial nerve injury in mastoidectomy?J Audiol Otol,2016,20(2):68–72

13. Slattery WH, Azizzadeh B. The Facial Nerve. New York, NY:Thieme, 2014

14. Socolovsky M, Martins RS, di Masi G, et al.Treatment of complete facial palsy in adults: comparative study between direct hemihypoglossal-facial neurorrhaphy,hemihipoglossal-facial neurorrhaphy with grafts, and masseter to facial nerve transfer. Acta Neurochir (Wien),2016,158(5):945–957, discussion 957

15. Yoshioka N. Differential reanimation of the midface and lower face using the masseteric and hypoglossal nerves for facial paralysis. Oper Neurosurg (Hagerstown),2018,15(2):174–178

9.2　面神经解剖

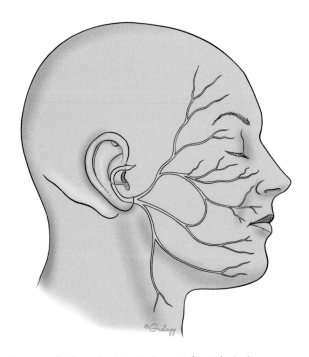

图 9.1　面神经自脑干发出至面部终末分支

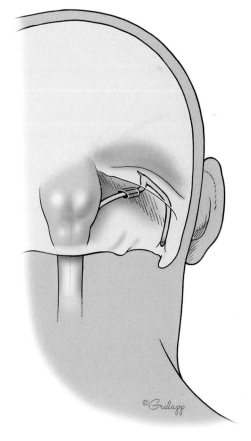

图 9.2　面神经出脑干至茎突孔途中有多个弯曲和转向，三维结构复杂

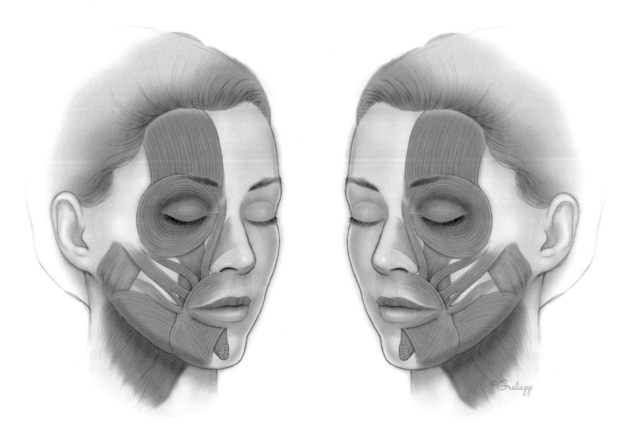

图 9.3　面部表情肌

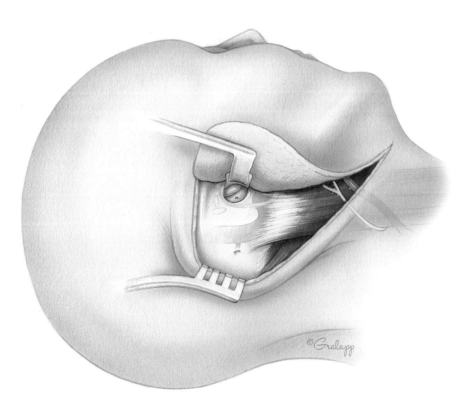

图 9.4　乳突内面神经的侧面观。面神经在颈静脉球外侧走向茎乳孔

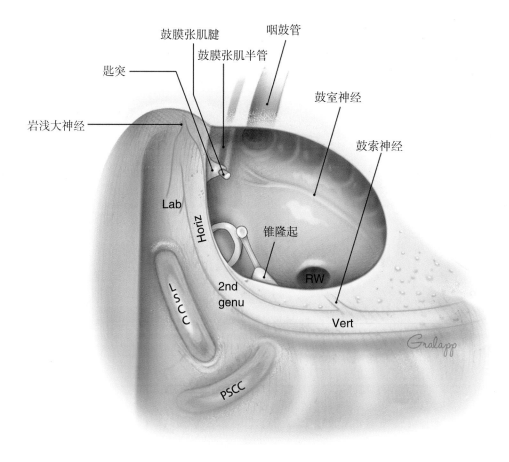

图 9.5　颞骨内段面神经的解剖关系。Lab：迷路段；GG：膝状神经节；Horiz 水平段（鼓室段）；2nd genu：第二膝（外膝部）；Vert：垂直段（乳突段）；RW：圆窗；PSCC：后半规管；LSCC：外半规管

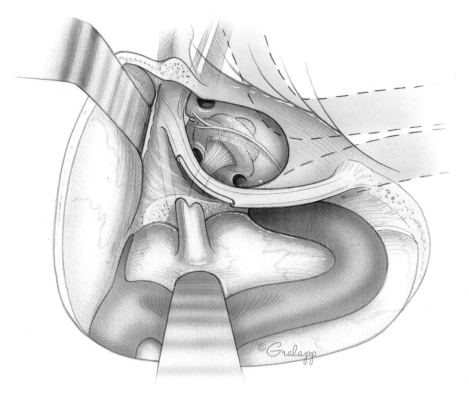

图 9.6　颞骨内面神经的近侧段。外侧去除后可见透视的中耳底壁和内听道，面神经近侧段位于膝状神经节和内听道之间。图中半规管已磨除

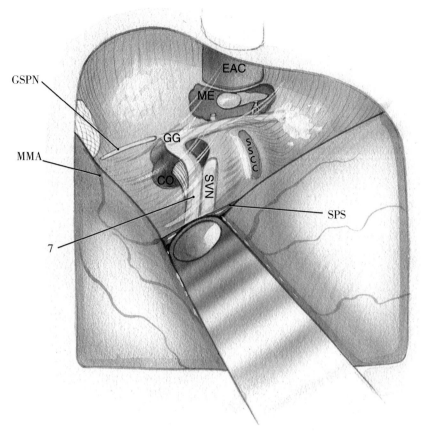

图 9.7 颅中窝径路上方观察面神经。注意迷路和上鼓室与耳蜗的密切关系。外耳道（EAC）、中耳（ME）、耳蜗（Co）、上半规管（SSCC）通常位于骨质下，为便于定位，将其绘出。GG：膝状神经节；GSPN：岩浅大神经；7：面神经；SVN：前庭上神经；SPS：岩上窦；MMA：脑膜中动脉

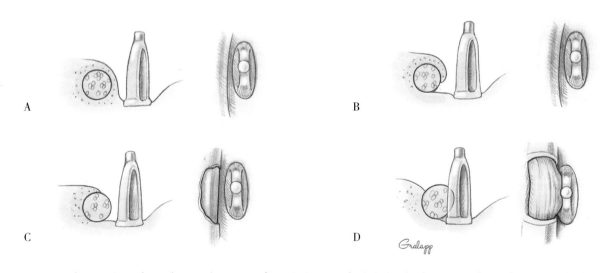

图 9.8 面神经鼓室段在镫骨上方走行时，有 4 种类型：骨质完整（A）；下方部分骨质缺失（B）；骨质完全缺失，面神经裸露（C）；骨质缺失且面神经隆起（D）。在极少数情况下，隆起的面神经会妨碍镫骨运动，造成传导性听力下降

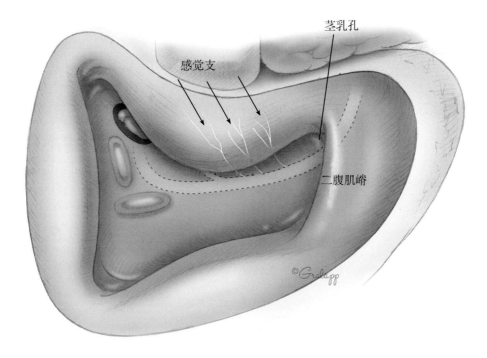

感觉支

茎乳孔

二腹肌嵴

图 9.9　外耳道内有司耳廓皮肤感觉的面神经分支。二腹肌嵴可作为在茎乳孔处辨别面神经的标志。乳突尖上方，二腹肌后腹附着点相对应的乳突外侧骨性隆起即二腹肌嵴

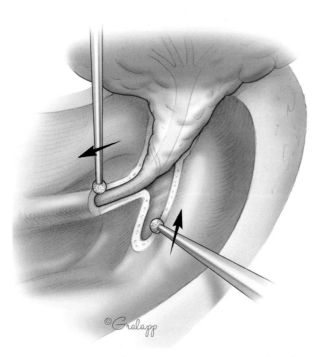

图 9.10　二腹肌表面的筋膜与茎乳孔的骨膜相延续，可借此辨别面神经乳突段远侧部分

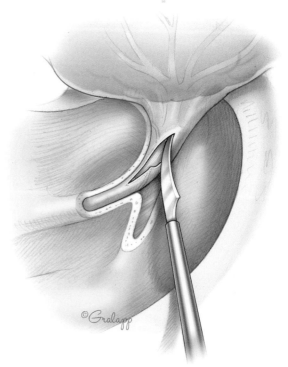

图 9.11　用 12 号镰状刀切开茎乳孔处坚韧的骨膜，暴露面神经乳突段与腮腺段间的移行段

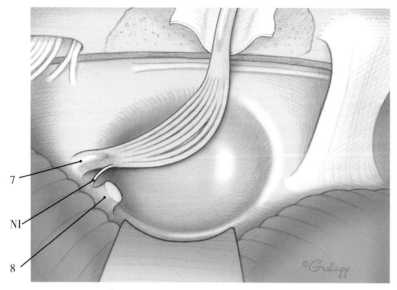

图 9.12 中间神经（NI）包含面神经（7）的副交感和感觉纤维。中间神经自面神经主干（运动根）和前庭耳蜗神经（8）之间出脑干（引自 El Ashram YA, Jackler RK, Pitts LH, et al. Intraoperative electrophysiologic identification of the nervus intermedius. Otol Neurotol,2005,26:274－279）

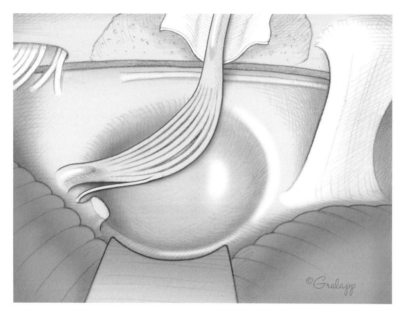

图 9.13 中间神经并入面神经主干前的长度存在变异

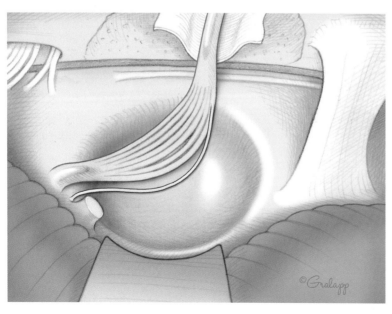

图 9.14 中间神经与面神经主干合并前的长度存在变异

9.3 面神经修复

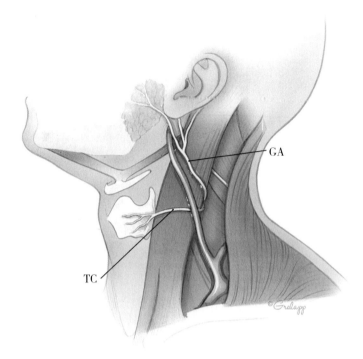

图 9.15 某些区域的神经可用作面神经重建。耳大神经（GA）最常用，其优点在于和术区相邻、与面神经直径匹配度好、对供区影响小等。颈横神经（TC）同样也适用于面神经重建

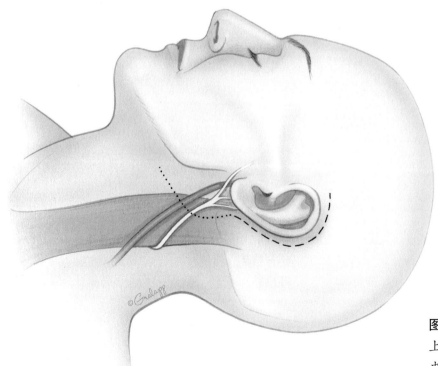

图 9.16 切口从耳后向下延伸至上颈部，暴露耳大神经。通常沿皮纹做切口以减少瘢痕

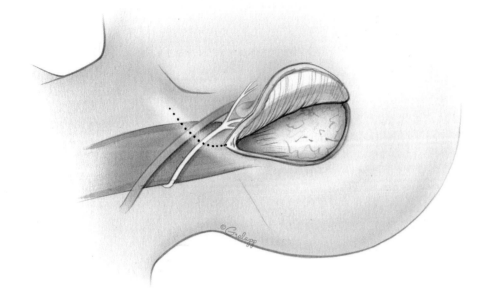

图9.17　完成颞部手术后，将切口延伸至上颈部

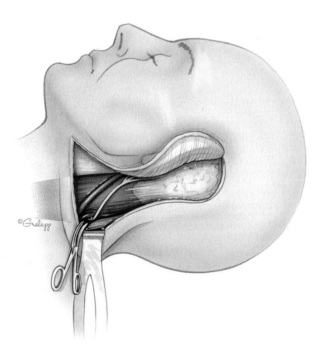

图9.18　耳大神经在胸锁乳突肌表面、颈外静脉上方，与颈外静脉平行走行。在耳大神经的耳后分支点至其出脊柱点之间，可取得较长的耳大神经

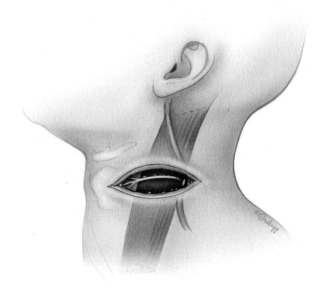

图9.19　颈横神经是另一适合面神经重建移植的感觉神经支，尤其是颞骨和腮腺区恶性病变造成耳大神经和肿瘤组织一起切除时，该神经仍可用

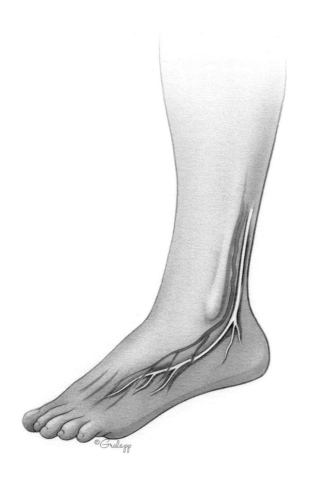

图 9.20　当需要一段较长的神经时，可以取小腿外踝后方与小隐静脉伴行的腓肠神经。术后遗有足跟部麻木。腓肠神经的直径比面神经大，特别适合分支状神经移植，如用于修复涉及面神经腮腺丛的缺损

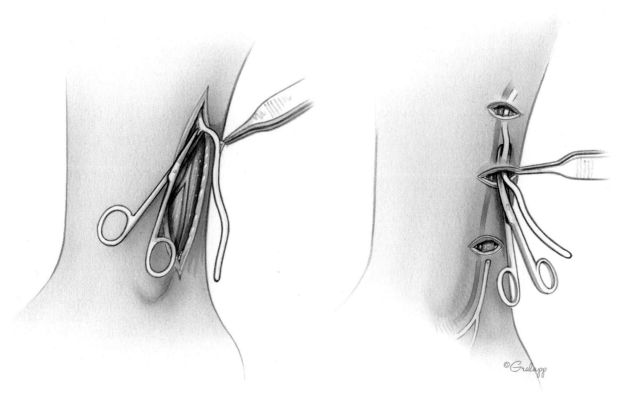

图 9.21　纵向长切口或数个阶梯状横向短切口获取腓肠神经

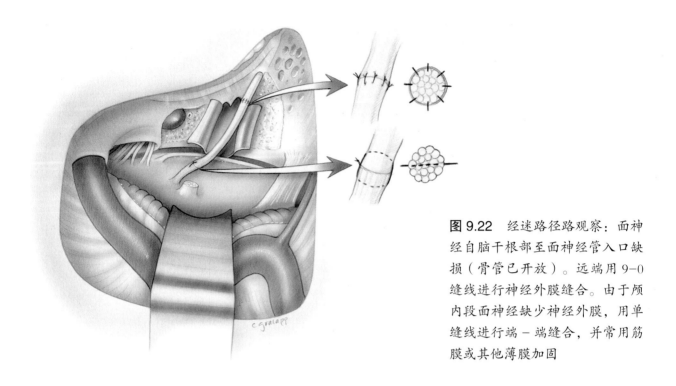

图 9.22 经迷路径路观察：面神经自脑干根部至面神经管入口缺损（骨管已开放）。远端用 9-0 缝线进行神经外膜缝合。由于颅内段面神经缺少神经外膜，用单缝线进行端 - 端缝合，并常用筋膜或其他薄膜加固

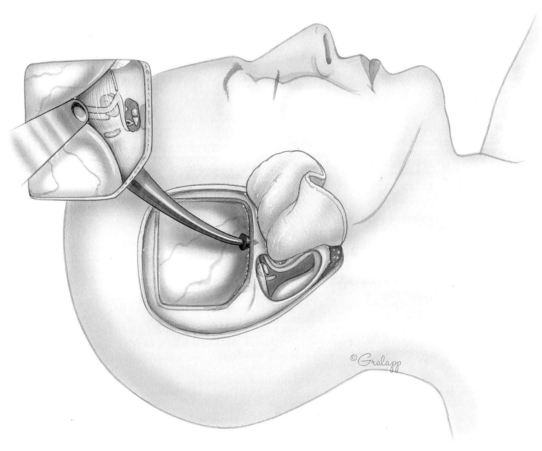

图 9.23 如患耳仍有听力，采用颅中窝（膝状神经节的近段）和乳突联合径路（膝状神经节的远段）完全暴露颞骨内段面神经。如患耳无听力，可以采用经迷路径路

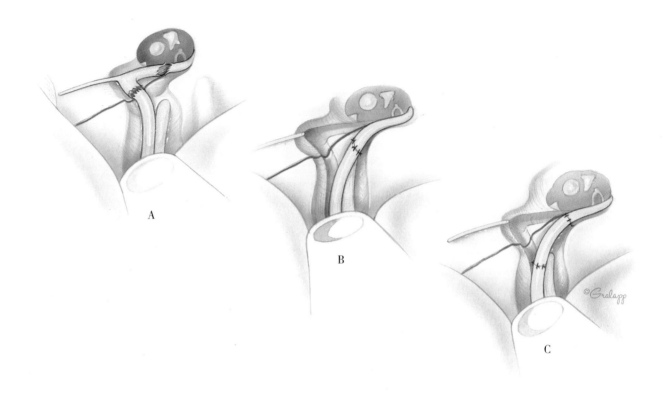

图 9.24　颞骨横型骨折造成的膝状神经节横断伤（A）有时可以直接将受损的神经改道、穿过膝状三角基底部（B）进行吻合，其优点在于仅有一个吻合口。较大的神经缺损需要进行神经移植（C）

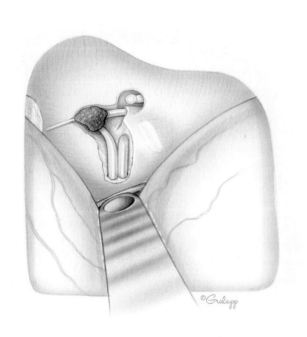

图 9.25　面神经的破坏性病变经常累及膝状神经节。最常见的原因有颞骨骨折和肿瘤（如血管瘤、神经鞘瘤和脑膜瘤），颅中窝径路可见血管瘤造成的膝状神经节局部破坏

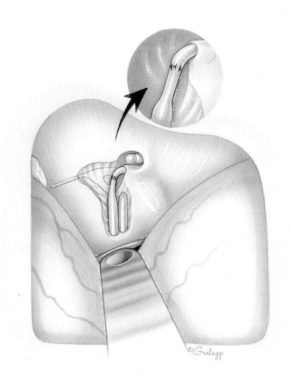

图 9.26　将面神经改道、穿过膝状三角基底部，将面神经迷路段和水平段上端吻合。值得注意的是，很多膝状神经节血管瘤可以保留原有神经，但神经鞘瘤几乎必须切除面神经并进行神经移植

9.4　舌下神经－面神经吻合术

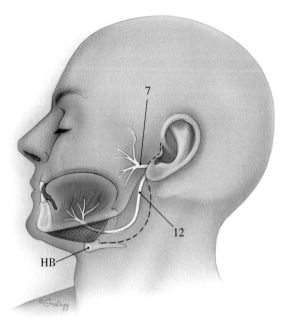

图 9.27　面神经－舌下神经吻合术，手术切口从耳前延伸至上颈部颌下 2cm（虚线所示）。7：面神经；12：舌下神经；HB：舌骨

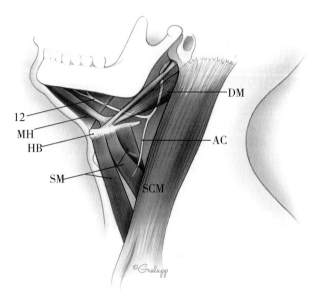

图 9.28　下颌下三角底部的二腹肌后腹内侧面，是舌下神经手术的重要解剖标志。舌下神经主干的后方分出支配带状肌的颈襻。12：舌下神经；MH：舌骨肌；HB：舌骨；SM：带状肌和茎突舌骨肌；DM：二腹肌；AC：颈襻；SCM：胸锁乳突肌

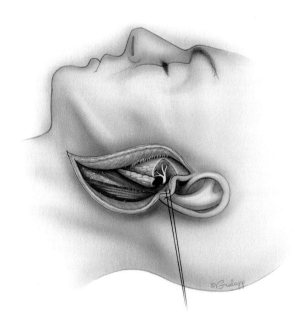

图 9.29　在面神经－舌下神经吻合术的开始阶段，分离从茎乳孔至腮腺丛的面神经。此处不需要将颊部皮瓣扩大至腮腺切除术的范围

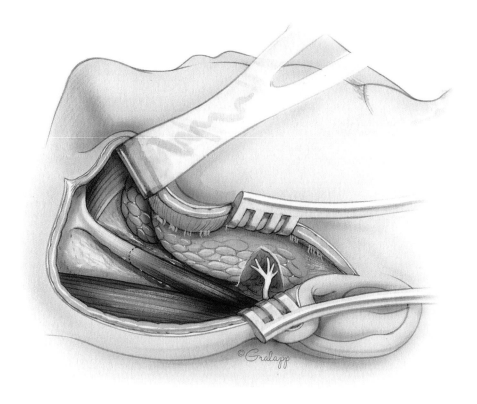

图 9.30 沿虚线切断二腹肌后腹，完全暴露下颌下三角。术中也可完整保留二腹肌，但会明显妨碍手术

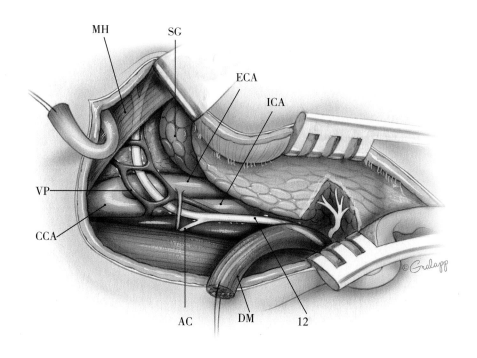

图 9.31 术中呈现下颌下三角和上颈部结构，可见其与舌下神经的位置关系。注意交错的静脉网与舌下神经平行交叉的走行特征。舌下神经入舌后深入舌骨肌并分出终末支。CCA：颈总动脉；VP：下颌三角静脉丛；AC：颈襻；DM：二腹肌；12：舌下神经；MH：舌骨肌；SG：下颌下腺；ICA：颈内动脉；ECA：颈外动脉

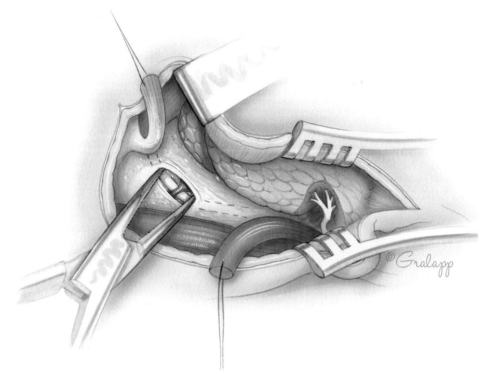

图 9.32 下颌下三角区筋膜位于二腹肌后腹的深层。沿舌下神经走行方向切开筋膜。舌下神经附近的静脉通常要结扎

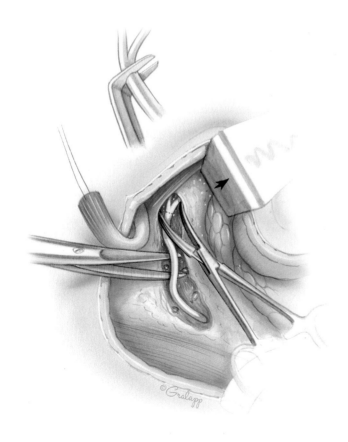

图 9.33 在分离舌下神经前，需将包含神经深面在内的所有附着组织都清除干净。神经远端需分离至其舌内分支点的近侧，以确保舌下神经长度足够与面神经吻合。将舌骨肌的游离缘用力牵拉，充分暴露舌下神经入舌部。可用直角剪刀（如上外侧软骨剪）在此狭小的空间里分离神经

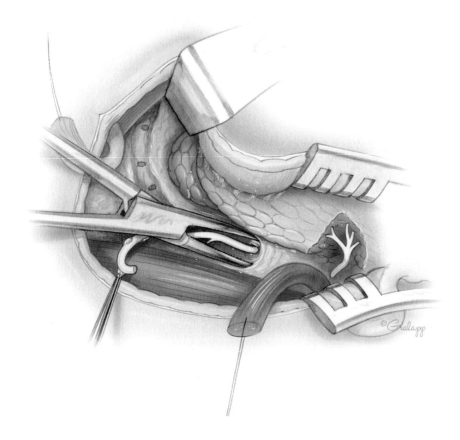

图 9.34　沿相反方向，将舌下神经向其出颅处游离。分离颈襻和穿过其上方的小动脉。舌下神经在颈部必须充分游离，才能保证其向上旋转后的角度适合无张力吻合。如图所示，可以在神经上残留一些相连的组织，方便操作时的钳夹

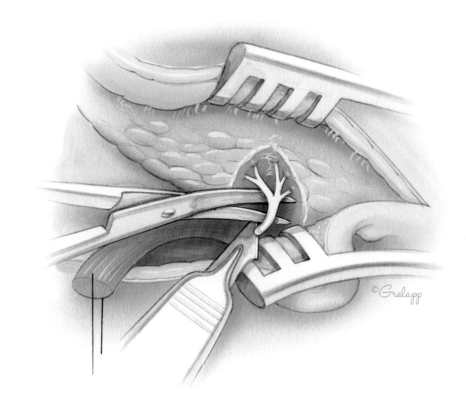

图 9.35　用 11 号刀片在靠近茎乳孔处切断面神经。将面神经腮腺丛的底面以及面神经主干游离，便于将面神经向下旋转与转位的舌下神经吻合

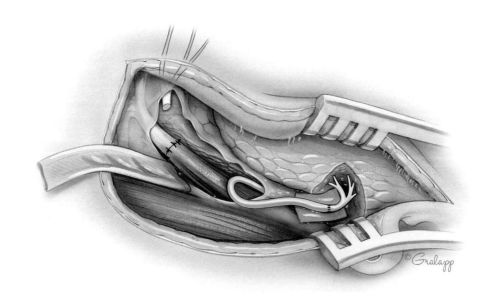

图 9.36　以彩色塑料板作背景，用显微操作技术将神经端－端吻合。吻合之前，需在显微镜下仔细检查神经切口并用锐利的显微手术剪制备新鲜创面。神经外膜需大约 6 针间断缝合

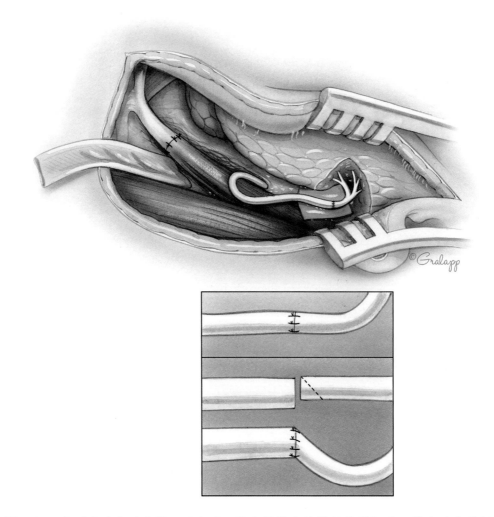

图 9.37　当两个吻合端直径不匹配时，将直径较小的神经做斜切面，精准吻合神经外膜

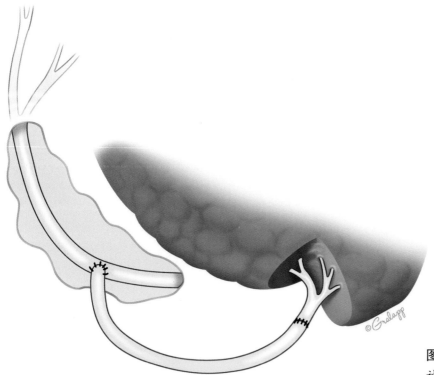

图 9.38　另一种方法为用移植的神经桥接面神经和舌下神经

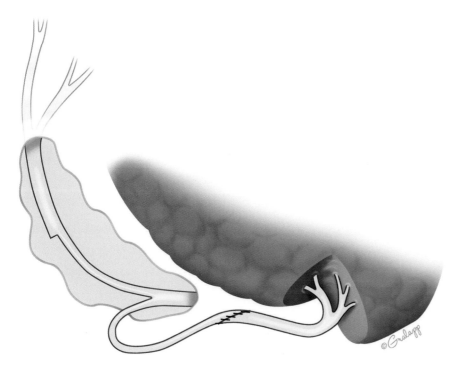

图 9.39　术中可将舌下神经劈成两半，以期保留舌体运动功能

9.5　舌下神经 – 三叉神经 – 面神经吻合术

Jon-Paul Pepper

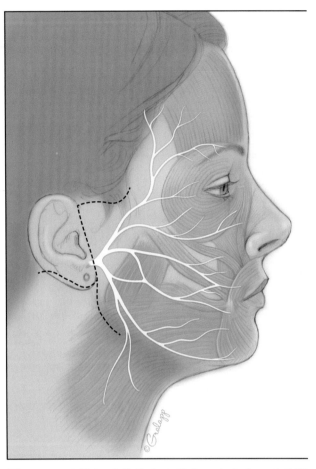

图 9.40　面神经沿着其支配的靶肌肉分布。对于慢性面瘫患者，可用面神经 – 舌下神经转接术联合咬肌神经 – 面神经转接术来恢复容貌，切口见图示

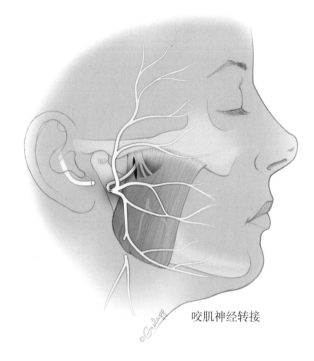

咬肌神经转接

图 9.41　咬肌神经转接：咬肌神经穿过下颌切迹后进入咬肌。对于慢性面神经麻痹，可将咬肌神经沿远端切断，将面神经靠近茎乳孔处切断，两者进行端 – 端吻合

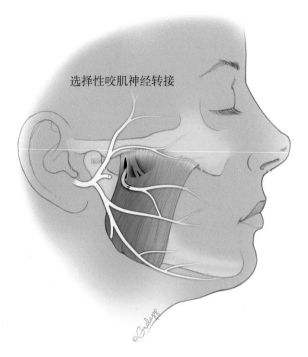

选择性咬肌神经转接

图 9.42　选择性咬肌神经转接：当面神经其他分支有望再生时，选择性将咬肌神经与面神经颊支吻合来恢复笑容，也可与舌下神经转接术联用

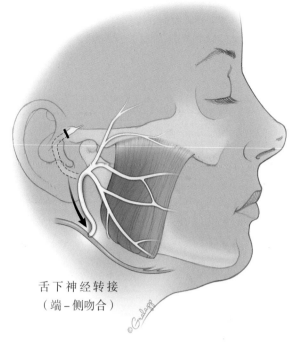

舌下神经转接
（端 - 侧吻合）

图 9.43　另一种替代术式是将面神经外膝部（实线处）与舌下神经进行端 - 侧吻合。先松解与面神经相连的软组织并游离面神经至茎乳孔附近，然后转位外膝部至舌下神经。在端 - 侧吻合时需保留大约 50% 的舌下神经，防止该侧舌体萎缩

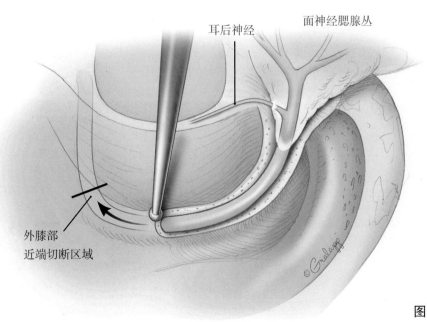

耳后神经

面神经腮腺丛

外膝部
近端切断区域

图 9.44　乳突轮廓化，暴露面神经至外膝部

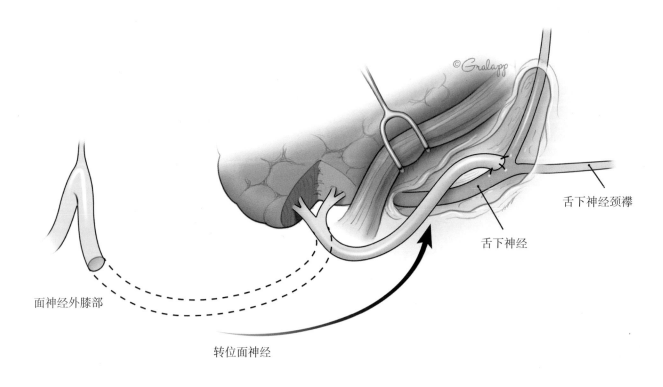

面神经外膝部

转位面神经

舌下神经颈襻

舌下神经

图 9.45 面神经垂直段转位至舌下神经，进行端 – 侧吻合

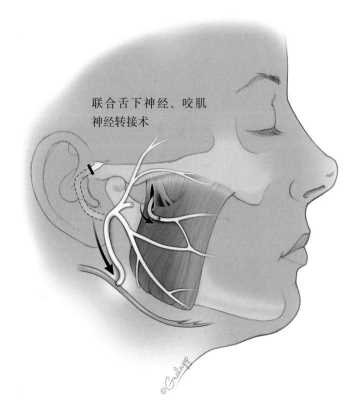

联合舌下神经、咬肌
神经转接术

图 9.46 联合咬肌神经、舌下神经转接术以恢复容貌：一次手术可同时完成舌下神经 – 面神经端侧吻合转接与选择性咬肌神经转接，恢复面部肌张力（舌下神经）和笑容（咬肌神经）

9.6　带血管股薄肌移植

Jon-Paul Pepper

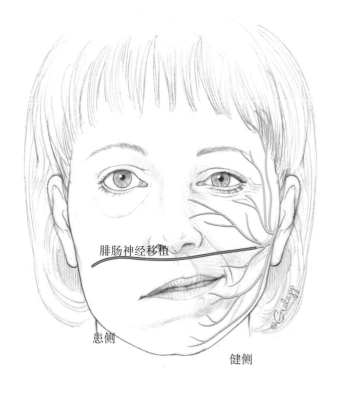

腓肠神经移植

患侧

健侧

图 9.47　对于某些慢性面瘫，可以从腿上取一段长的移植神经，与面瘫健侧的一支供体神经吻合，再将移植神经从皮下隧道转移到对侧。二期手术将该移植神经与取自大腿内侧的股薄肌吻合，恢复口角运动

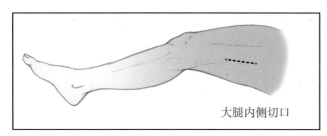

大腿内侧切口

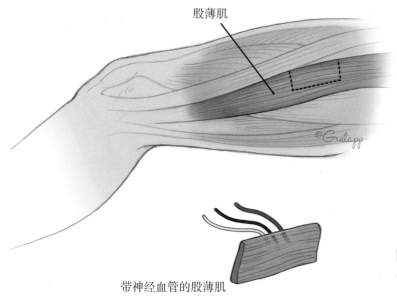

股薄肌

带神经血管的股薄肌

图 9.48　获取股薄肌：从大腿内侧取带神经血管的游离股薄肌。将其移植在面瘫侧，恢复口角运动（笑容）

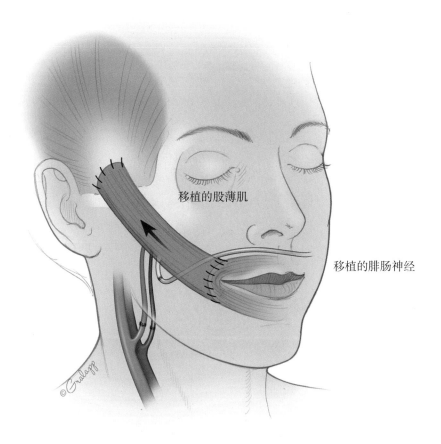

移植的股薄肌

移植的腓肠神经

图 9.49 游离股薄肌移植治疗面瘫：游离的股薄肌与面部的神经和血管吻合，恢复面瘫侧的运动。股薄肌可以通过来自健侧的移植神经支配，也可以通过患侧的咬肌神经支配

9.7　静态和动态悬吊法

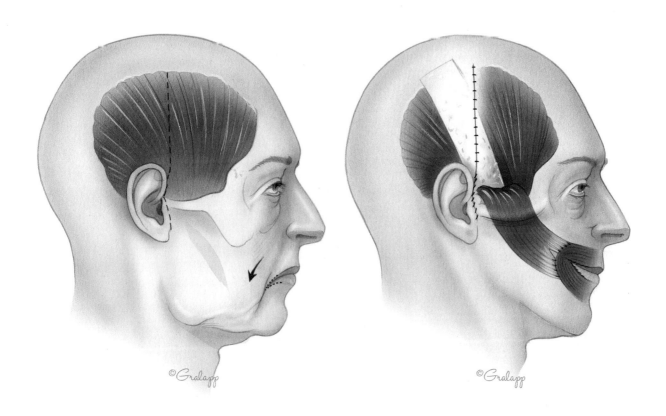

图 9.50　若面瘫时间长，不具备神经移植的条件，可转移颞肌瓣来上提嘴角。这种动态悬吊法可以让患者在一定程度上通过意识上抬嘴角。做耳颞切口和口角切口（虚线所示），将颞肌瓣从颊部的皮下隧道转移，然后劈开肌瓣，与上下唇的肌肉筋膜层相连。由于术后不可避免会发生颞肌瓣松弛，建议适当过度矫正口角。术后颞部凹陷，颧弓处因肌蒂折叠而隆起，影响美观。颞部的凹陷可以用假体（如硅胶）或脂肪移植物填充

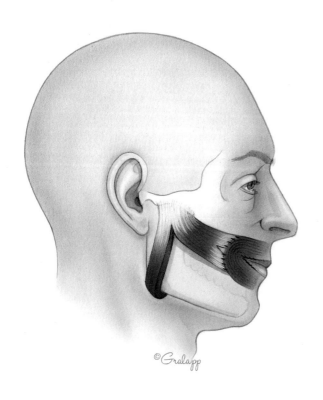

图 9.51 将咬肌瓣悬吊至口角，可在一定程度上恢复口角运动。在口角上下方红白唇交界处做切口

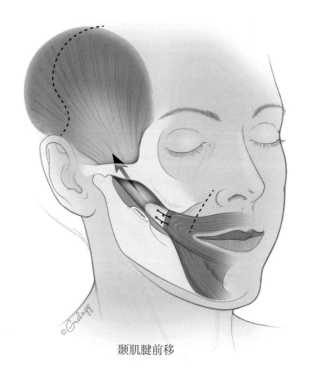

颞肌腱前移

图 9.52 颞肌腱前移：颞肌腱附丽下颌骨喙突内侧。用截骨术分离喙突与颞肌及其肌腱的纤维连接，将颞肌－腱复合体向前牵拉，悬吊至口角。保持颞肌腱的长度－张力关系合适，通过从颞窝松解颞肌，调节颞肌腱的长度来改变收缩力，避免收缩力过大

（肖红俊　周　鹏　译）

第 10 章
眩晕外科

Robert K. Jackler

10.1 导　言

　　大部分眩晕疾病可以通过内科方法得到很好的治疗。自从发现鼓室内给药（如激素、庆大霉素等）对于难治性内淋巴积水（梅尼埃病）有效后，眩晕疾病的外科治疗较 20 年前明显减少。半规管切除（迷路切除）在合并耳聋的眩晕疾病终末期患者仍有应用价值。而内淋巴囊手术（减压或分流）及选择性前庭神经切断术的作用仍存在争议，目前这些术式在大部分临床中心很少应用。外淋巴瘘修补术目前也存在较多争议，这一术式仅用于某些特殊的情况下，如严重的气压损伤（如轻潜水、快速飞机减压）或者可引起急性眩晕和听损伤的穿透性损伤。半规管阻塞及选择性后壶腹神经切断术虽然也较少应用，但对于难治性位置性眩晕的治疗仍有一定应用价值。

　　目前针对前庭功能障碍的最常用外科手术为 1998 年 Minor 首次报道的上半规管裂修补术。常用手术径路有颅中窝径路（硬脑膜外颅骨切开）和乳突径路。对于伴有大范围颅中窝底骨质缺损的上半规管裂，由于术后容易出现脑膜脑膨出和（或）脑脊液漏，此类病例推荐选择颅中窝径路，可用组织覆盖缺损处或阻塞开裂处的半规管管腔。如果经乳突径路行管腔阻塞不能有效控制症状，作者推荐使用较厚的羟基磷灰石骨壳经颅中窝径路修复上半规管裂。

延伸阅读

1. Alarcón AV, Hidalgo LO, Arévalo RJ, et al. Labyrinthectomy and vestibular neurectomy for intractable vertiginous symptoms.Int Arch Otorhinolaryngol,2017,21(2):184–190

2. Banakis Hartl RM, Cass SP. Effectiveness of transmastoid plugging for semicircular canal dehiscence syndrome. Otolaryngol Head Neck Surg,2018,158(3):534–540

3. Bojrab DI Ⅱ , LaRouere MJ, Bojrab DI, et al. Endolymphatic sac decompression with intra-sac dexamethasone injection in Ménière's disease. Otol Neurotol,2018,39(5):616–621

4. Carr SD, Rutka JA. Vestibular outcomes in bilateral posterior semicircular canal occlusion for refractory benign positional vertigo. Otol Neurotol,2018,39(8):1031–1036

5. Corvera Behar G, García de la Cruz MA. Surgical treatment for recurrent benign paroxysmal positional vertigo. Int Arch Otorhinolaryngol,2017,21(2):191–194

6. Diaz RC, LaRouere MJ, Bojrab DI, et al. Quality-of-life assessment of Ménière's disease patients after surgical labyrinthectomy. Otol Neurotol ,2007,28(1):74–86

7. Handzel O, Brenner-Ullman A, Cavel O, et al. Clinical implications of the association between temporal bone tegmen defects and superior semicircular canal dehiscence.Otol Neurotol,2018,39(6):797–802

8. Hornibrook J. Perilymph fistula: fifty years of controversy. ISRN Otolaryngol,2012,2012:281248

9. Minor LB, Solomon D, Zinreich JS, et al. Sound- and/ or pressure-induced vertigo due to bone dehiscence of the superior semicircular canal. Arch Otolaryngol Head Neck Surg,1998,124(3):249–258

10.Morvan JB, Gempp E, Rivière D, et al.Perilymphatic fistula after underwater diving: a series of 11 cases. Diving Hyperb Med,2016,46(2):72–75

11.Nguyen T, Lagman C, Sheppard JP, et al. Middle cranial fossa approach for the repair of superior semicircular canal dehiscence is associated with greater symptom resolution compared to transmastoid approach. Acta Neurochir (Wien),2018,160(6):1219–1224

12.Patnaik U, Srivastava A, Sikka K, et al. Surgery for vertigo:10-year audit from a contemporary vertigo clinic. J Laryngol Otol,2015,129(12):1182–1187

13.Rodgers B, Lin J, Staecker H. Transmastoid resurfacing versus middle fossa plugging for repair of superior canal dehiscence:comparison of techniques from a retrospective cohort. World J Otorhinolaryngol Head Neck Surg ,2016,2(3):161–167

14.Sharon JD, Trevino C, Schubert MC, et al.

Treatment of Menière's disease. Curr Treat Options Neurol,2015,17(4):341–357

15.Volkenstein S, Dazert S. Recent surgical options for vestibular vertigo. GMS Curr Top Otorhinolaryngol Head Neck Surg,2017,16:Doc01

10.2 内淋巴囊手术

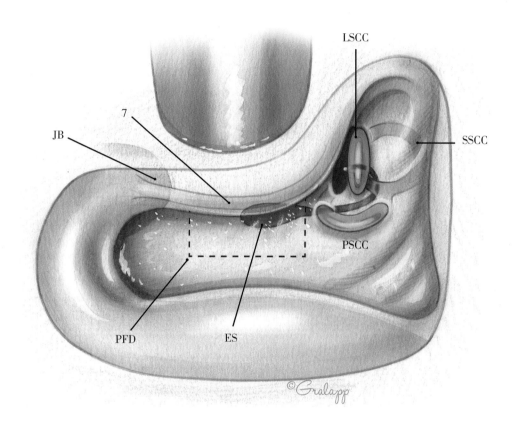

图 10.1 在准备暴露内淋巴囊之前，先行完壁式乳突切除。与其他耳科书籍中的图片不同，本图中显示内淋巴囊不是位于乳突后颅窝硬脑膜的偏上部位，而是更靠内侧，且在迷路下方。为显露内淋巴囊，先磨出一个长方形区域（虚线处）。在气化较好的乳突中，此处称为面神经后气房区。前界为面神经垂直段，后界为后颅窝硬脑膜，下界为颈静脉球，上界为后半规管。ES：内淋巴囊；JB：颈静脉球；PFD：后颅窝硬脑膜；7：面神经；PSCC：后半规管；LSCC：外半规管；SSCC：上半规管

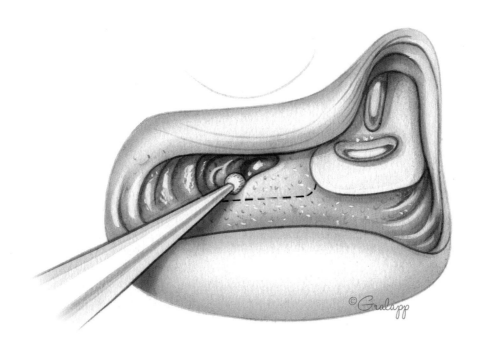

图 10.2　在后半规管的下边缘处显露部分后颅窝硬脑膜。如果乳突气化较好，不需要行后半规管轮廓化。如果面后气房区范围够大，可以快速切除气房，安全到达内淋巴囊。耳囊的下缘可以通过偏黄色的致密骨质和表面血管分布加以确认

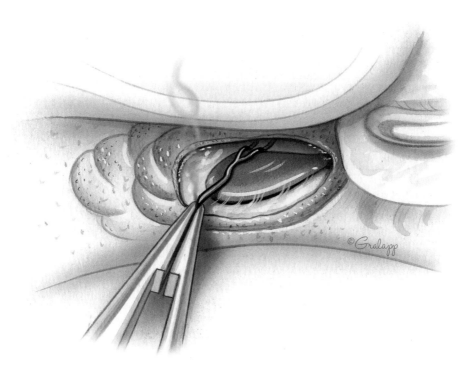

图 10.3　内淋巴囊减压不仅需要分离出其边缘，而且要在其外侧边缘分离出 1~2mm 的硬脑膜。操作时需仔细，避免损伤其上方自耳囊穿出的内淋巴管。大多数病例可以暴露全部的内淋巴囊，当然也有少数患者其内淋巴囊大部分甚至全部位于后半规管后区。在内淋巴囊的下方边缘处有一条小血管通过，在磨骨时常会损伤，需用双极电凝或吸收性明胶海绵进行止血

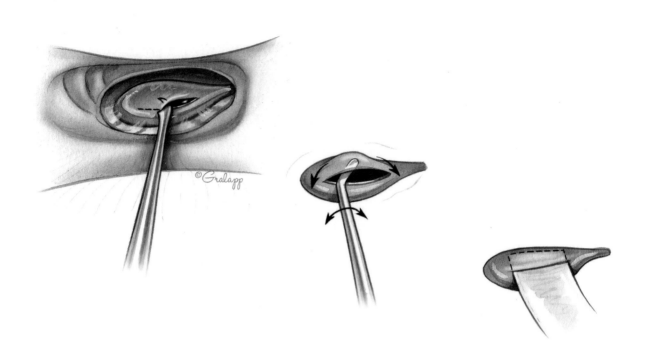

图 10.4　一旦暴露内淋巴囊，有几种操作可以选择。最简单的是将其旷置，即减压。可选择在内淋巴囊内注射长效激素，亦可开放内淋巴囊使其向乳突或蛛网膜下腔引流。在内淋巴囊后壁放置引流管使囊腔与脑脊液相通的做法近些年基本被摒弃。用锋利的刀片切开内淋巴囊外侧壁使其引流至乳突腔。许多医生选用 Beaver 刀片进行切开，但有时一次性鼓膜切开刀或一把好的钩针也可以较好地完成此步操作。内淋巴囊内并不是单一的腔，而是被网状组织分隔成的管网。可以用一把 3mm 的钝头钩针在囊内分离以去除各小腔间分隔。以一片 0.05mm 厚的硅胶片插入囊腔内并向乳突引流。有人建议将硅胶片卷成小管状后插入囊腔，但这种方法略有难度。也可在开口处放置一个青光眼引流阀，引流效果尚不明确。需要指出的是关于内淋巴囊手术的疗效目前仍有较大争议，许多耳外科医生反对做此手术。相较于内淋巴囊手术对于梅尼埃病疗效的争议，目前公认的观点是内淋巴囊手术方式（减压、分流等）对于其疗效影响没有明显差异

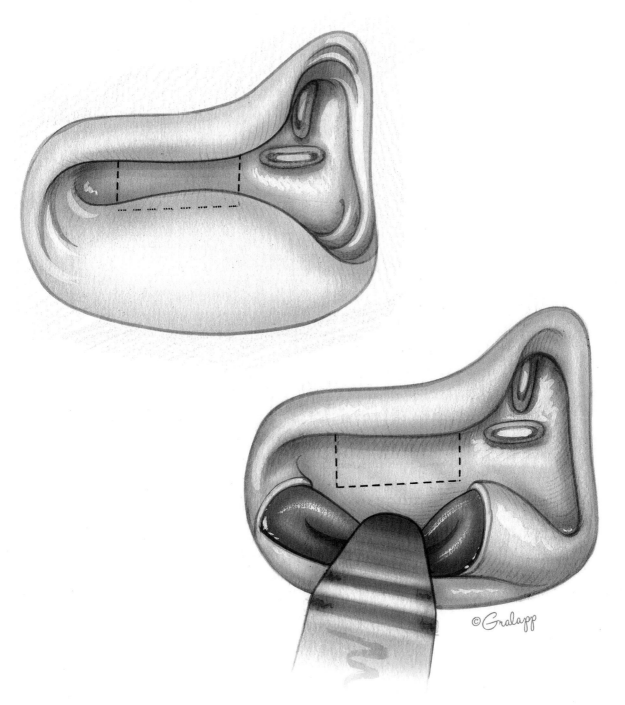

图 10.5　如果有乙状窦前置，将会遮挡面后区的暴露。在某些病例中，乙状窦甚至会与骨性外耳道后壁相贴。用金刚钻头磨除乙状窦表面的骨质，轻压乙状窦，可以为到达内淋巴囊区提供足够的空间

10.3　迷路切除术

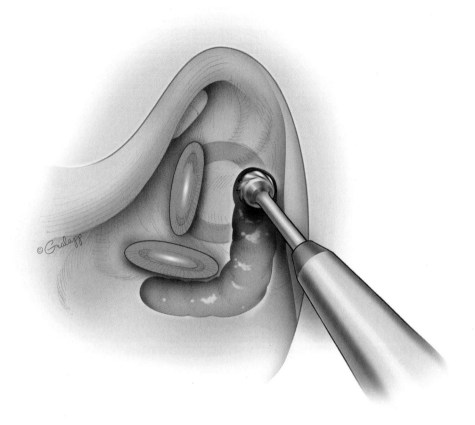

图 10.6　对无实用听力的患者，迷路切除可能有效缓解其难治性眩晕症状。迷路切除术不是单纯开放迷路，还要去除 5 个内耳神经上皮结构（3 个半规管壶腹嵴和 2 个耳石器 – 球囊斑及椭圆囊斑）。先用切割钻头平行于中颅窝及后颅窝硬脑膜进行钻磨，这可使接近面神经时，用钻头腹侧磨削耳囊的硬质骨能保持钻头的稳定性，而用钻头的尖部钻磨的稳定性则差得多

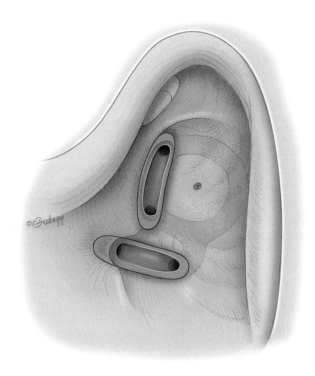

图 10.7　开放外半规管和后半规管

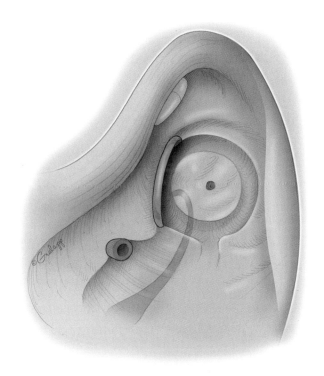

图 10.8　面神经紧贴于外半规管全长的下方，并且靠近后半规管下端。注意内淋巴囊及 "J" 形走行的内淋巴管在接近后半规管与上半规管汇合形成的总脚处进入前庭

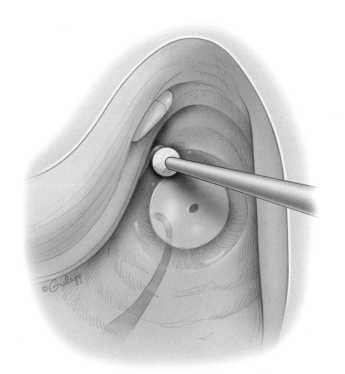

图 10.9　使用金刚钻和吸引器，切除后半规管和后半规管的残余部分。上半规管残余部分及弓形动脉位于深处

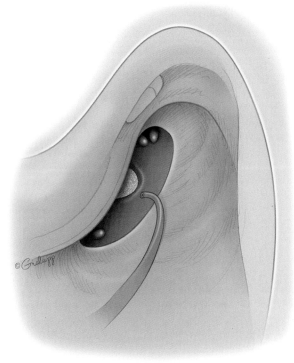

图 10.10　开放内耳的前庭部分，可以观察到上、外和后半规管壶腹嵴

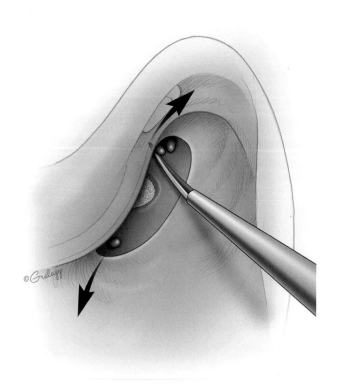

图 10.11　去除外、上（右侧上方）和后（左侧下方）半规管壶腹嵴

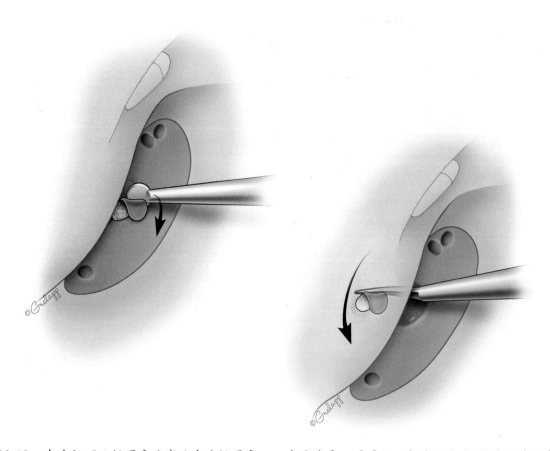

图 10.12　在直视下从椭圆囊隐窝处去除椭圆囊斑，去除球囊斑需要用一根尖端较长的钩针进行盲刮

10.4 上半规管裂

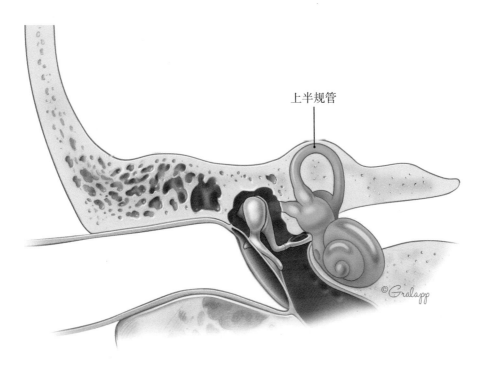

图 10.13 颞骨冠状位显示的正常上半规管

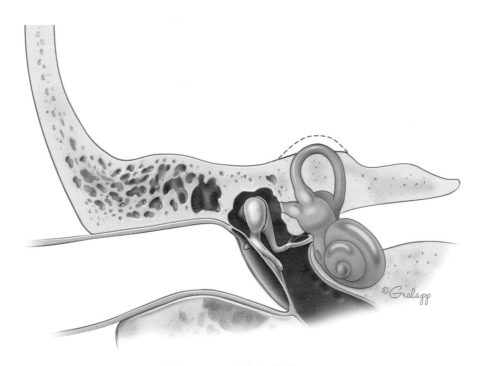

图 10.14 上半规管裂

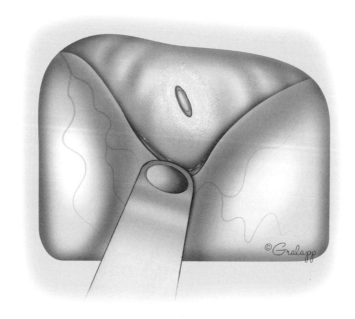

图 10.15　颅中窝径路显示颞区底部骨床上的上半规管裂

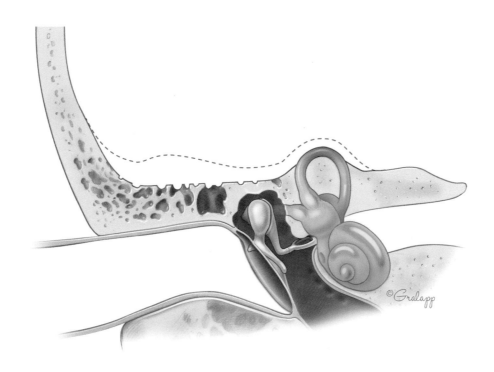

图 10.16　上半规管裂常合并颞区底部骨质的弥漫性吸收。乳突天盖和鼓室天盖的骨质也常大范围缺损。某些病例还存在脑膜脑膨出

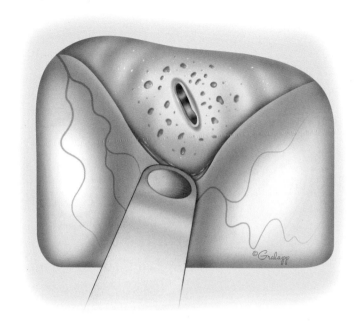

图 10.17 上半规管裂经常伴发于颞区底部骨质的弥漫性吸收（经颅中窝径路）

正常上半规管   上半规管骨质缺损

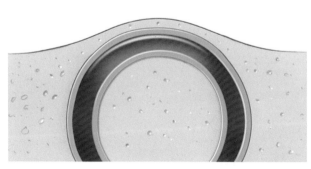
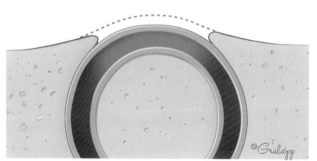

图 10.18 冠状位显示上半规管骨质缺损，但膜迷路完整

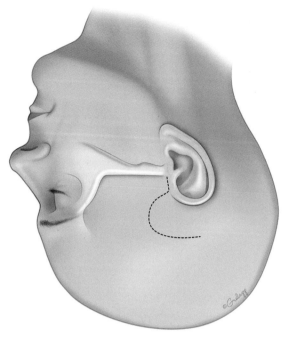

图 10.19 "小"中颅窝径路上半规管裂修补术的切口，仅需剔除小块区域的毛发

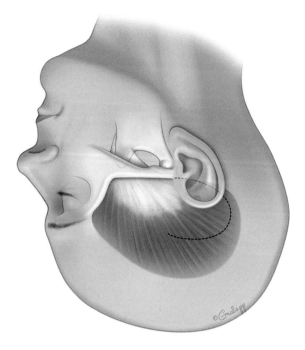

图 10.20 向皮瓣的对侧方向掀起颞肌瓣。颞肌在后方较薄

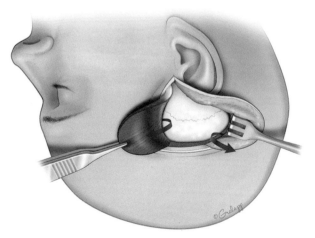

图 10.21 皮瓣和颞肌瓣的牵开方向相反

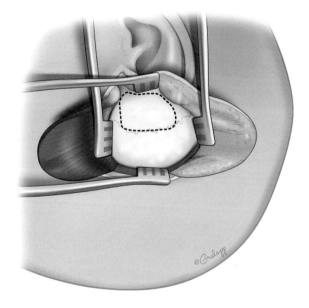

图 10.22 在乳突上方的中间部位开放颅骨，较经颅中窝径路到达内听道的位置靠后

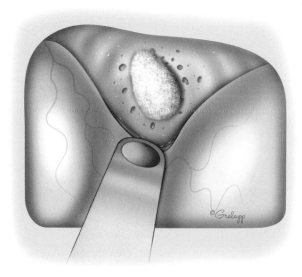

图 10.23　将自体的骨粉放置在半规管瘘处

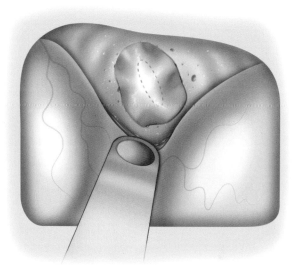

图 10.24　在瘘口处覆盖颞肌筋膜

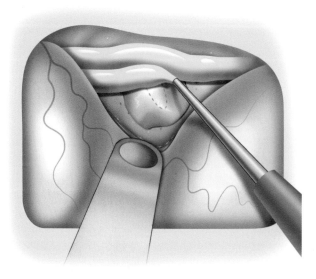

图 10.25　羟基磷灰石骨水泥（例如 Stryker Hydroset）以凝胶状态进行涂盖，此材料在涂布时不会产热量

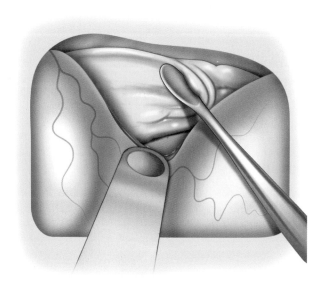

图 10.26　抹平羟基磷灰石骨水泥以完全覆盖颞肌筋膜，加强颞区底部骨床

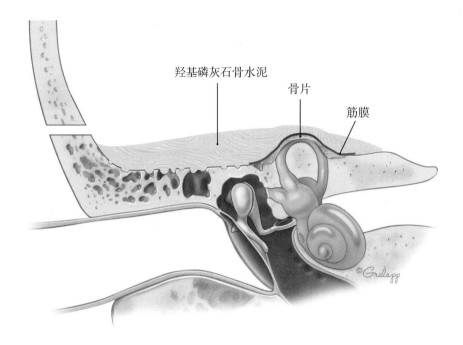

羟基磷灰石骨水泥　骨片　筋膜

图 10.27　冠状位显示上半规管裂修补完成

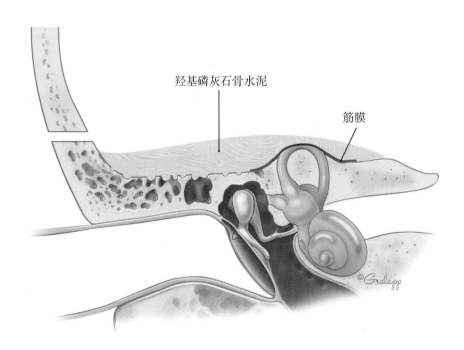

羟基磷灰石骨水泥　筋膜

图 10.28　冠状位显示上半规管裂修补完成

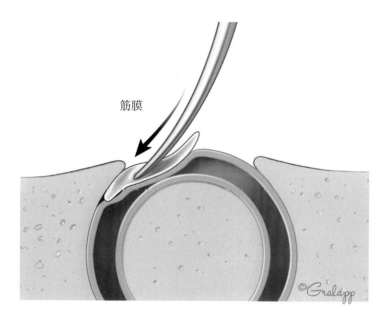

图 10.29　在上半规管裂的两端均填入筋膜，将膜迷路进行压缩

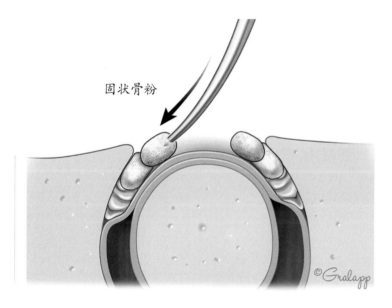

图 10.30　将小团状骨粉填入管腔内

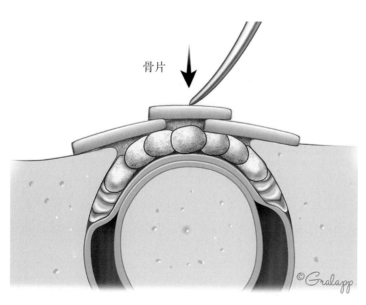

图 10.31　在瘘口处覆盖骨片

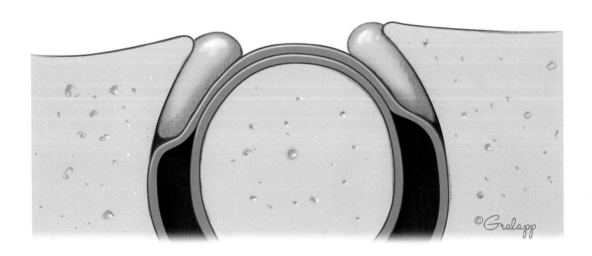

图 10.32 可用骨蜡阻塞外半规管

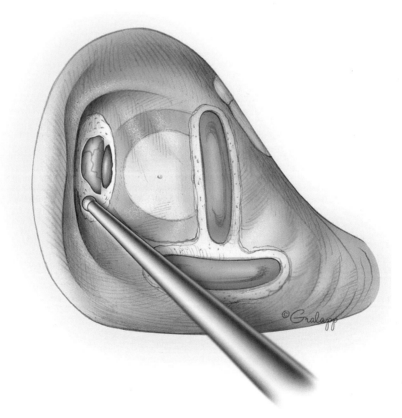

图 10.33 经乳突径路上半规管阻塞术中显示上半规管裂处。与经颅中窝径路相比，此径路的操作简单。但乳突径路并不能修复或加强常伴发于上半规管裂的颞区底部骨质缺损以及乳突天盖和鼓室天盖的骨质缺损

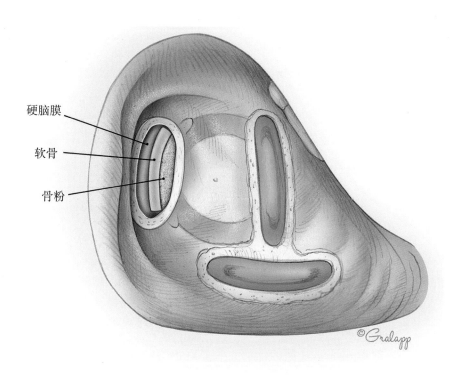

硬脑膜

软骨

骨粉

图 10.34　用软骨和骨粉经乳突径路修补上半规管裂

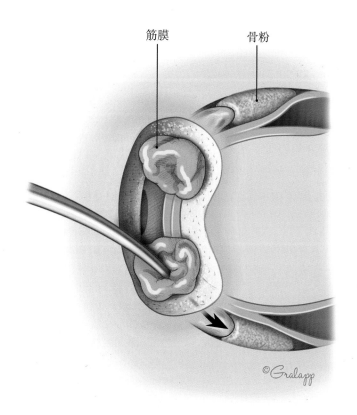

筋膜　　　骨粉

图 10.35　用骨粉和筋膜经乳突径路堵塞上半规管

（程华茂　译）

第 11 章
人工耳蜗植入术

Nikolas H. Blevins, Jennifer Alyono

11.1 导 言

人工耳蜗植入仍是迄今为止现代医学最伟大的创新之一，这项技术已经帮助世界各地数十万聋病患者恢复了听力。人工耳蜗植入和相关外科手术技术的进步让更多患病儿童和成人都可接受这项治疗。听力保留技术的广泛应用证明耳蜗的任何残余功能均应得到保留。对耳蜗及其周围解剖结构的详尽了解是实施精细的人工耳蜗植入手术的基础或前提。

尽管有各种不同型号和电极配置，但无论使用何种设备，人工耳蜗植入的基本方法都是相似的。适当长度的耳后切口即可满足耳廓后上方放置接受 – 刺激器的要求。伴有面隐窝开放的乳突切除术提供了通向中耳的通道，而在耳蜗底转造口或者选择经圆窗途径则可顺利进入耳蜗。与镫骨手术一样，耳蜗植入术中保护内耳已成为常规。随着电极越来越精细，损伤也越来越小，这就需要用更多的耐心和更高的精度将电极放置在最佳位置。

目前人工耳蜗植入仍面临很多挑战，先天性畸形、脑脊液漏、纤维化或骨化造成的耳蜗阻塞等情况都可以影响耳蜗植入的手术过程。但只要适当改进手术技术，就可以成功地应对这些挑战。随着人工耳蜗植入装置的不断发展，将带来新的机遇和挑战。掌握耳蜗解剖和内耳微创植入方法，是成功应用新一代听力康复技术的关键。

延伸阅读

1. Coelho DH, Roland JT Jr. Implanting obstructed and malformed cochleae. Otolaryngol Clin North Am,2012,45(1):91–110

2. Franz BK, Clark GM, Bloom DM. Surgical anatomy of the round window with special reference to cochlear implantation. J Laryngol Otol,1987,101(2):97–102

3. Mangus B, Rivas A, Tsai BS, et al. Surgical techniques in cochlear implants. Otolaryngol Clin North Am, 2012,45(1):69–80

4. Millar DA, Hillman TA, Shelton C. Implantation of the ossified cochlea: management with the split electrode array. Laryngoscope,2005,115(12):2155–2160

5. Niparko JK. Cochlear Implants Principles and Practice. Philadelphia,PA: Wolters Kluwer, 2012

6. Pakdaman MN, Herrmann BS, Curtin HD, et al. Cochlear implantation in children with anomalous cochleovestibular anatomy: a systematic review. Otolaryngol Head Neck Surg,2012,146(2):180–190

7. Santa Maria PL, Gluth MB, Yuan Y, et al.Hearing preservation surgery for cochlear implantation: a meta-analysis. Otol Neurotol,2014,35(10):e256–e269

8. Singla A, Sahni D, Gupta AK, et al. Surgical anatomy of the basal turn of the human cochlea as pertaining to cochlear implantation. Otol Neurotol,2015,36(2):323–328

9. Tóth M, Alpár A, Bodon G, et al. Surgical anatomy of the cochlea for cochlear implantation. Ann Anat,2006,188(4):363–370

10. Waltzman SB, Roland JT Jr. Cochlear Implants.3rd ed. New York, NY: Thieme,2014

11. Wang L, Zhang D. Surgical methods and postoperative results of cochlear implantation in 79 cases of ossified cochlea. Acta Otolaryngol,2014,134(12):1219–1224

12. Wanna GB, Noble JH, Carlson ML, et al. Impact of electrode design and surgical approach on scalar location and cochlear implant outcomes. Laryngoscope,2014,124(Suppl 6):S1–S7

13. Wasson JD, Briggs RJ. Contemporary surgical issues in paediatric cochlear implantation. Int J Audiol,2016,55(55, Suppl 2): S77–S87

14. Wootten CT, Backous DD, Haynes DS. Management of cerebrospinal fluid leakage from cochleostomy during cochlear implant surgery. Laryngoscope,2006,116(11):2055–2059

11.2　人工耳蜗植入术

Nikolas H. Blevins, Jennifer Alyono

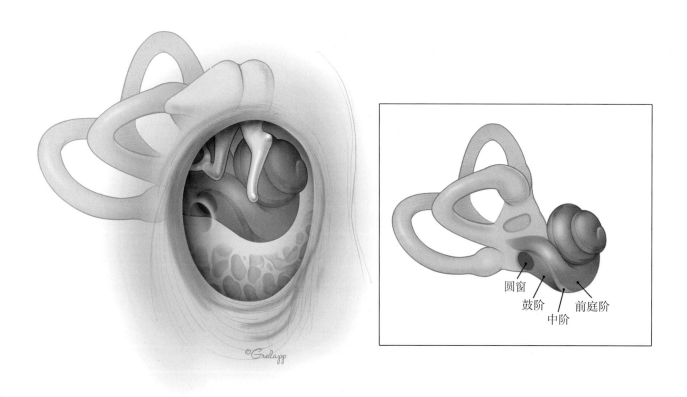

图 11.1　耳蜗与外耳道、听小骨和鼓室毗邻关系的解剖示意图。注意耳蜗底转在圆窗下方的延伸，以及中阶在靠近前庭处的钩突区（Hook area）。人工耳蜗植入术的目的是将电极以无创的方式植入鼓阶，为了避免耳蜗不必要的结构破坏和潜在的功能损害，无论是通过圆窗还是耳蜗造口，都需要扎实地掌握耳蜗内各腔隙的定位及相互关系

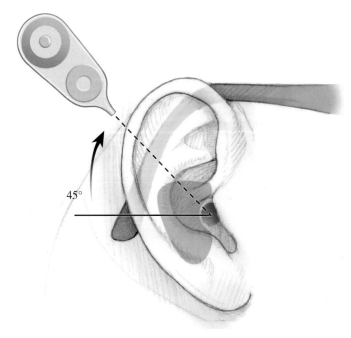

图11.2　放置接受－刺激器时，应在耳廓和耳机之间留出足够的空间，以便术后可以舒适地使用耳后声处理器和眼镜。外耳道与装置的前缘之间应留有3~4cm的间距，以使磁体和耳机间保持适当的距离。该装置位于大部分颞肌的后面并与颞线呈45°

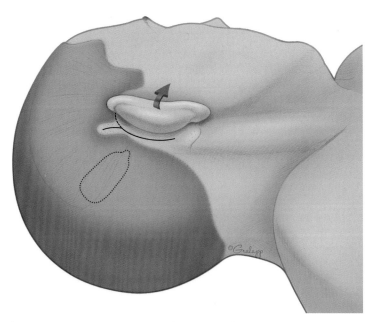

图11.3　人工耳蜗植入常用耳后切口，切口的上半部可以向前或向上延伸，这样可以较地好地暴露术野，以便能更好安装接受－刺激器。如果能将洞巾牢固地固定在相邻的皮肤上，则仅需剃除少量的头发或无须剃头。切口和植入体前缘应留有足够的空间（至少1.5 cm），以最大限度地减少装置经切口裸露的可能性

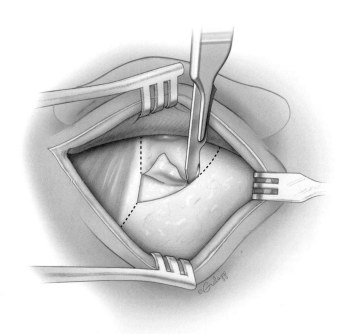

图 11.4　皮肤切口向下至颞肌筋膜和乳突骨膜层面，尽量减少对颞肌前缘的解剖以减轻术后面部水肿。在切口前缘做一个独立的骨膜瓣，该骨膜瓣可在手术结束时用于闭合乳突腔并封闭植入装置。在此步骤中避免电凝以减少组织收缩促进骨膜闭合。在骨膜瓣菲薄的患儿中，可将骨膜和肌肉附着在皮肤上。骨膜切口向后沿颞线延伸使颞肌回缩，这样可以形成软组织袋来容纳接受 – 刺激器

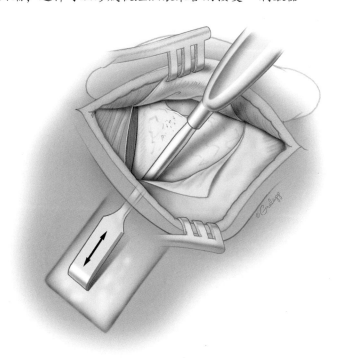

图 11.5　在骨膜下方分离出一个腔隙用来放置接受 – 刺激器。应使用特定的植入体模具测量该腔隙的大小，并标记将要制备的骨槽位置，以便能良好地容纳并固定接受 – 刺激器。骨膜下腔隙的容积应在无须过度用力或弯折的前提下，足以容纳模具。使用骨膜剥离子进行多次平行剥离以制备一个矩形腔，这个过程中应注意避免过度剥离骨膜。年幼或发育异常儿童硬脑膜上的骨皮质可能很薄甚至有时会是裂开的，所以剥离骨膜时必须十分小心

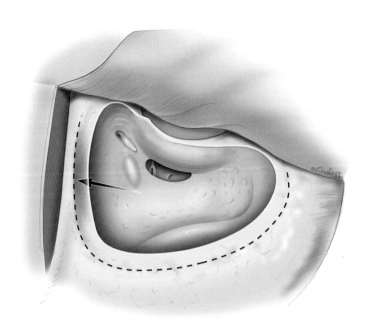

图 11.6　随后进行乳突切除术。与慢性中耳炎手术不同，乳突骨皮质无炎症侵蚀。相反，在乳突上方、后方和下方保留有骨性悬突，这些骨性悬突可为盘绕电极引线时提供一定的支撑。但骨性悬突不应遮挡术野，术者要确保始终可以看到钻头。多数接受人工耳蜗植入者乳突发育都较正常，为气化型。在确保充分暴露面隐窝的前提下可以保留部分气房。按本书第 7 章描述的方法开放面隐窝，通过面隐窝充分暴露鼓室对电极的插入至关重要。可以透过菲薄的骨质识别面神经及其重要分支，如鼓索神经，去除面神经前面的骨质能更好地暴露圆窗龛。将暴露的砧镫关节和镫骨肌腱作为解剖标志，并保留拱柱完整

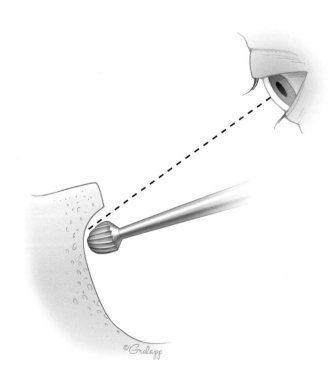

图 11.7　乳突切除中保留骨性悬突时调整手术视角。术者可适当移动显微镜保证钻头时刻都在视野之中，确保没有损伤到其他结构

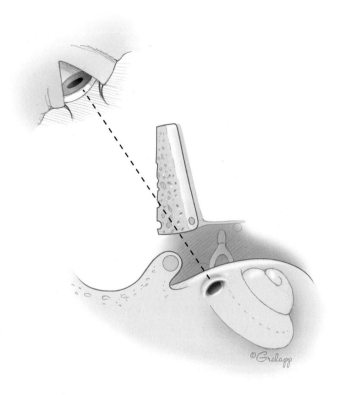

图 11.8　充分钻磨外耳道后壁对于充分暴露圆窗至关重要。外耳道在向内延伸的同时逐渐略转向前,沿着外耳道轮廓钻磨的同时必须保持的后壁骨质厚度均匀。外耳道骨壁削磨不均可影响鼓索神经的识别,也会使面隐窝明显变小。同样,保留外耳道内侧骨质可阻碍面神经管前方的骨质暴露,不利于识别圆窗龛

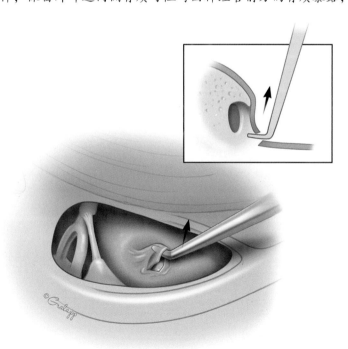

图 11.9　圆窗龛通常被一层黏膜覆盖,有时被称为"圆窗龛膜",其位置在圆窗龛开口处。膜的颜色更偏粉色。用小直角钩将此黏膜轻轻从下面的龛壁和圆窗膜上剥离下来

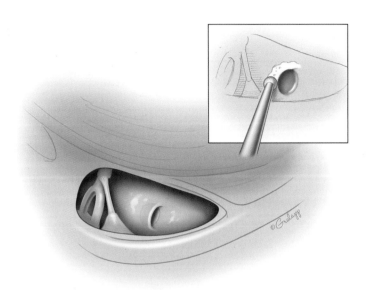

图 11.10 识别圆窗龛并清除覆盖的黏膜，即可显露圆窗膜。圆窗膜外观通常为蓝色，其外周有独特的灰白色环形韧带。充分暴露圆窗膜对于电极的妥善放置至关重要。通常圆窗膜被周围突出的骨质不同程度的遮挡，1mm 低速金刚钻可以安全去除突出骨质，同时保持圆窗膜的完整性。清晰显露圆窗膜前缘对于设计电极植入的最佳轨迹十分重要，此时可以用浸有1∶1000 肾上腺素的吸收性明胶海绵收缩血管。在植入电极过程中，要避免骨粉和血液进入内耳，可以在圆窗龛内注入类固醇激素或者透明质酸

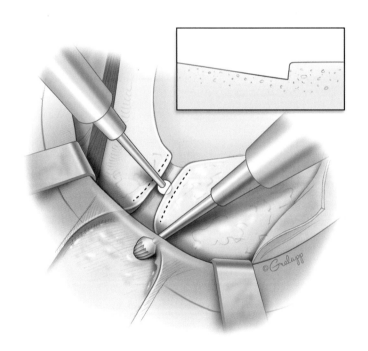

图 11.11 为了更加隐蔽地容纳接受－刺激器，可以在切口后方皮瓣下磨一个骨槽。用专用模型来确定骨槽的正确位置和方向。适当调整术者的视角可以更安全地磨除皮瓣下的骨质。先用较大的切割钻去除骨质，为了防止植入体在骨槽中发生缓慢移位，可以用小的切割钻或者金刚钻在骨槽前方磨出尖锐的边缘。用更小的钻头磨出通向乳突腔的凹槽，同时留出悬骨用以更安全地固定电极。仅靠软组织囊袋不足以阻止植入体移位，这种做法只是针对骨壁较薄幼儿的特殊处理方法。对于这部分患儿来说，避免钻磨骨槽可以降低颅内并发症风险。可以在切口后方切取小块肌肉和筋膜以便在关闭术腔时使用。此外，放置植入体前需在该区域内彻底止血

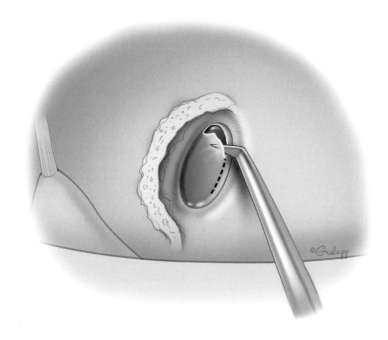

图 11.12　冲洗术腔血液和骨粉,打开并检查植入体,将其放置于软组织囊袋内。用尖针挑开圆窗膜前缘,圆窗膜和基底膜之间存在很大的空间。在圆窗膜前缘做切口有助于将电极以最佳方向插入。当圆窗膜切开足够多时,无须切除组织和形成组织瓣便可看到开口。与镫骨切除术相似,要避免在切开处直接抽吸外淋巴液。在此步骤中局部应用类固醇激素和透明质酸是有益处的

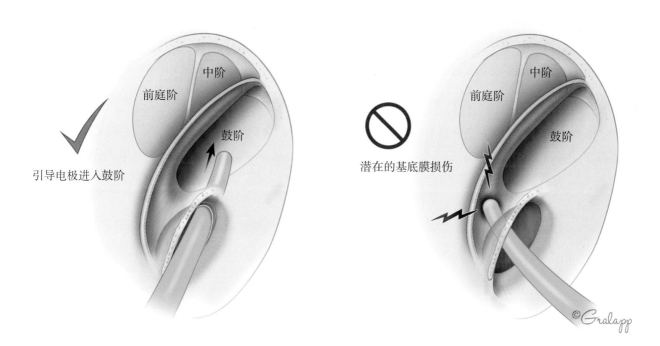

图 11.13　将电极通过圆窗膜前部切口螺旋植入鼓阶。注意,电极前端插入的轨迹将引导其进入耳蜗底转,可以最大程度减少对基底膜的直接损伤(左图)。直接沿向上的轨迹插入(右图)可能压迫并损伤基底膜。后者可能是由于未完全磨除突出的龛壁,导致圆窗膜暴露不充分所致,或者由于圆窗膜向后切开过多造成

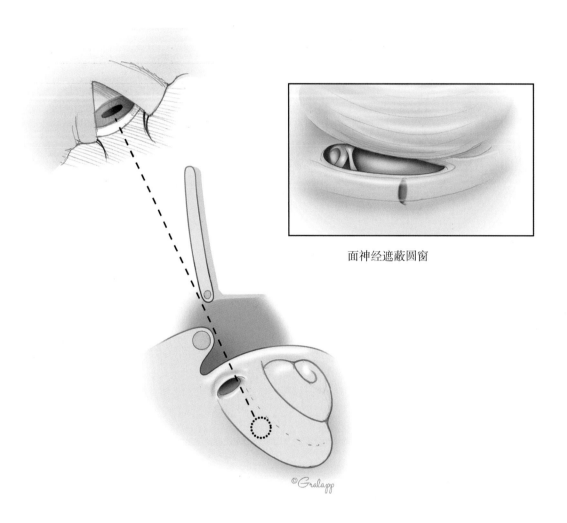

面神经遮蔽圆窗

图 11.14 尽管已经进行了合适的钻磨，但由于面神经遮挡，术者仍无法看到圆窗。在这种情况下，通常可以沿鼓岬下方显露圆窗前下部，在此处行耳蜗造口，还可以通过显露出龛壁前缘来确定耳蜗开窗区域

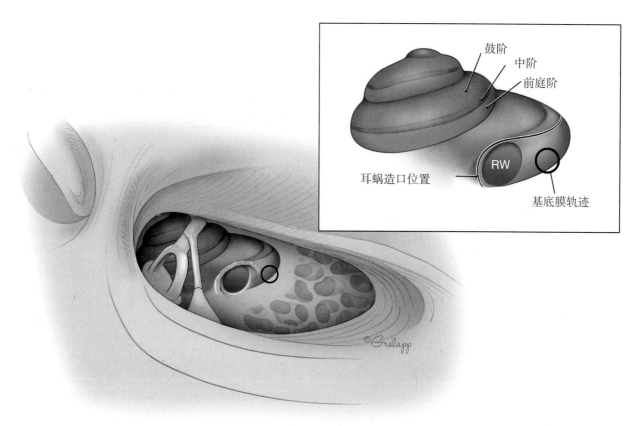

图 11.15　圆窗前下方是耳蜗造口的最佳位置。如此定位可确保造孔开口于鼓阶，并远离螺旋韧带和基底膜；可径直通向耳蜗顶转，实现以最小曲率植入电极。RW：圆窗

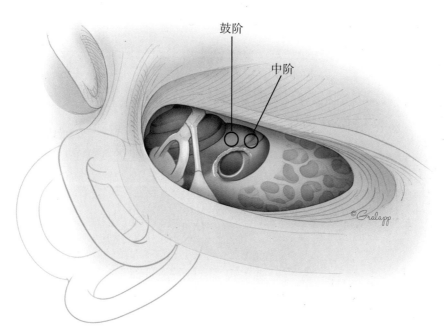

图 11.16　耳蜗造口的次选位置。在圆窗的前方行耳蜗造口很容易损伤基底膜和螺旋韧带，以致电极直接进入中阶；同样，在圆窗的上方行耳蜗造口则容易使电极进入前庭阶。为了最大程度减少损伤并确保电极位于鼓阶，应避免应用上述两种造口方法。如因纤维化和骨化造成鼓阶堵塞，则可以在上述两个部位行耳蜗造口，或将耳蜗造口扩大至中阶或前庭阶

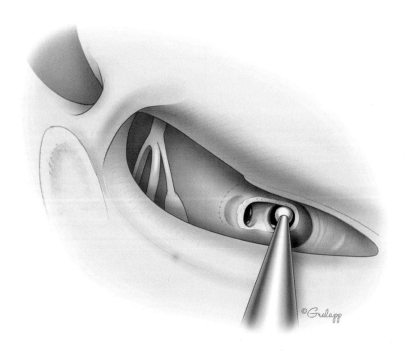

图 11.17 用小金刚钻以较低转速行耳蜗造口。最佳的耳蜗造口方法是沿圆窗龛前上方去除骨质，直接往前钻可能损伤底转基底膜。注意识别并在最大范围内保护骨内膜，而后用尖钩挑开骨内膜，避免直接进入内耳以最大程度减少损伤。上述方法可显著降低损伤基底膜（虚线所指）和螺旋神经节的风险

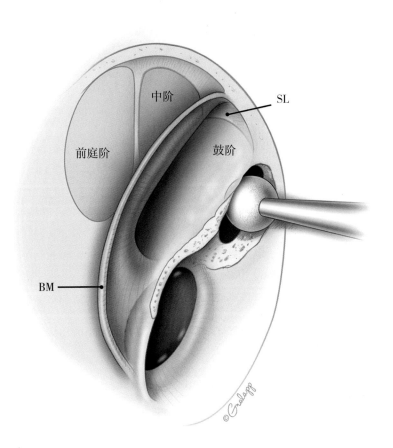

图 11.18 鼓阶下方耳蜗造口示意图。此种造口方法可以避免损伤基底膜（BM）和螺旋韧带 (SL)。钻头应稍指向上方以便进入鼓阶，同时避免损伤耳蜗底转下段结构

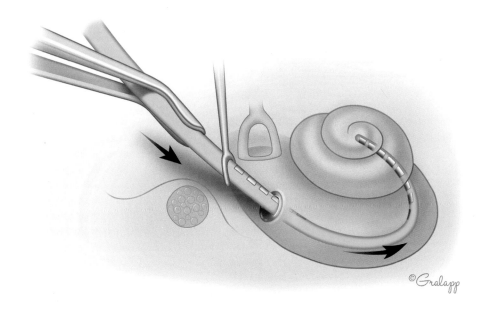

图 11.19　将电极轻轻插入内耳。通过圆窗或耳蜗造口插入电极方法相似。电极指向耳蜗底转的前面，可以借助镊子和"爪"型向导器使电极缓慢且稳定地插入。提倡缓慢插入电极（持续时间超过 1min），这样可以减少由于电极突然占据鼓阶空间引起外淋巴压力骤升所导致的耳蜗组织损伤。同样，缓慢插入电极还可以减少对耳蜗外侧壁的摩擦创伤

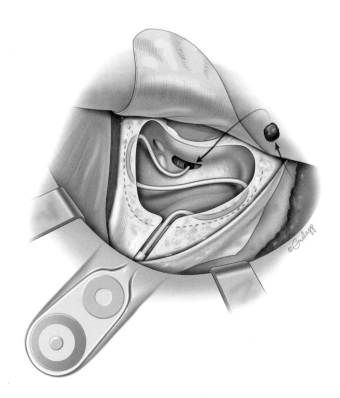

图 11.20　电极完全插入后用小块肌肉和筋膜在圆窗或耳蜗造口处包绕电极，其作用是固定电极防止其移位。如无脑脊液漏，无须将其塞入内耳。这种做法可以重新封闭内耳，减少外淋巴漏的可能性并降低细菌从中耳播散到内耳的风险。同样，面神经隐窝也可以用肌肉封闭，使电极及其导线更加稳固。注意避免将这些组织贴在听小骨上，以便有残余听力者术后仍能利用原有的传声机制。将电极导线盘绕在乳突腔中，开放乳突时留下的边缘悬骨有助于将线圈固定在适当的位置

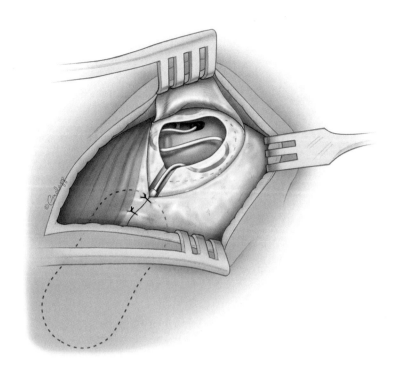

图 11.21 在接受 – 刺激器上方的骨膜要紧密缝合，以便将植入体固定在软组织囊袋及骨槽内

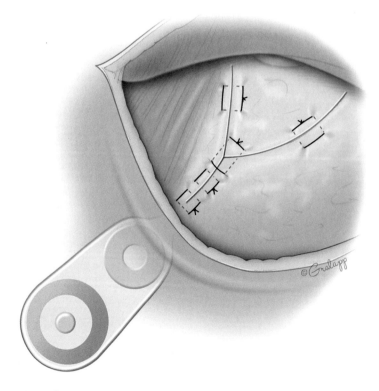

图 11.22 关闭乳突腔骨膜瓣，使植入体和皮肤切口隔离。缝合皮肤切口，乳突部加压包扎 24h

11.3　特殊情况的人工耳蜗植入术

Nikolas H. Blevins, Jennifer Alyono

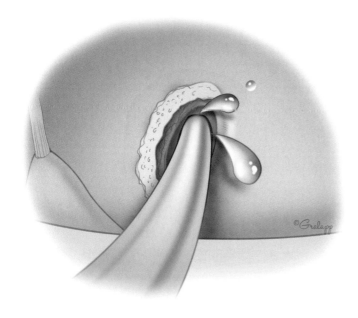

图 11.23　电极插入内耳的过程中可能会出现脑脊液漏，漏出的过程可能是快速涌出（井喷），或者缓慢地渗出。后一种情况，可以通过插入电极加以控制，或如上所述用肌肉和筋膜包绕电极进行控制。在先天性内耳畸形的患者中经常有更快速的脑脊液漏，遇此情况需要填塞额外的组织加以控制

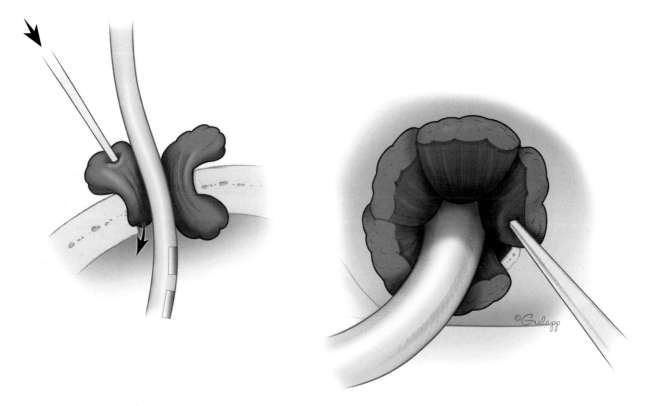

图 11.24　在共同腔畸形致脑脊液迅速漏出的情况下，可以选择将耳蜗造口稍稍扩大，从而将肌肉紧紧地填塞于听囊周围骨质和电极线之间。可用生物蛋白凝胶密封耳蜗造口。在多数情况下，以上做法足够遏制脑脊液的快速涌出。此外还可以考虑封闭外耳道，同时闭塞咽鼓管以更彻底地封闭鼓室

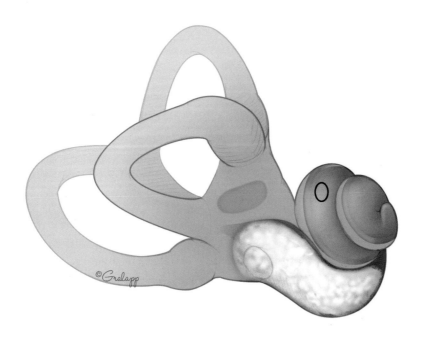

图 11.25　在耳蜗骨化或纤维化的情况下，耳蜗底转通常最易受累。纤维化组织和"垩白"状新骨可能使圆窗龛结构完全消失

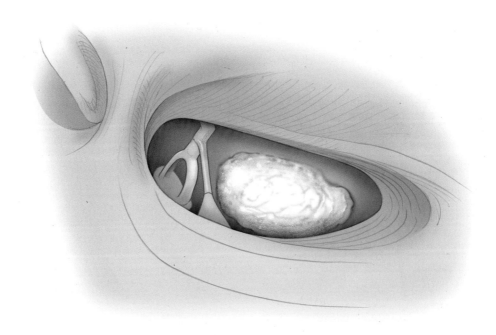

图 11.26　大多数与人工耳蜗植入有关的骨化都位于耳蜗腔内，但偶尔也会延伸到中耳并遮挡圆窗。插图显示营养不良性钙化斑块掩盖了圆窗

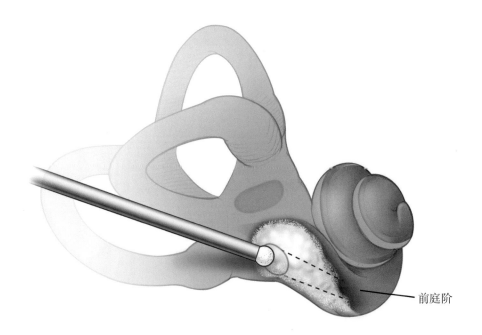

前庭阶

图 11.27　耳蜗底转沿异常的骨质向前钻磨，最终可能会形成位于耳蜗更前方的开口，可以使常规电极完全插入耳蜗。由于电极是沿鼓阶插入，故对前庭阶影响较小。对此类病例，术前应用高分辨 CT 和 MRI 评估内耳液体情况，对制定手术策略非常有价值

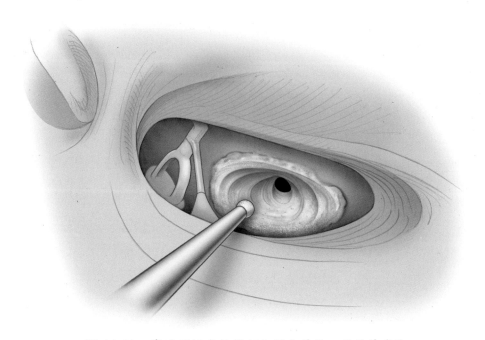

图 11.28　穿过耳蜗底转的钙化区向前钻，开放前庭阶

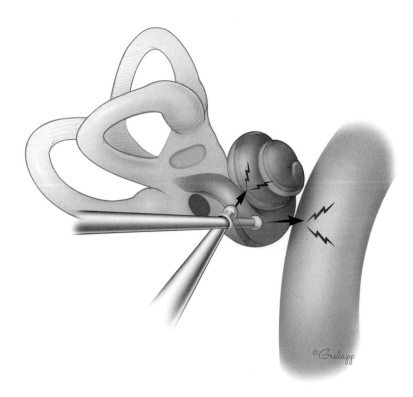

图 11.29　不管是纤维化、骨化还是先天性畸形引起的解剖结构异常，在这些异常耳蜗内维持方向都是一项挑战。术者必须利用现有的一切解剖标志辨别并保持正确的方向。磨骨过于靠上时，有进入蜗轴而损伤神经组织并造成医源性脑脊液漏的风险。同样，向前钻磨的太远有可能损伤颞骨内的颈内动脉膝部

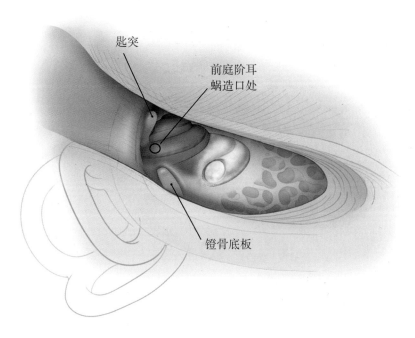

匙突

前庭阶耳蜗造口处

镫骨底板

图 11.30　可以在磨除面隐窝、拱柱以及镫骨上结构后，于耳蜗中转造口。另外，也可以在卵圆窗前方和匙突基底部之间钻孔。虽然可能会进入前庭阶，但如果必要，包括前庭阶在内的耳蜗内任何腔隙都可以用来造孔

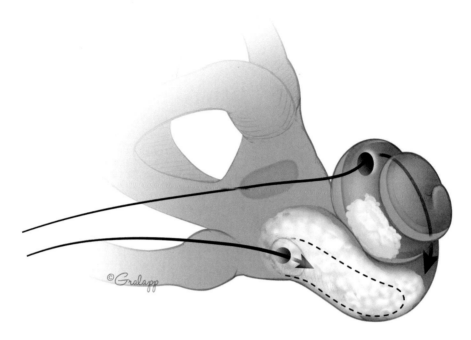

图 11.31　一旦在耳蜗中转造口，则应考虑放置分支电极，其中一个支应尽可能远离耳蜗底转，另一支则应尽可能地顺行植入耳蜗中转。也可以考虑逆行插入耳蜗，以提供更多数量的蜗内电极（如图所示）

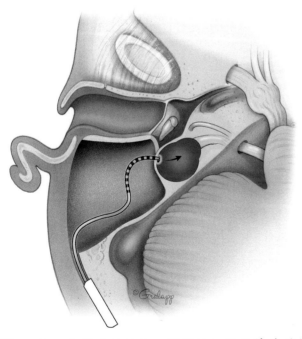

图 11.32　内耳畸形的人工耳蜗植入面临特殊的挑战。耳蜗的螺旋结构可以存在各种异常（如不全分隔）甚至缺如（如共同腔畸形），所以电极和听神经之间的关系也应做相应改变。此外，蜗轴也可能存在畸形，外淋巴液与脑脊液之间可能在内听道的外侧末端处相通

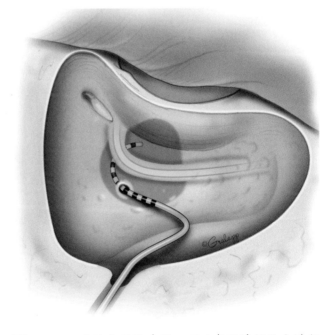

图 11.33　对于共同腔畸形，可以在面神经后方进行耳蜗造口。虽然经面隐窝钻孔也可到达腔内，但通常没有必要开放面隐窝。假如需要填塞脑脊液漏，耳蜗造口位置则需要再向后位移

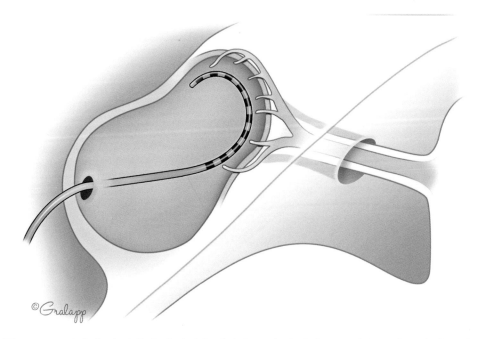

图 11.34 直电极应沿着空腔的外侧壁走行，靠近听神经元树突和神经节的位置

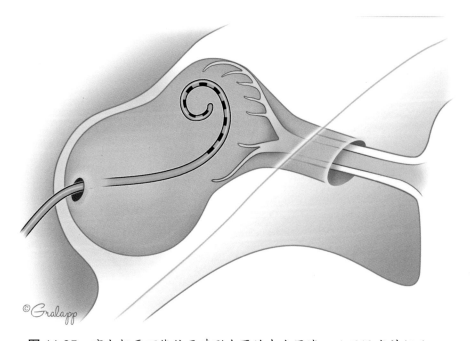

图 11.35 弯电极更可能位于畸形内耳的中央区域，从而远离神经元

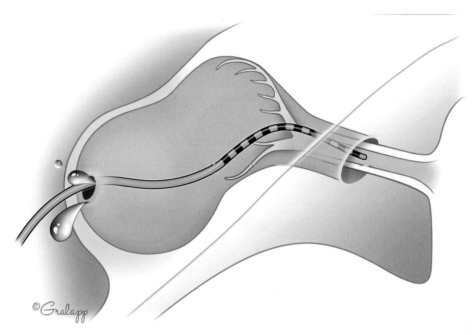

图 11.36　对于严重的内耳畸形，很难区分畸形的内耳和内听道外侧端的脑脊液间隙（CSF），这会导致大量的脑脊液漏。另外，直电极容易刺入内听道。谨慎的做法是在手术中进行 X 线检查，以确保电极安放在正确位置

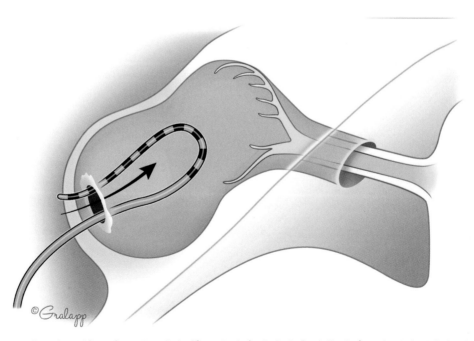

图 11.37　通过一个凹槽状骨孔送入电极攀，这是在缺乏内部结构的畸形内耳放置电极的有效方法

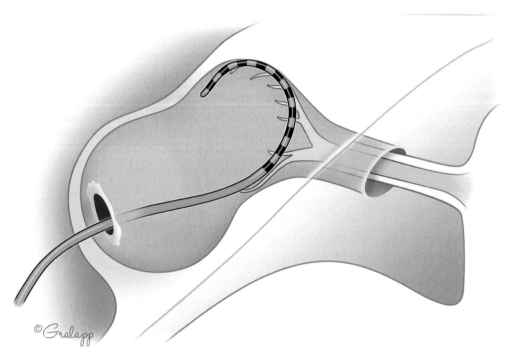

图 11.38　将电极攀放置在神经元附近，该技术降低了电极进入内听道的风险

（肖红俊　温莹莹　译）

第 12 章
颞骨骨折、脑膨出和脑脊液漏的手术治疗

Robert K. Jackler

12.1 导　言

颞骨骨折主要因头部钝性外伤所致,分为纵行骨折和横行骨折。纵行骨折通常由各种头部撞击力作用于颞骨或顶骨时造成,极少伤及耳囊(耳蜗和半规管),主要导致中耳结构损伤,听骨链破坏,尤其是砧镫关节,通常需要延期手术修复。横行骨折则通常由更强劲的撞击力造成,尤其撞击力作用于枕部时,常伴有颅内损伤。横行骨折易伤及耳囊导致听力损失。

在多数情况下,外伤性脑脊液(CSF)漏无须手术干预即可自愈。较为严重的脑脊液漏经保守治疗无效则需要手术探查并修补颅底裂孔。当颞骨骨折不伴有面神经骨管损伤时,其所致的面瘫预后良好。对于迟发性面瘫,多数专家倾向于保守治疗。但对于伴有面神经骨管损伤的即刻面瘫,则需要行面神经探查减压和(或)修复。

脑脊液耳漏可分为自发性和继发性两种,继发性脑脊液耳漏常见于外伤后或是颅底手术后的并发症。大多数创伤后和术后的脑脊液漏可先采用保守治疗,对于持续性耳漏或发生脑膜炎时则主张手术治疗。自发性脑脊液漏最常发生于乳突天盖或鼓室天盖缺失,在肥胖者中更为常见。通常,自发性脑脊液漏患者存在广泛的颅底骨质变薄,且应注意是否有潜在的脑积水。当出现外淋巴间隙与桥小脑角池相连的先天性畸形时,溢液可经内耳漏出,最常见于经内听道漏出。

发生于颞骨的脑膨出多为自发性,常伴有脑脊液漏。上半规管裂可伴有自发性脑膨出。颞骨部脑膨出也可继发于乳突根治术后或颞骨损伤后。一般来说,硬膜外的中颅窝开颅术是修复硬脑膜和骨缺损的最佳方法,在修复前将从颞叶底部疝出的脑组织复位至颅内,但若疝出的脑组织已坏死则需要将坏死部分切除。

延伸阅读

1. Bhindi A, Carpineta L, Al Qassabi B, et al. Hearing loss in pediatric temporal bone fractures: evaluating two radiographic classification systems as prognosticators. Int J Pediatr Otorhin olaryngol,2018,109:158–163

2. Diaz RC, Cervenka B, Brodie HA. Treatment of temporal bone fractures. J Neurol Surg B Skull Base,2016,77(5):419–429

3. Eddelman DB, Munich S, Kochanski RB, et al. Repair of temporal bone defects via the middle cranial fossa approach: treatment of 2 pathologies with 1 operation. Neurosurgery,2018

4. Gioacchini FM, Cassandro E, Alicandri-Ciufelli M, et al. Surgical outcomes in the treatment of temporal bone cerebrospinal fluid leak: a systematic review. Auris Nasus Larynx,2018,45(5):903–910

5. Gonen L, Handzel O, Shimony N, et al. Surgical management of spontaneous cerebrospinal fluid leakage through temporal bone defects–case series and review of the literature. Neurosurg Rev,2016,39(1):141–150, discussion 150

6. Grinblat G, Dandinarasaiah M, Prasad SC, et al. Temporal bone meningo-encephalic-herniation: etiological categorization and surgical strategy. Otol Neurotol,2018,39(3):320–332

7. Jeevan DS, Ormond DR, Kim AH, et al. Cerebrospinal fluid leaks and encephaloceles of temporal bone origin: nuances to diagnosis and management. World Neurosurg, 2015,83(4):560–566

8. Kutz JW Jr, Johnson AK, Wick CC. Surgical management of

spontaneous cerebrospinal fistulas and encephaloceles of the temporal bone. Laryngoscope,2018,128(9):2170–2177

9. Rereddy SK, Mattox DE. Spontaneous defects between the mastoid and posterior cranial fossa. Acta Otolaryngol,2016,136(4):340–343

10. Yetiser S, Hidir Y, Birkent H, et al. Traumatic ossicular dislocations: etiology and management. Am J Otolaryngol,2008,29(1):31–36

12.2 颞骨骨折

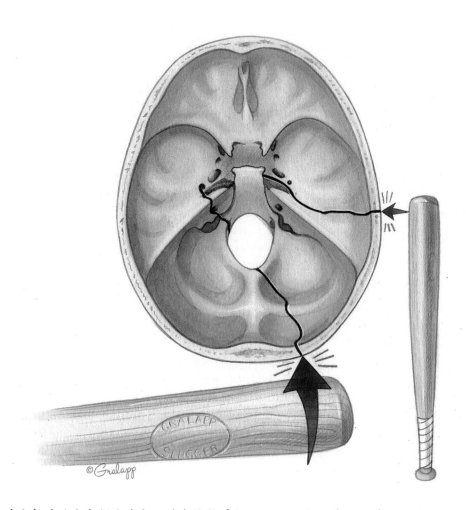

图 12.1 对头部的后方或侧方击打可造成岩锥骨折，从侧方击打骨质较薄的颞骨鳞部比从后方击打骨质较厚的枕骨更有可能导致颅底骨折。由颞骨方向击打所造成的骨折线与岩锥长轴平行，因此被称为"纵行骨折"。暴力击打枕部所致颅骨损伤则破坏枕骨大孔环，骨折线向前延伸与岩锥长轴垂直，这类骨折被称为"横行骨折"。纵行骨折通常因鼓室积血和听骨链断裂造成传导性聋。横行骨折则因耳囊受损导致永久性感音性聋和急性眩晕。两者均可能造成面神经损伤或脑脊液漏

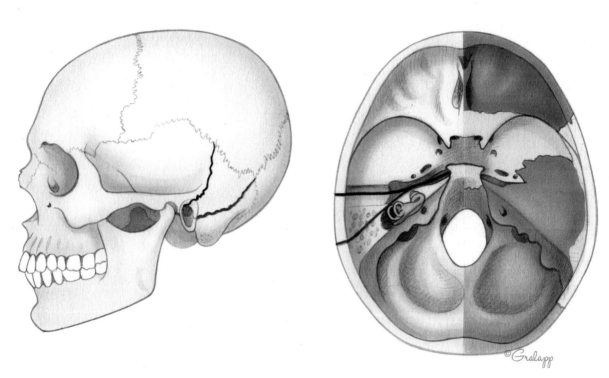

图 12.2 在纵行颞骨骨折中，骨折线起始于骨皮质薄弱区，向前经外耳道或向后经乳突气房延伸。经外耳道的骨折通常表现为外耳道出血、鼓膜撕裂和外耳道骨部断裂。向后经乳突气房的骨折则表现为鼓膜完整，鼓室积血。乳突导静脉破裂渗血可形成 Battle 征。无论骨折线起始于何处，均经过中耳腔，由耳囊向前延伸至破裂孔。内耳和面神经骨管通常不受累及

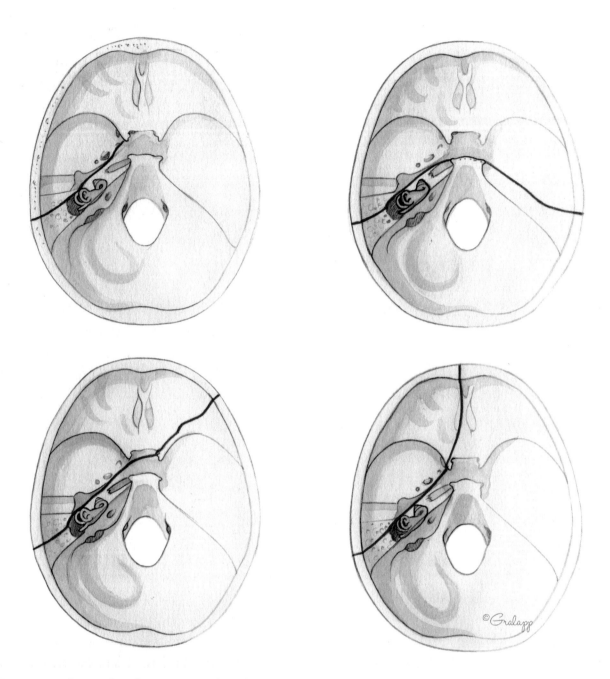

图 12.3 颞骨纵行骨折常见类型：大多数骨折线终止于中颅窝底或蝶骨（左上）。大约 1/3 的病例会延伸至中线，与对侧颞骨骨折线相连（右上）。少数病例向前延伸，经前颅窝底向外侧延伸（左下），或在中线经筛板延伸（右下）

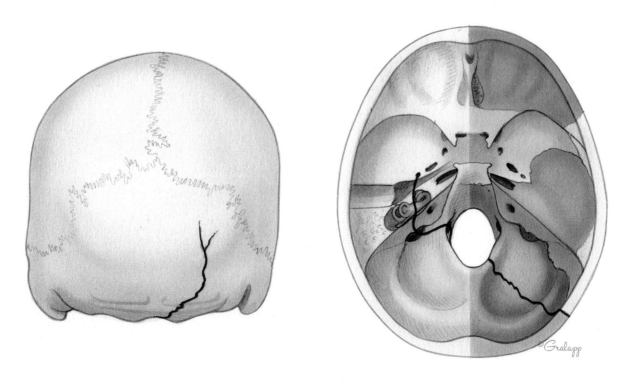

图 12.4　在颞骨横行骨折中，骨折线通常起始于枕骨，延伸至枕骨大孔，垂直穿过岩锥长轴，由枕骨大孔至中颅窝底。常引起耳囊破裂导致内耳功能完全丧失，并伴有面神经损伤

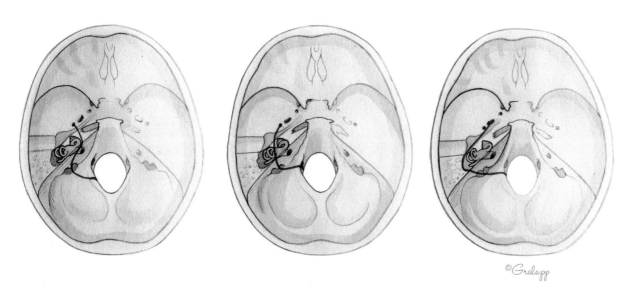

图 12.5　颞骨横行骨折常见类型：骨折线起自枕骨大孔，横过岩锥经耳囊或耳囊外侧、内侧穿出至颅中窝。最常见的径路是横穿耳囊，破坏内耳（中图）。在少数情况下，骨折线避过耳囊从其内侧穿过（左图），经过内听道导致面神经和前庭蜗神经断裂。同样较为少数情况下，骨折线可避开耳囊从其外侧横向穿过（右图）

12.3 脑膨出

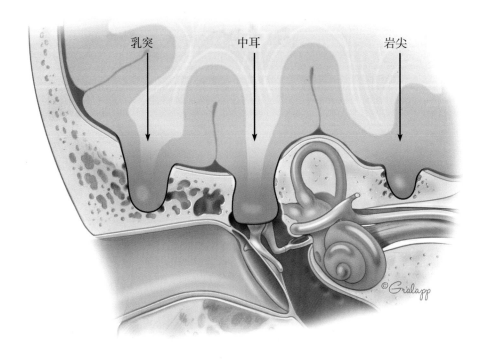

图 12.6 颞骨的脑膨出最常发生在中颅窝底，穿透乳突顶部、鼓室顶部或岩尖顶部。最常见原因为颅底骨折或乳突手术所致医源性缺损。自发性脑膜膨出和脑膨出也时有发生，突起的蛛网膜粒可穿透蛋壳样薄弱的乳突天盖或鼓室天盖，此类疾病可能与慢性颅内压升高有关

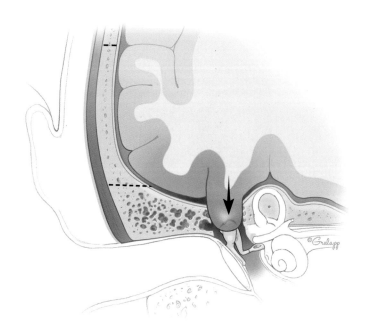

图 12.7 向颞骨内疝出的脑组织接触听骨链可导致传导性听力损失。硬脑膜可完整或有缺损，在鼓膜后方可见疝出的脑组织。虚线显示中颅窝径路修补硬膜外缺损的颅骨切开范围

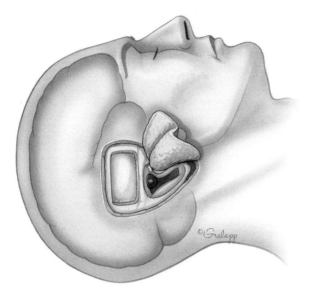

图 12.8　脑膜脑膨出的脑组织经天盖突入乳突的手术视图。在中颅窝做一小型颅骨切开，以便从上方到达颞骨底

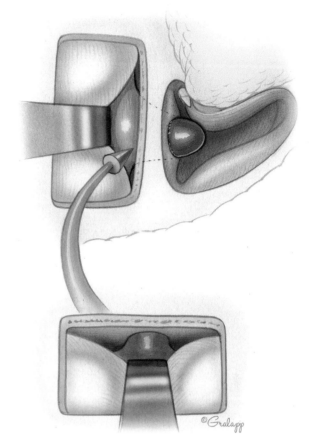

图 12.9　硬膜外牵开颞叶脑组织可以显露疝的底部

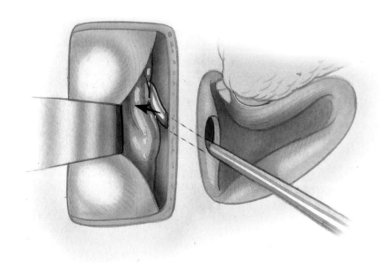

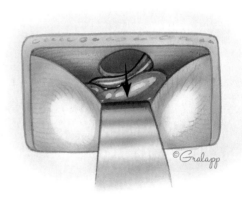

图 12.10　若疝出的脑组织未坏死，应尝试将其回纳至颞窝

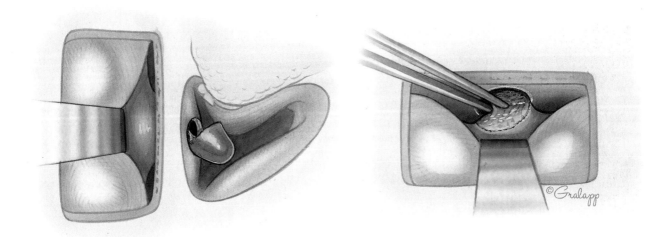

图 12.11　若疝出的脑组织坏死或无法复位，应在颅底水平切除脑疝组织

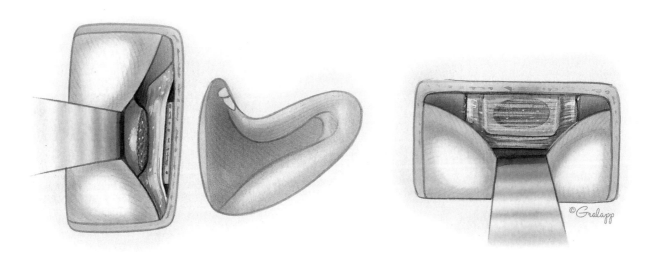

图 12.12　狭小的颞骨顶面缺损可用软组织修补，或附加骨质进行修复。较广泛的缺损应行骨移植物桥接并以结缔组织瓣进行修复

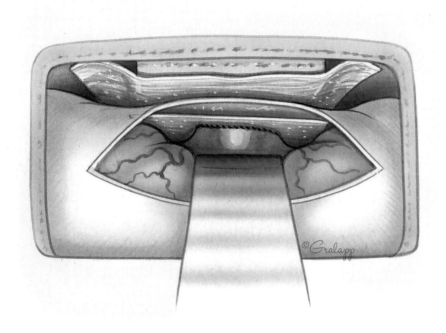

图 12.13　较大的硬脑膜缺损，可在硬脑膜内放置筋膜组织。硬脑膜内移植的优点在于大脑的重量有助于移植组织与周围硬脑膜的贴合

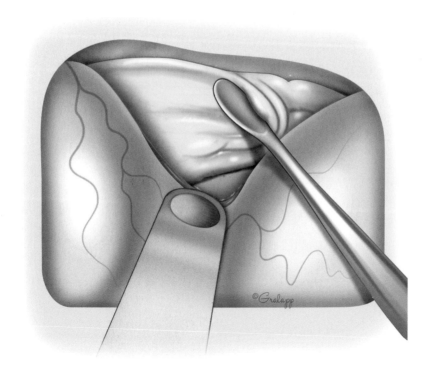

图 12.14　作者推荐使用羟基磷灰石骨水泥覆盖颅底缺损，并加固整个颞底以防止复发

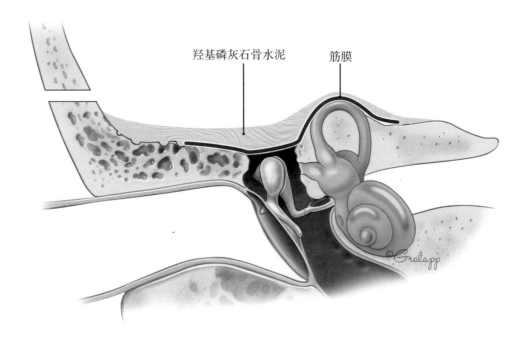

图 12.15 颞骨顶面缺损修复概况。最好行多层修复，包括筋膜层、骨质层（自体局部颅骨片或人工羟基磷灰石），可另附肌肉层。将筋膜覆盖在骨与硬脑膜缺损部

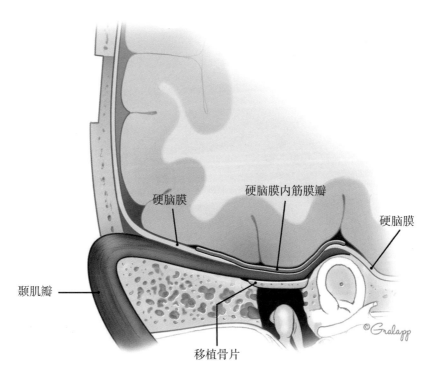

图 12.16 使用往复锯切取一块颅骨片，将其作为修复材料覆盖于鼓室天盖缺损处。利用颞肌旋转瓣进行加固。如图所示，硬脑膜修补可分为硬膜内修复或硬膜外修复

12.4　脑脊液漏

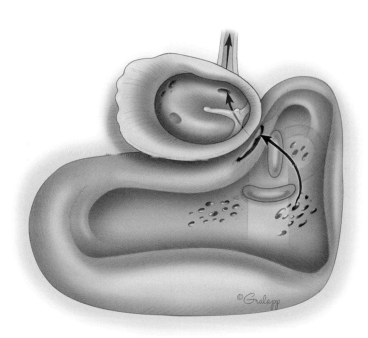

图 12.17　脑脊液耳漏有多种途径。常见于由中颅窝底（鼓室和乳突）损伤或缺损导致的创伤性脑脊液耳漏和自发性脑脊液耳漏。颅底肿瘤手术后，来自后颅窝的漏出液经迷路周围的间隙流出。此外，脑脊液可经内耳流出，见于先天性内耳畸形或耳蜗植入术后（见 11.3 特殊情况下的人工耳蜗植入）

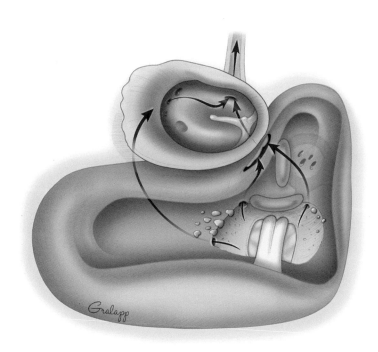

图 12.18　经乙状窦后径路的听神经瘤手术中内听道周围的气房被打开。脑脊液可经鼓窦入口（共同途径）或直接经迷路下 - 耳蜗下途径到达咽鼓管

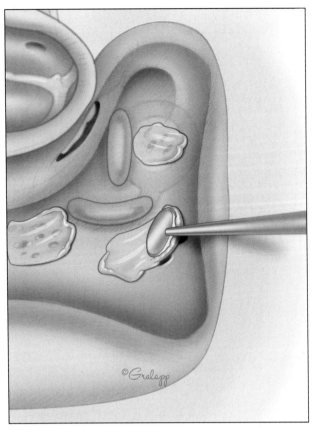

图 12.19 当患侧的听力正常时，可用骨蜡仔细封闭迷路周围气房

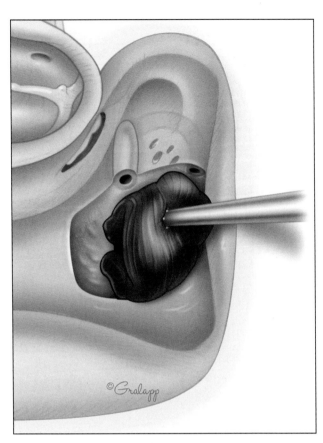

图 12.20 当患侧听力丧失时，可以切除迷路，用筋膜和肌肉直接封闭硬脑膜破口

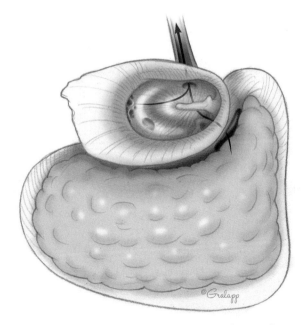

图 12.21 经迷路径路听神经瘤术后脑脊液耳鼻漏。在本例中，脑脊液穿过岩部缺损处的脂肪移植物，由鼓窦入口进入中耳后经咽鼓管流入鼻咽部（箭头所指）

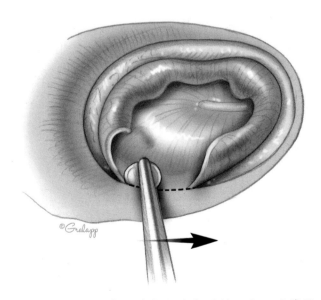

图 12.22 切除外耳道皮肤是中耳封闭和咽鼓管封闭的第一步，以彻底避免医源性胆脂瘤

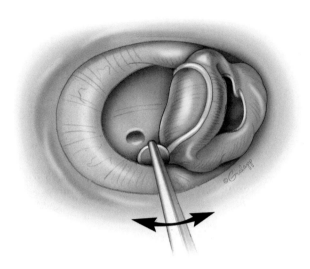

图 12.23　从鼓沟中分离出鼓环

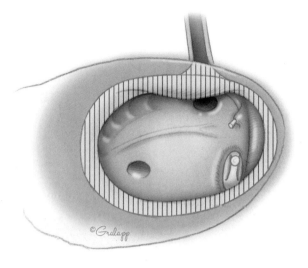

图12.24　磨除鼓沟以确保去除所有鳞状上皮细胞。需要注意的是，漏斗状咽鼓管鼓室口上方的骨质也必须广泛磨除

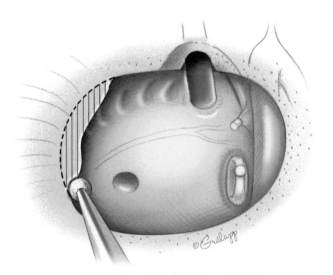

图 12.25　咽鼓管鼓室口已暴露

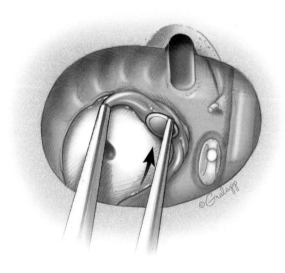

图 12.26　切除中耳腔黏膜以减少黏液囊肿的形成

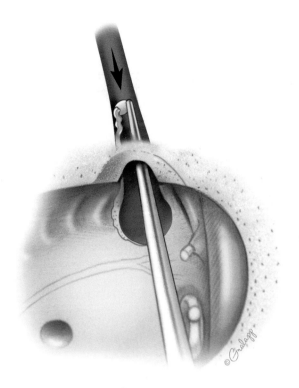

图12.27 刮去咽鼓管黏膜。由于与颈内动脉相邻，其间的骨壁可能有缺损，操作时不要过度用力

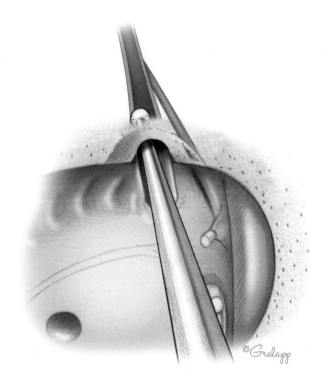

图12.28 使用金刚钻将咽鼓管鼓室口磨成漏斗状

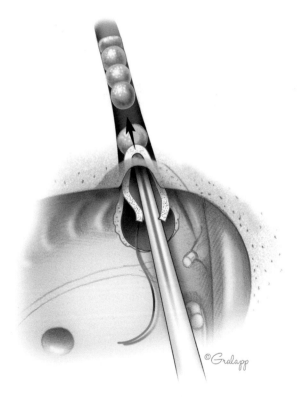

图12.29 骨蜡封闭咽鼓管。用数个小豌豆状骨蜡封闭，再用1/4in（1in=2.54cm）大小脱脂棉片将其压实

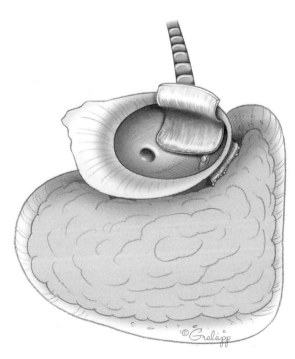

图12.30 刮除咽鼓管口多余的骨蜡，将颞肌筋膜置于咽鼓管鼓室口和鼓窦入口

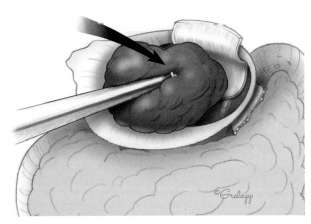

图 12.31　游离颞肌填入外耳道内段封闭中耳腔，并将筋膜固定在咽鼓管鼓室口上方

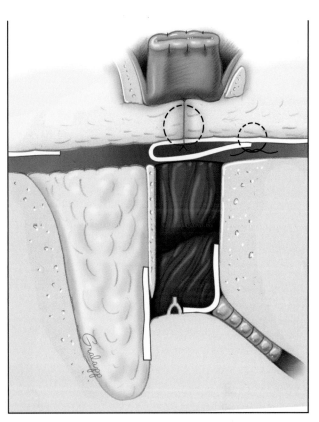

图 12.32　修复脑脊液漏的颞骨封闭术。耳道封闭以对抗脑脊液压力的技术在下一节介绍

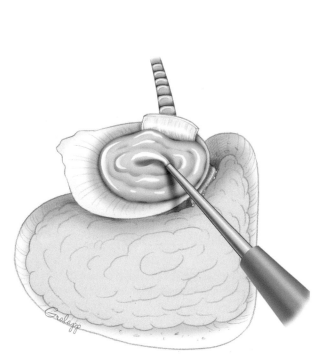

图 12.33　另一种方法是用羟基磷灰石骨水泥填充中耳和骨性外耳道

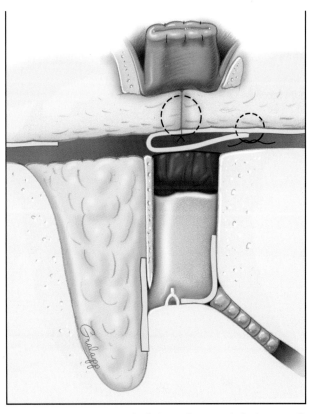

图 12.34　图示为羟基磷灰石骨水泥填塞中耳和骨性外耳道

12.5　外耳道封闭

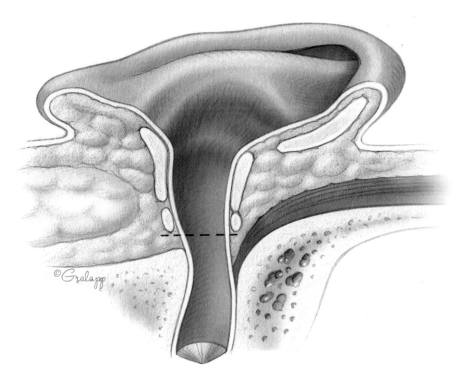

图 12.35　颅底手术中封闭外耳道是为了建立一个封闭的术腔，填塞材料可为脂肪组织或肌肉瓣。在填塞之前，必须清除术腔中所有上皮和尽可能多的黏膜。当硬脑膜破损时，需要细致的操作和多层的封闭以避免脑脊液漏。耳道封闭通常在手术的早期阶段完成（任一阶段完成封闭均可）。在外耳道骨部与软骨部交界处切断外耳道。外耳道癌颞骨切除术的耳道封闭术见 13.2 外侧颞骨切除术

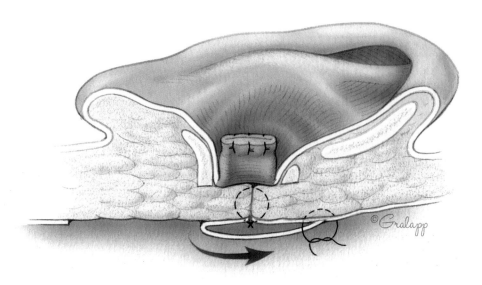

图 12.36　完整的耳道封闭包括三层：外层为外翻耳道皮肤、中间层为纤维结缔组织、内层为骨膜－筋膜瓣，其中内、外层最为重要，缺一不可

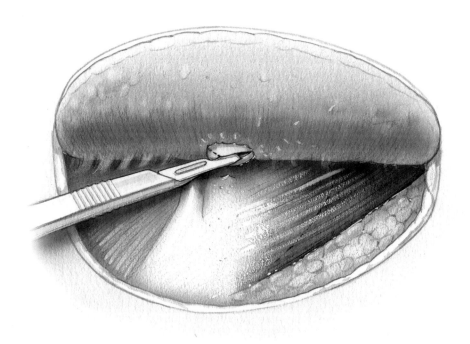

图 12.37　耳后入路在骨部－软骨部交界处切开。由于管壁有大量的小血管，可先用双极电凝在交界处烧灼线后再行切开，以减少出血

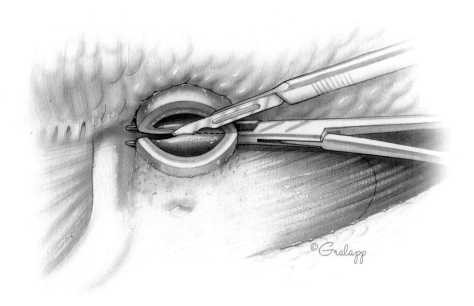

图 12.38　在切断外耳道软骨段前壁之前，可先用止血钳钳夹住其和腮腺筋膜间的组织。该方法可以减少腮腺出血，加快手术速度

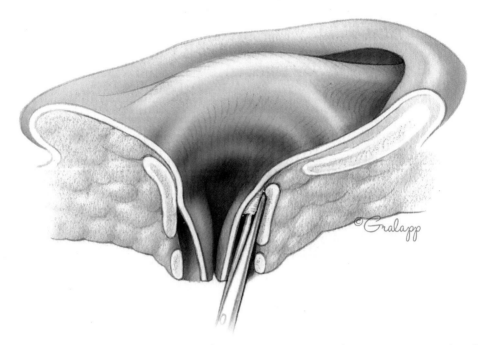

图 12.39 由内向外将耳道外侧端的皮肤从下方软骨剥离。当接近分离边缘时，必须仔细操作避免皮瓣破损。这种情况一般很少发生在剥离耳道前壁皮肤，原因是耳屏较为长宽，无须剥离皮肤至耳屏游离缘。

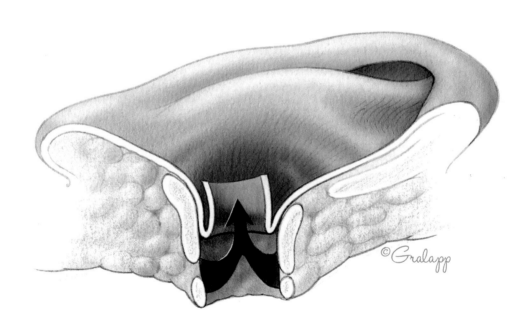

图 12.40 耳道后壁附着于耳甲边缘处的管状皮肤较为薄弱，在剥离时可将手指放入耳道中以判断所需分离的剩余长度，从而避免皮肤破损

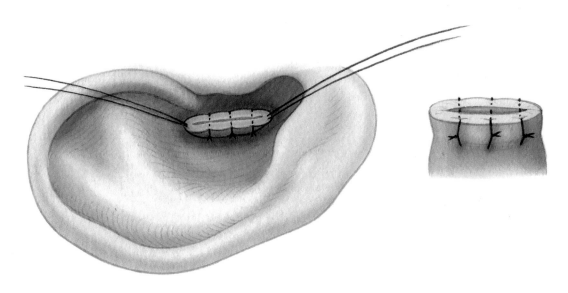

图 12.41　用缝线牵拉固定切口两端，以间断垂直褥式缝合方式密封切口。将缝线的下端缝于皮肤袖口下方的较远处，使皮下组织贴合更紧密。完成缝合后，移除牵引缝合线或结扎以封闭切口两端

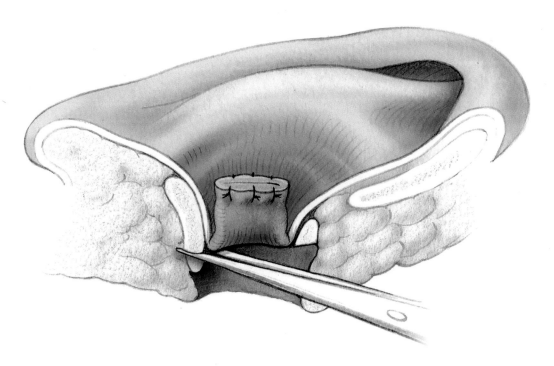

图 12.42　去除或切开耳廓后方的耳道软骨以减少张力，有助于耳道皮下软组织的缝合从而形成第二闭合层

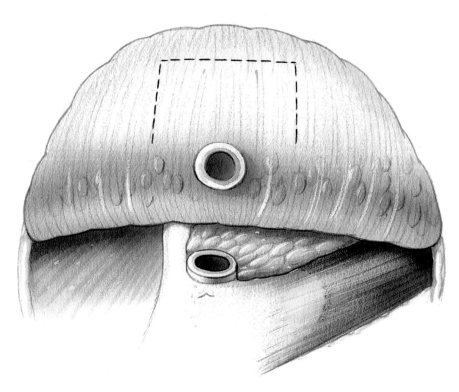

图 12.43 第三层是由骨膜和皮瓣内侧面的筋膜组成。根据可获得的组织来源，皮瓣可采用不同方式（例如蒂在前或蒂在后）

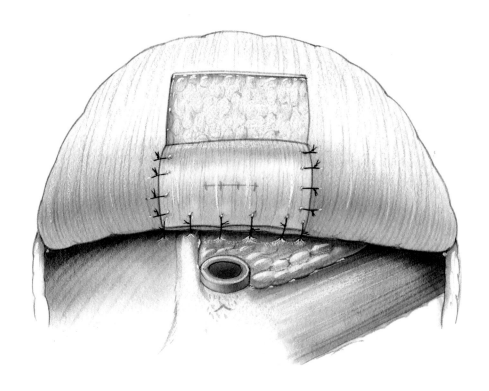

图 12.44 耳道前方固定缝合于腮腺筋膜上。这一层张力很小，可行单排缝合并用手轻柔结扎。在后续手术时（肿瘤暴露和切除），须注意撑开器的位置，以免损伤耳道封闭的内面

（程华茂 吴瑕 译）

第 13 章
颞骨切除术

Robert K. Jackler

13.1 导　言

　　颞骨部分或全部切除术常用于治疗外耳道或中耳鳞状细胞癌。这类肿瘤通常是由于慢性炎症刺激产生，而耳廓鳞状细胞癌可能与日光暴晒有关，二者有所不同。外耳道和中耳鳞癌的破坏可侵及颅底甚至威胁生命。如果在放疗后进行积极的颞骨切除手术，可以达到较高的治愈率

　　局限于外耳道和邻近结构的肿瘤可进行颞骨外侧切除，包括外耳道的全部切除。为了保证切除病变的范围，应同时切除腮腺、颞下颌关节、颞下窝和颈部淋巴结。所谓的颞骨全切术的说法并不准确。真正的颞骨全切术要求切除颈动脉、颈静脉球、第Ⅶ、Ⅸ、Ⅹ和Ⅺ脑神经，这种方式常常被认为是不恰当的。当鳞状细胞恶性肿瘤已经侵犯了鼓室内侧壁，耳科医生将整块切除颞骨的外侧部分，然后打开颞骨内侧、颞骨岩尖部，切除内耳并使大血管轮廓化。

　　部分医生主张敞开颞骨切除术后的术腔，他们认为这与开放式乳突根治术后的情况一样，还有助于保留听力。由于耳蜗在放疗中将接受全部的放射剂量（大约 70 Gy），所以术后很难长期保留听觉功能。重要的是，开放术腔会导致愈合延迟，从而会使放疗延误。开放的乳突和中耳暴露于放射线中，将增加放射性骨坏死的风险。为了加速愈合，最好使用带血管蒂的肌肉瓣，如将颞肌瓣与胸锁乳突肌缝合。

延伸阅读

1. Allanson BM, Low TH, Clark JR, et al. Squamous cell carcinoma of the external auditory canal and temporal bone: an update. Head Neck Pathol,2018,12(3):407–418
2. Beyea JA, Moberly AC. Squamous cell carcinoma of the temporal bone. Otolaryngol Clin North Am,2015,48(2):281–292
3. Chen J, Lin F, Liu Z, et al. Pedicled temporalis muscle flap stuffing after a lateral temporal bone resection for treating mastoid osteoradionecrosis. Otolaryngol Head Neck Surg,2017,156(4):622–626
4. Komune N, Komune S, Morishita T, et al. Microsurgical anatomy of subtotal temporal bone resection en bloc with the parotid gland and temporomandibular joint. Neurosurgery,2014,10(Suppl 2):334–356, discussion 356
5. Kutz JW Jr, Mitchell D, Isaacson B, et al. En bloc resection of the temporal bone and temporomandibular joint for advanced temporal bone carcinoma. Otolaryngol Head Neck Surg,2015,152(3):571–573
6. Lassig AA, Spector ME, Soliman S, et al. Squamous cell carcinoma involving the temporal bone: lateral temporal bone resection as primary intervention. Otol Neurotol,2013,34(1):141–150
7. Sinha S, Dedmon MM, Naunheim MR, et al. Update on surgical outcomes of lateral temporal bone resection for ear and temporal bone malignancies. J Neurol Surg B Skull Base,2017,78(1):37–42
8. Yuhan BT, Nguyen BK, Svider PF, et al. Osteoradionecrosis of the temporal bone: an evidence-based approach. Otol Neurotol,2018,39(9):1172–1183

13.2　颞骨外侧切除术

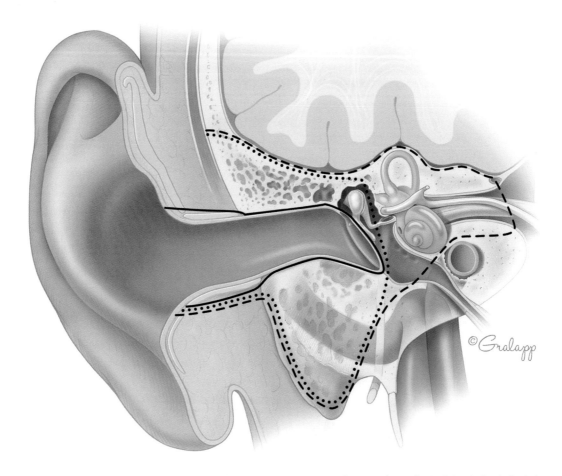

图 13.1　恶性肿瘤的颞骨切除术依据切除范围不同分为三种方式：袖套状外耳道切除术（实线）、颞骨外侧切除术（点线）、颞骨全切术（短线）。冠状位显示三种手术方式的范围。颞骨切除术主要用于治疗外耳道的鳞状细胞癌。一般认为，单纯外耳道袖套状切除术对于治疗恶性肿瘤是不充分的。在颞骨外侧切除术中，外耳道连同鼓膜和外侧听小骨一起被全部切除。腮腺和（或）颈部淋巴结清扫术通常与颞骨外侧切除同时进行。在颞骨全切术中，很难（也不必要）获得一个完整的标本。手术需要广泛切除颈内动脉岩内段，这种方法对侵犯较深的鳞状细胞癌治疗效果较差。多数所谓的颞骨全切术是先进行颞骨外侧切除术，然后再用电钻磨除颞骨内侧部分。这种方式适用于肿瘤已经侵犯了鼓室内侧壁和（或）乳突

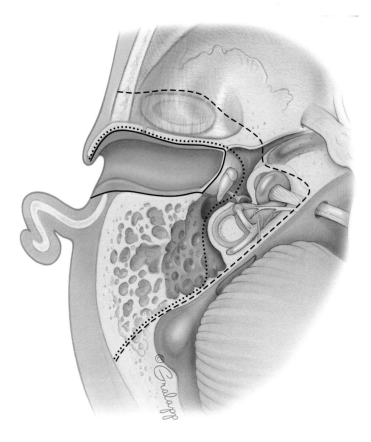

图 13.2　轴位显示三种颞骨切除术的范围：袖套状外耳道切除术（实线）、颞骨外侧切除术（点线）、颞骨全切术（短线）

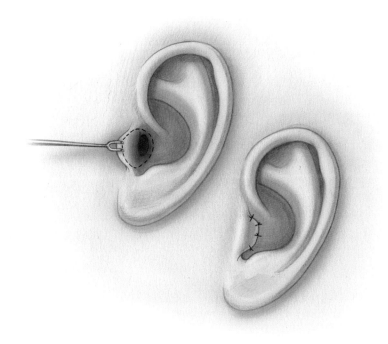

图 13.3　开始进行外耳道恶性肿瘤的颞骨切除术时，先横行切断外耳道并缝合外耳道口。切除标本的切缘送冰冻切片检查。注意这种关闭外耳道的方式与颅底手术的关闭方式不同（见 12.5 耳道闭合术）。只需要将耳屏和耳甲腔边缘的皮肤缝合，要保证全部切除外耳道皮肤并切除多余的耳甲腔软骨

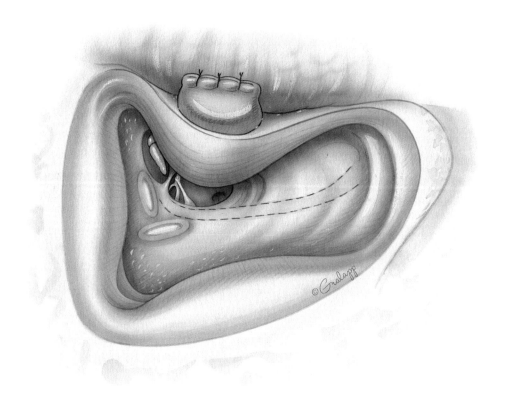

图 13.4　横行切断外耳道的软骨部分后，对标本的皮肤和软骨切缘进行冰冻切片检查。如果在切缘发现了肿瘤组织（不常见），就需要扩大外耳道口与耳廓的切除范围。为了防止肿瘤细胞的播散，需缝合外耳道口。按完壁式乳突切除并开放面神经隐窝（见 7.5 面隐窝径路）

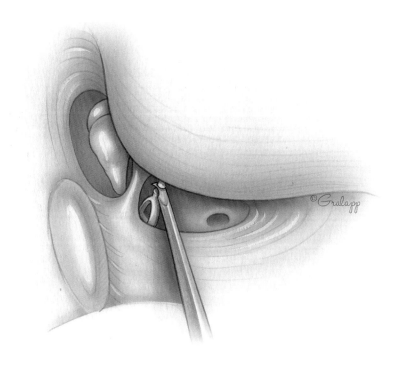

图 13.5　经面神经隐窝切断砧镫关节。用一次性鼓膜刀进行操作

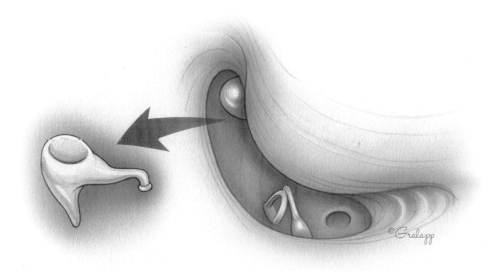

图 13.6　磨除上鼓室与面神经隐窝之间的骨桥，去除砧骨同时切断鼓膜张肌腱（图片未显示）

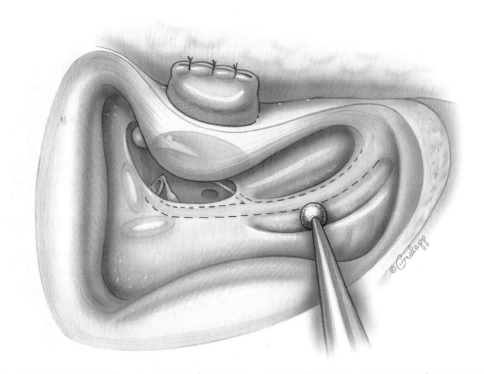

图 13.7　轮廓化面神经垂直段骨管，仅剩余菲薄的骨壁。确定面神经位置对后续面隐窝延伸至下鼓室很重要

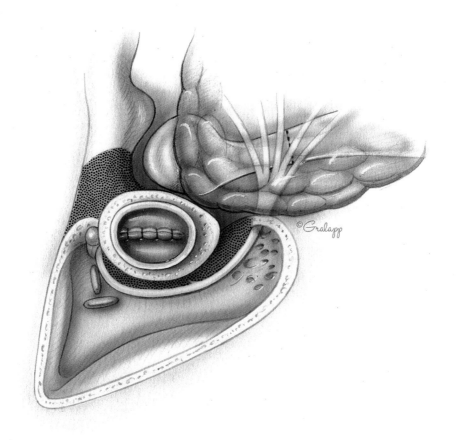

图 13.8 为获得完整的外耳道标本，必须 360° 切除外耳道周围骨质（绿色点线区）。扩大面隐窝，切除鼓室的后下骨壁。在骨性外耳道的下缘与茎乳孔之间切除乳突的前壁。同时切除颧弓根和关节窝的后部（黄色点线区）

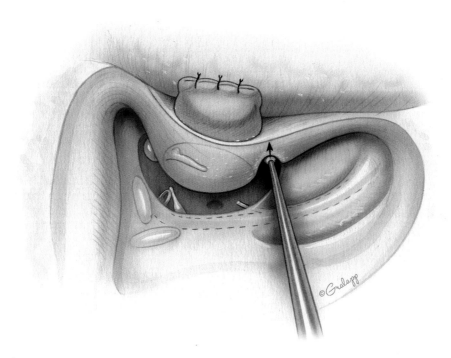

图 13.9 当面隐窝延伸至下鼓室时，切断鼓索神经。在此狭窄区域操作时要小心，注意钻头不要损伤面神经垂直段。在乳突前面与骨性外耳道平行的位置切开骨质

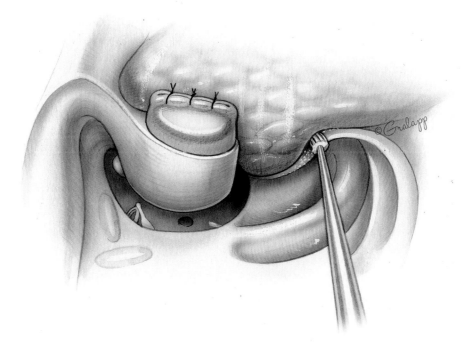

图 13.10 磨除剩余乳突的前壁，直到茎乳孔水平

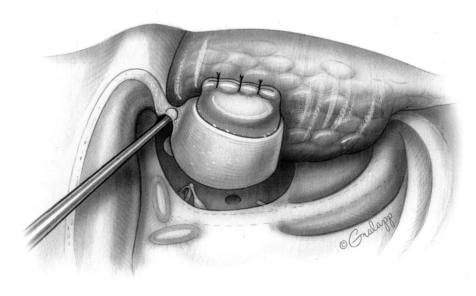

图 13.11 在颅中窝底部和耳道顶部间磨掉颧弓根部，范围包括上鼓室前部至关节窝

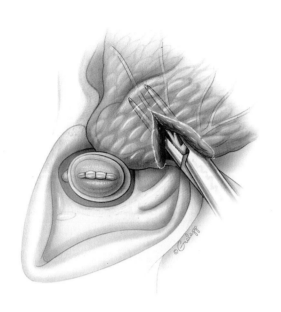

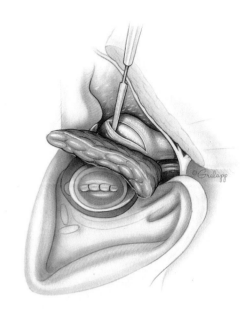

图 13.12　当肿瘤侵犯外耳道前壁时，需进行完整的袖套状切除。范围包括部分或全部腮腺，以及外耳道至下颌骨髁突之间的组织。腮腺切除在面神经穿出茎乳孔时开始。如腮腺区域未被肿瘤累及，只需切除与耳道相连的部分腺体。此时标本只有部分位于面神经后上分支前部的腮腺组织

图 13.13　腮腺部分切除后，下颌骨髁突即可显露。处理髁突有三种方式：只去除关节囊、部分切除、完全切除。保留髁突时，用电刀切开髁突的关节囊

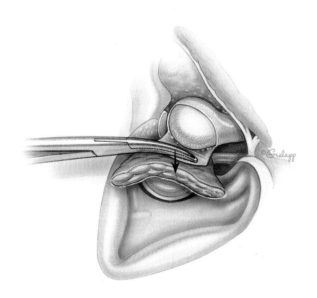

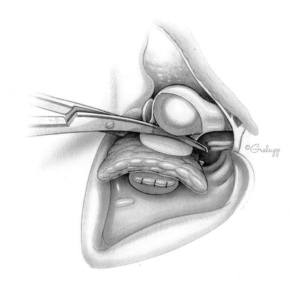

图 13.14　从髁状突头部切开关节囊

图 13.15　用 Mayo 剪刀从深面横行剪断坚韧的关节囊。注意不要损伤颞浅动脉和静脉

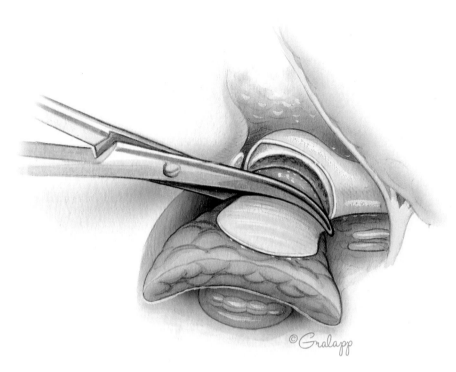

图 13.16　部分髁状突切除术可以使用电钻，以保留完整的关节面。这种方法有助于进行更大范围的袖套状切除，包括从耳道前壁到深面的软组织。用 Gigli 锯切断髁状突的颈部以完整切除髁状突。在分离髁状突颈部时，注意避免损伤上颌动脉

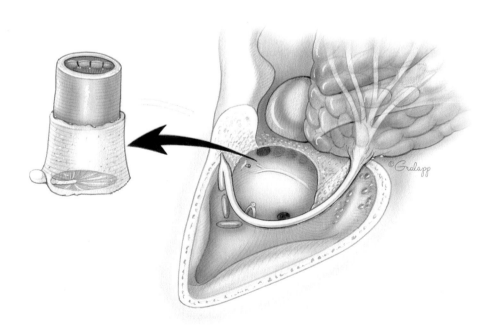

图 13.17　颞骨外侧切除术的标本包括外耳道软骨部和骨部，以及附着锤骨的鼓膜

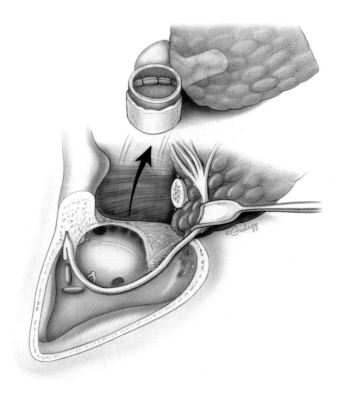

图 13.18 颞骨外侧切除术可包括腮腺和髁状突，以及与之相连的外耳道

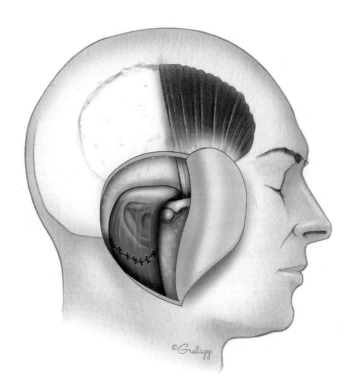

图 13.19 为了促进放疗前的快速愈合，可以将颞肌的后半部分旋转作为组织瓣。将其缝合在胸锁乳突肌上，是固定肌瓣的有效方法。术腔开放易导致骨坏死。在进行 60～70Gy 的放射治疗后，听力很难再恢复

13.3　颞骨扩大切除术

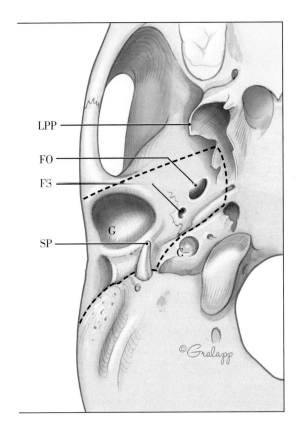

图 13.20　侧颅底的骨性解剖，显示了颞下窝径路的颞骨扩大切除术（虚线）。LPP：翼状突外侧；FO：卵圆孔；FS：棘孔；G：关节窝；SP：茎突；C：颈动脉管

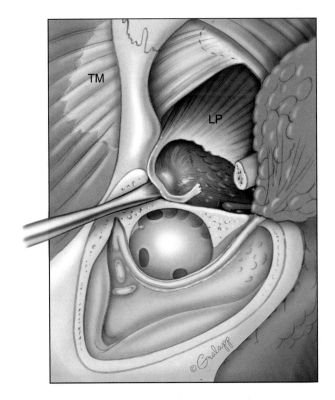

图 13.21　切除包括下颌骨髁突在内的整个颞骨外侧部分，将颞下颌关节囊从关节窝中分离出来。TM：颞肌；LP：翼外肌

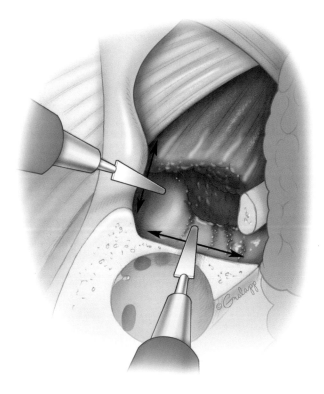

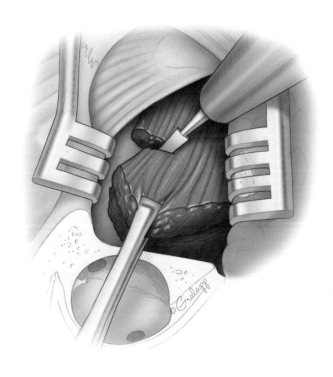

图 13.23 依次切除翼状肌群

图 13.22 外耳道鳞状细胞癌可穿过外耳道向内前侵及颞骨前部，可用电刀解剖颞骨前面和底部的肌肉和韧带

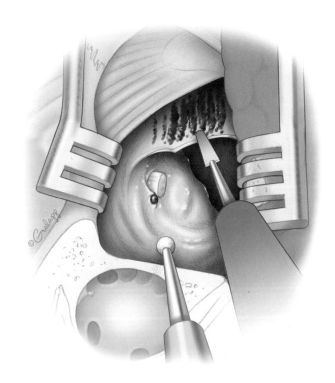

图 13.24 在翼突外侧板水平完成翼状肌切除。用金刚钻在岩骨的前面磨出骨性的边缘，可见脑膜中动脉和三叉神经的第三分支横行穿过中颅窝底

（程华茂　赵学艳　译）

第 14 章
岩尖手术

Robert K. Jackler

14.1 导 言

岩尖部是岩嵴的内侧部分，位于内耳和斜坡之间，其底部是颈内动脉穿过的裂孔，上面是 Meckel's 腔和第五脑神经和在 Dorello's 管中的第六脑神经。多数患者的岩尖部充满骨髓，少数人岩尖部可有气化。在不到 10% 的成年人中，岩尖部可广泛气化。"岩尖切除术"指的是切除岩尖部，但通常不适用于描述引流过程的实质，更准确的说法应是"岩尖切开术"。

最常见的岩尖部病变是岩尖气房中液体潴留而无骨质的破坏。液体潴留最常出现在上颌窦，称之为上颌窦潴留囊肿。岩尖部需要外科手术的最常见病变是胆固醇肉芽肿，这是一种膨胀性、破坏性病变，是通过血液从邻近富含血管的骨髓渗透到黏膜间隙而引起。胆固醇肉芽肿向外侧可能侵犯内耳，导致听力丧失和眩晕，病变向上侵犯时，由于 Dorello's 管的外展神经受压而产生复视，Meckel's 腔的三叉神经受压而产生面部感觉障碍。岩尖胆固醇肉芽肿的外科治疗方法是在岩尖与中耳间建立通气引流通道。当解剖结构正常时，经下鼓室、耳蜗下的通道是直接的引流通道。另一种手术方式是迷路径路，位于后半规管、面神经垂直段和颈静脉球之间，手术部位更深、更窄，技术上更具挑战性。当解剖结构正常时，可经蝶窦引流。当解剖结构上不能向外引流至中耳或向内引流至蝶窦，或引流术未能充分缓解临床症状时，可考虑通过颅中窝径路切除肉芽肿。术中须非常小心，避免损伤颈内动脉，因为此时颈动脉管往往会被破坏。

有两种情况可能导致岩尖部感染。在应用抗生素时代，最常见的是耳源性颅底骨髓炎。这种侵袭性感染最常见于老年糖尿病患者的假单胞菌感染或免疫缺陷患者的真菌（如烟曲霉）感染。颅底骨髓炎通过骨髓而不是气房扩散。颅底骨髓炎通常可以保守治疗，除非有死骨形成或必须取得组织以明确致病菌类型。

相比之下，岩尖炎是岩尖部含气腔的感染。岩尖炎可引起耳部疼痛、耳鸣、复视和眶后疼痛等症状，常被称为 Gradenigo's 综合征。岩尖炎的引流可以通过岩尖切开，经多个途径进行，包括上面的或下面的，或通过迷路或耳蜗下的（例如，穿过上半规管）。一般的规则是"顺着脓液"，最好使用小刮匙，比高速电钻更能保存耳囊的完整性。

岩尖最常见的原发肿瘤是软骨肉瘤，起源于岩斜区的破裂孔。继发性肿瘤包括转移癌，特别是前列腺癌和乳腺癌的转移。从 Meckel's 腔下行的蛛网膜囊肿是一种少见的岩尖病变。

延伸阅读

1. Chole RA. Petrous apicitis: surgical anatomy. Ann Otol Rhinol Laryngol,1985,94(3):251–257

2. Cristobal R, Oghalai JS. Peripetrosal arachnoid cysts. Curr Opin Otolaryngol Head Neck Surg,2007,15(5):323–329

3. Dhanasekar G, Jones NS. Endoscopic trans-sphenoidal removal of cholesterol granuloma of the petrous apex: case report and literature review. J Laryngol Otol,2011,125(2):169–172

4. Fournier HD, Mercier P, Roche PH. Surgical anatomy of the petrous apex and petroclival region. Adv Tech Stand Neurosurg,2007,32:91–146

5. Isaacson B. Cholesterol granuloma and other petrous apex lesions. Otolaryngol Clin North Am,2015,48(2):361–373

6. Jackler RK, Cho M. A new theory to explain the genesis of petrous apex cholesterol granuloma. Otol Neurotol, 2003,24(1):96–106, discussion 106

7. Lee DH, Kim MJ, Lee S,et al. Anatomical factors influencing pneumatization of the petrous apex. Clin Exp Otorhinolaryng ol,2015,8(4):339–344

8. Sanna M, Dispenza F, Mathur N, et al.Otoneurological management of petrous apex cholesterol granuloma. Am J Otolaryngol,2009,30(6):407–414

9. Shoman N, Donaldson AM, Ksiazek J, et al.First stage in predicative measure for transnasal transsphenoidal approach to petrous apex cholesterol granuloma. Laryngosco pe,2013,123(3):581–583

10. Sweeney AD, Osetinsky LM, Carlson ML, et al. The natural history and management of petrous apex cholesterol granulomas.Otol Neurotol,2015,36(10):1714–1719

11. Taklalsingh N, Falcone F, Velayudhan V. Gradenigo's syndrome in a patient with chronic suppurative otitis media, petrous apicitis, and meningitis. Am J Case Rep,2017,18:1039–1043

12. Wick CC, Hansen AR, Kutz JW Jr, et al. Endoscopic infracochlear approach for drainage of petrous apex cholesterol granulomas: a case series. Otol Neurotol,2017,38(6):876–881

14.2　岩尖切开术

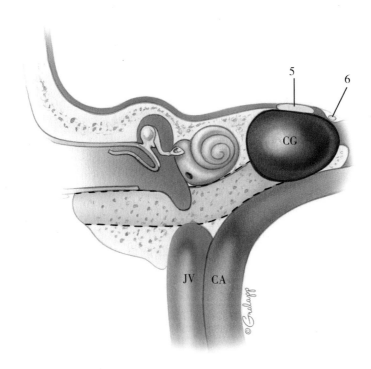

图14.1　岩尖是岩骨的内侧部分，位于内耳和斜坡之间。"岩尖切除术"通常是指绕过内耳到达岩骨顶端的一种手术方式。本质上是一种引流术，即建立进入岩尖区的相对较小的通道。在本文中使用的术语"岩尖切除术"是不恰当的，实际上"岩尖切开术"更为准确。岩尖切开术主要用于治疗胆固醇肉芽肿和化脓性感染。有两条路可以到达岩尖：一条是经过迷路附近，另一条是绕过耳蜗。近年来，本书所描述的下鼓室－耳蜗下途径已成为最受欢迎的途径。冠位图中绿色表示手术过程所切除的骨质范围。注意胆固醇肉芽肿顶端与第五和第六脑神经的关系，其解释了为何病变会频繁引起耳深部和眶后疼痛以及复视。JV：颈内静脉；CA：颈内动脉；CG：胆固醇肉芽肿；5：三叉神经；6：外展神经

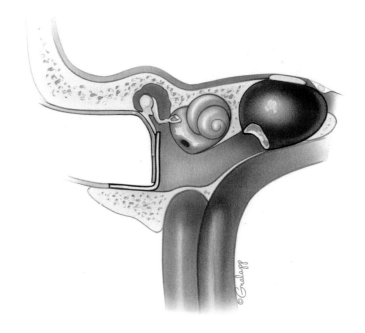

图14.2 经下鼓室－耳蜗下入路至岩尖部的冠状位示意图。注意，耳道底部和下鼓室已被磨至颈静脉球水平。耳蜗为开口的上界，开口的内侧是颈内动脉的膝部。如图所示，下鼓室缺损部分用移植的筋膜封闭，形成大于正常面积的鼓膜

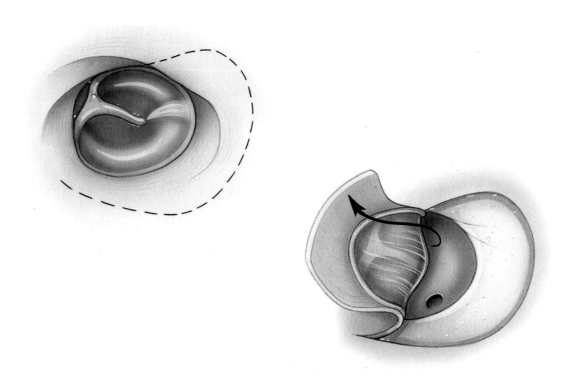

图14.3 耳蜗下入路至岩尖手术，蒂在上方，外耳道皮肤－鼓膜瓣可扩大下鼓室区的暴露范围

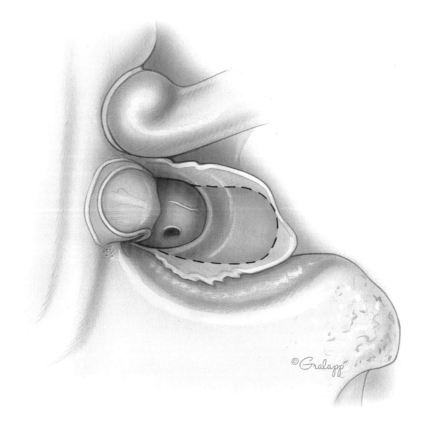

图 14.4　到达岩尖部前，被切除的鼓部骨质（绿色）

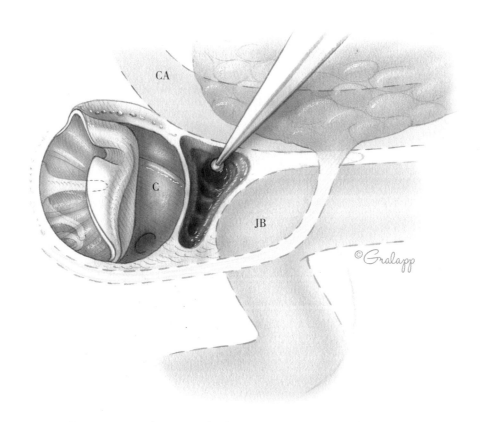

图 14.5　在耳蜗下径路中，岩尖部所在的耳蜗（C）为上界、颈静脉球（JB）为后界、颈内动脉（CA）为前界的三角区骨质被切除

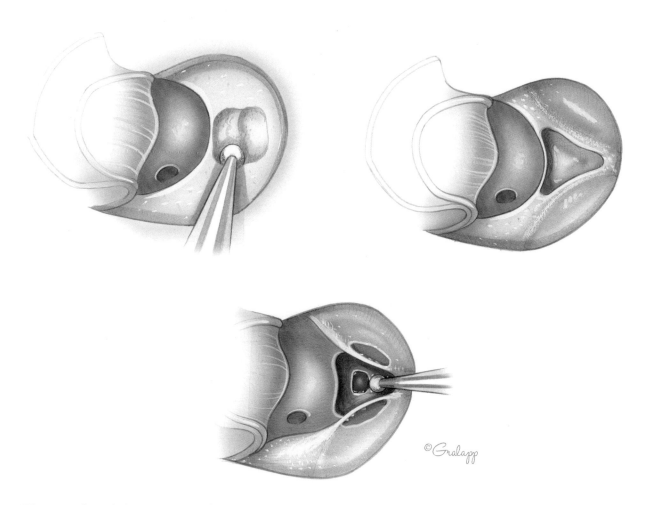

图 14.6　在下鼓室区开始切除骨质。最好同时确定颈内静脉壁和颈内动脉壁位置，用金刚钻安全并轻柔地完成操作。通常胆固醇肉芽肿的囊壁相当坚韧，可能需要用锋锐的器械打开。如不确定，在切开囊壁前，用细针穿刺吸引有助于确认囊腔，也可以用影像导航辅助确认胆固醇肉芽肿的位置。开口应尽可能大。为尽可能多地排出囊肿内物质，囊腔内应通过塑料管用杆菌肽盐水充分冲洗（例如 14 号静脉留置针）。通向岩尖的通道要足够大，以保持开放状态。如连接处狭小，可在开口处放置一个薄硅胶片 [0.005in(1in=2.54cm)] 防止通道闭合。卷好的薄硅胶片比相同长度的导管更好，其可以最大限度保持扩张状态和通道口径。部分引流通道会随着时间延长发生闭合

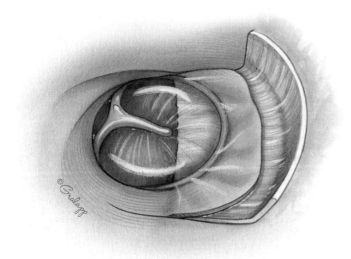

图 14.7　囊肿引流后，耳蜗下的开口保持开放，使囊腔与鼓室相通。由于外耳道皮肤－鼓膜瓣太短，无法覆盖下鼓室缺损，可用颞肌筋膜覆盖。一旦愈合，耳镜下表现为鼓膜增大

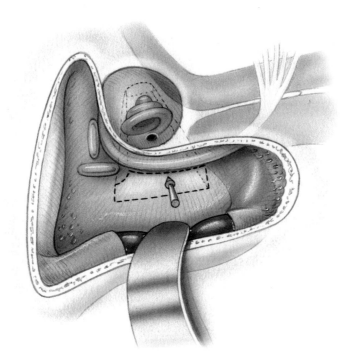

图 14.8　迷路下径路是到达岩尖的另外一种途径。　岩尖切开术用于引流胆固醇肉芽肿或感染性岩尖炎。该开口通过一个长方形空间进入，上方为后半规管，下方为颈静脉球，后方为颅后窝的硬脑膜，前方为面神经垂直段。这种方式可获得的空间大小可以通过术前CT扫描来预估。由于岩尖的主要部分位于耳蜗前面，所以这条通路又深又窄。为了获得最佳的视野，需要深入到面神经下方，将乙状窦减压并后移。与胆固醇肉芽肿手术不同，慢性中耳炎的岩尖引流术可通过多种迷路周围间隙。经验表明，使用手工工具（例如刮匙）能更好地确认耳囊骨质，并通过胆脂瘤和（或）脓液来识别病变所在部位

14.3 岩尖切除术

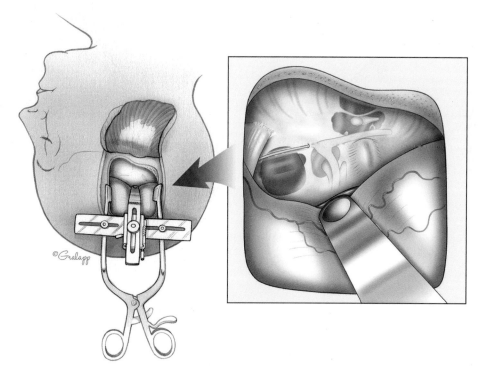

图 14.9 中颅窝径路也可用于处理岩尖病变, 例如切除软骨肉瘤和囊性病变。当岩尖部胆固醇肉芽肿复发, 或者在外方 (耳蜗下或迷路下) 及内侧 (蝶窦) 没有引流通道时, 需要经此径路行胆固醇囊肿切除术

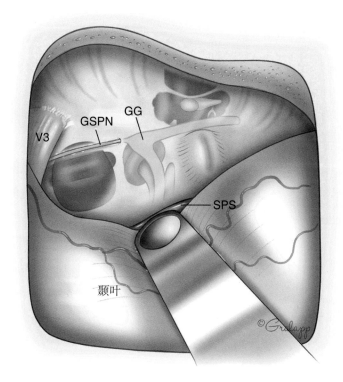

图 14.10 中颅窝底的解剖细节与岩尖胆固醇肉芽肿的关系。使用牵开器暴露位于岩嵴沟槽中的岩上窦。与颞下入路一样, 需要用填塞物来控制前部的静脉出血。GG: 膝状神经节; V3: 三叉神经的第三分支, 位于卵圆孔; GSPN: 岩浅大神经; SPS: 岩上窦

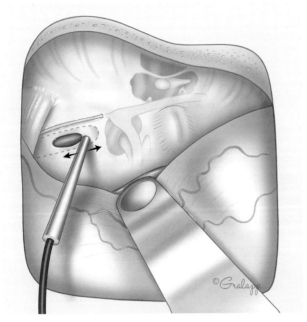

图14.11 颈内动脉岩内段表面骨质有先天性缺损，可能被病变破坏。在切开胆固醇肉芽肿顶部之前，应用多普勒探头鉴别是否为颈内动脉

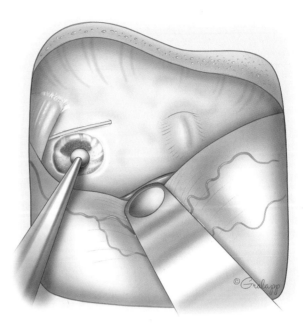

图14.12 用金刚钻暴露囊肿的顶部

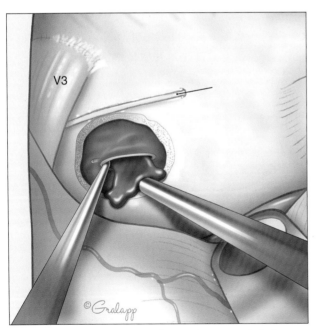

图14.13 切开胆固醇肉芽肿顶部，释放其内容物。GSPN：岩浅大神经；V3：三叉神经的第三分支，位于卵圆孔

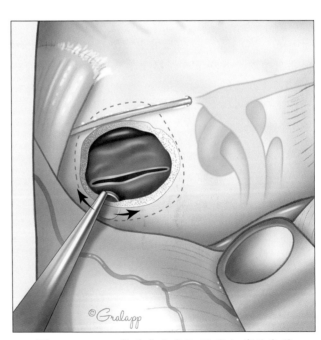

图14.14 从骨腔中分离胆固醇肉芽肿囊壁

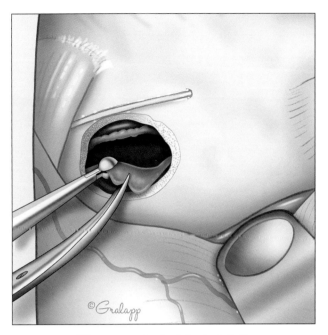

图 14.15　切除游离后的囊壁

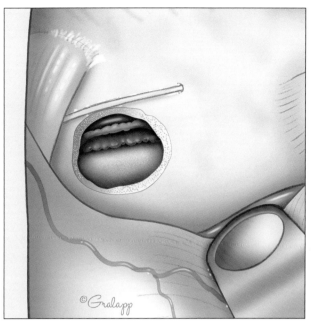

图 14.16　如果囊壁附着在血管壁上，则保留部分囊壁在颈内动脉上，以避免可能的血管损伤

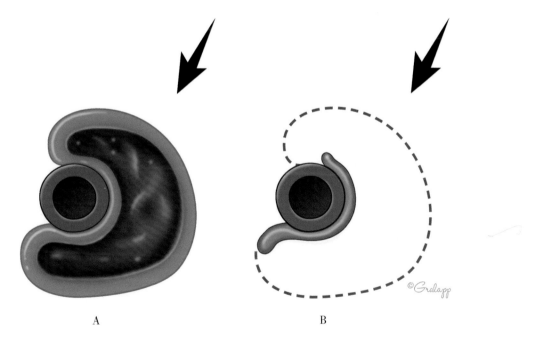

A B

图 14.17　岩尖胆固醇肉芽肿与颈内动脉关系的矢状位示意图：当囊壁附着在颈内动脉壁上时（A），保留附着部位的囊壁是明智的选择（B）。箭头所示为术者在术中的所见

14.4　经蝶窦径路岩尖手术

Peter H. Hwang

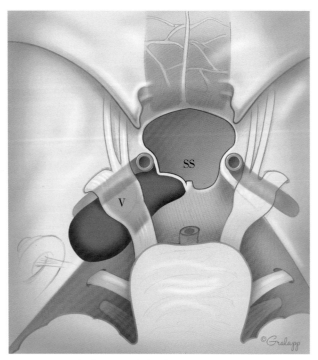

图 14.18　岩尖胆固醇肉芽肿轴位观。病变向颈内动脉内侧延伸，为向蝶窦引流提供了良好的解剖径路。V：三叉神经；SS：去除蝶窦间隔后所见蝶窦

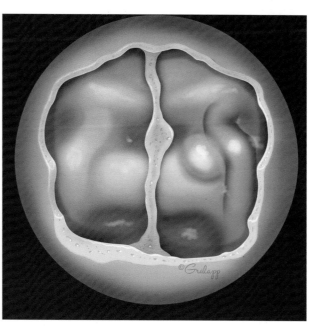

图 14.19　胆固醇肉芽肿在蝶窦后外侧壁形成隆起，正好位于颈内动脉内侧

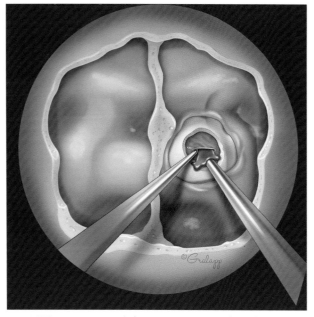

图 14.20　经蝶窦开放胆固醇肉芽肿囊腔

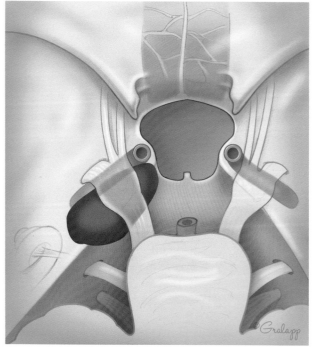

图 14.21　岩尖胆固醇肉芽肿轴位观。病变延伸至颈内动脉内侧缘，可引流至蝶窦

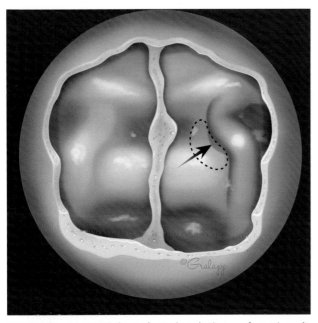

图 14.22　打开蝶窦后外侧壁（虚线），建立进入囊袋的通路

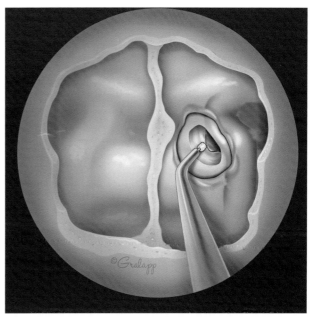

图 14.23　弯钻去除骨质

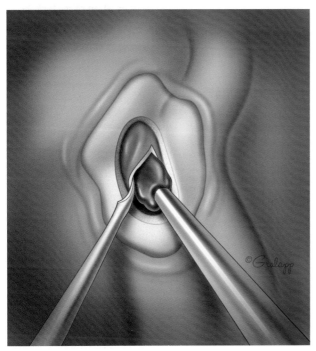

图 14.24　切开囊壁，清除内容物。为避免术后引流口狭窄，应尽量扩大囊袋切口

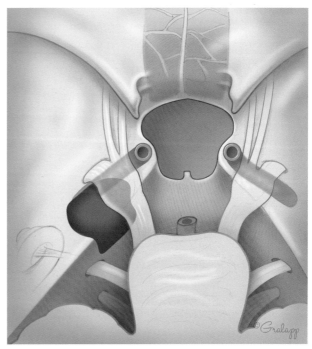

图 14.25　岩尖胆固醇肉芽肿轴位观。病变位于颈内动脉内缘的外侧，不易引流至蝶窦

（程华茂　赵学艳　译）

第 15 章
搏动性耳鸣

Robert K. Jackler

15.1 导 言

搏动性耳鸣可能有许多原因。最常发生于传导性听力损失时,特别是中耳积液,由于声音经液体传导,致使外界传入声减低而血管搏动音增强。持续且令人不适的搏动性耳鸣通常不是由耳部本身疾病引起,而是由于感受到邻近血管内异常嘈杂的血流声。最常见的原因是乙状窦涡流,可能源于蛛网膜颗粒、附壁血栓或血管憩室等导致的血管壁异常。搏动性耳鸣通常发生血流优势侧乙状窦,多见于右侧。由于脑部主要流出静脉的高压,可产生类似于动脉搏动的声音。特征性表现是轻压患侧颈静脉时,耳鸣声减轻或消失,而当松开按压时耳鸣声增大。耳鸣可能表现为主观性耳鸣(只有患者听到)或客观性耳鸣(可被检查者用听诊器听到),后者绝大部分产生于动静脉瘘。

CT 或磁共振血管造影等影像学检查是评估硬脑膜动静脉瘘的重要手段,这种动静脉瘘通常需行血管介入治疗。作者推荐联合应用颞骨 CT 平扫(识别乙状窦壁骨质缺损、颈静脉球高位、颈动脉异常、上半规管裂或血管球瘤)和 CT 动脉(动静脉瘘)及静脉(乙状窦腔内畸形)血管成像。如眼科检查发现视盘水肿及视野缺损,提示需评估有无假性脑瘤。治疗恼人的静脉性搏动性耳鸣包括在乳突和(或)下鼓室建立隔音屏障。不宜使用颈静脉结扎或颈静脉球填压的方法,因为有导致颅内静脉回流不足的风险。血管内治疗包括支架植入,可作为治疗手段之一,特别是对于动静脉瘘阻塞。

延伸阅读

1. Ahsan SF, Seidman M, Yaremchuk K. What is the best imaging modality in evaluating patients with unilateral pulsatile tinnitus?Laryngoscope,2015,125(2):284–285

2. DeHart AN, Shaia WT, Coelho DH. Hydroxyapatite cement resurfacing the dehiscent jugular bulb: novel treatment for pulsatile tinnitus. Laryngoscope,2018,128(5):1186–1190

3. Lansley JA, Tucker W, Eriksen MR, et al.Sigmoid sinus diverticulum, dehiscence, and venous sinus stenosis: potential causes of pulsatile tinnitus in patients with idiopathic intracranial hypertension? AJNR Am J Neuroradi ol,2017,38(9):1783–1788

4. Pegge SAH, Steens SCA, Kunst HPM,et al. Pulsatile tinnitus:differential diagnosis and radiological work-up. Curr Radiol Rep,2017,5(1):5

5. Reardon MA, Raghavan P. Venous abnormalities leading to tinnitus: imaging evaluation. Neuroimaging Clin N Am,2016,26(2):237–245

6. Serulle Y, Miller TR, Gandhi D. Dural arteriovenous fistulae: imaging and management. Neuroimaging Clin N Am,2016,26(2):247–258

7. Sismanis A. Pulsatile tinnitus: contemporary assessment and management. Curr Opin Otolaryngol Head Neck Surg,2011,19(5):348–357

8. Song JJ, Kim YJ, Kim SY, et al. Sinus wall resurfacing for patients with temporal bone venous sinus diverticulum and ipsilateral pulsatile tinnitus. Neurosurge ry,2015,,77(5):709–717, discussion 717

9. Trivelato FP, Araújo JF, Dos Santos Silva R, et al. Endovascular treatment of pulsatile tinnitus associated with transverse sigmoid sinus aneurysms and jugular bulb anomalies. Interv Neuroradiol 2015,21(4):548–551

10.Wang AC, Nelson AN, Pino C, et al. Management of sigmoid sinus associated pulsatile tinnitus: a systematic review of the literature. Otol Neurotol,2017,38(10):1390–1396

11.Yeo WX, Xu SH, Tan TY, et al. Surgical management of pulsatile tinnitus secondary to jugular bulb or sigmoid sinus diverticulum with review of literature. Am J Otolaryngol,2018,39(2):247–252

15.2　硬膜静脉窦性搏动性耳鸣

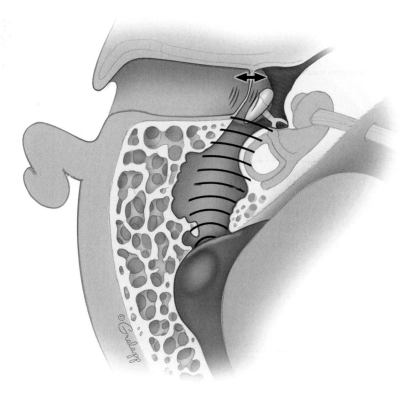

图 15.1　静脉窦内血液流速快、压力高。乙状窦骨盖缺损时，血流声音可通过乳突气房传导至鼓室并使听骨链产生振动，导致搏动性耳鸣的发生。这是恼人的搏动性耳鸣产生的最常见原因

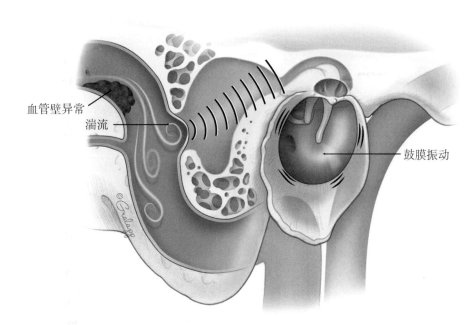

血管壁异常
湍流
鼓膜振动

图 15.2　乙状窦内血流通畅时产生的噪音小。血流紊乱使血流声增强而更容易被感知。有些病例在横窦乙状窦交汇处可见蛛网膜颗粒突出于血管腔

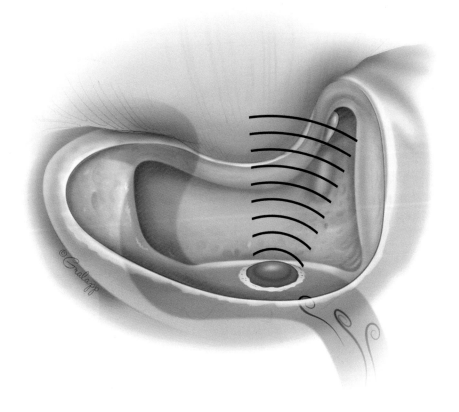

图 15.3 乳突切除显露乙状窦缺损。不要破坏乙状窦表面骨质的完整，以免扩大骨质缺损范围

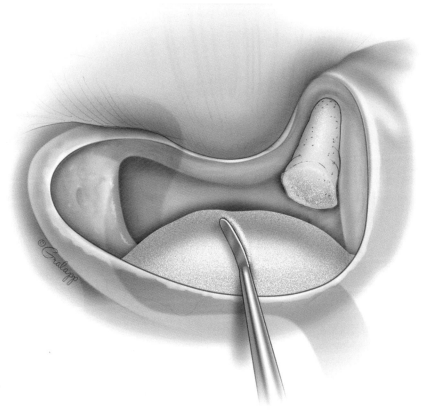

图 15.4 在乙状窦骨质缺损处涂一层厚的羟基磷灰石水泥以形成隔音屏障。对于某些适当选择的病例，此法可以非常有效地减轻搏动性耳鸣。在鼓窦入口临时放置吸收性明胶海绵，勿使听小骨接触到骨水泥

15.3　颈动脉和颈静脉球性搏动性耳鸣

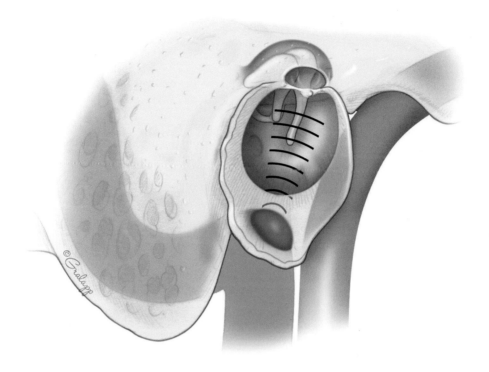

图 15.5　下鼓室处颈静脉球部表面骨质缺损可能引起搏动性耳鸣

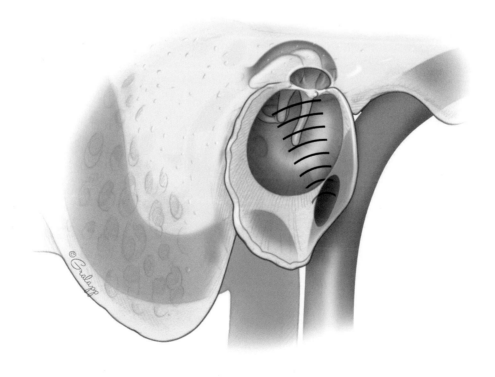

图 15.6　下鼓室处颈内动脉表面骨质缺损可能引起搏动性耳鸣

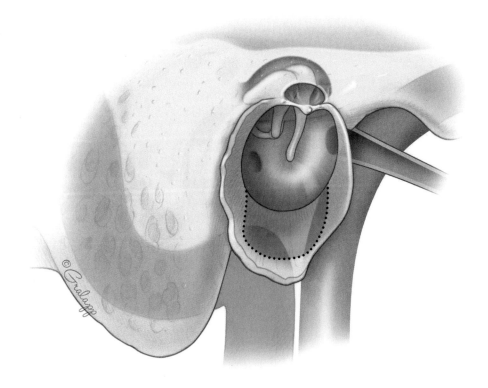

图 15.7　通过下鼓室径路显露大血管。行耳后切口，磨低骨性外耳道下壁

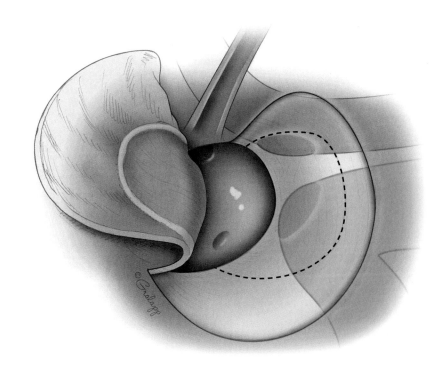

图 15.8　掀起带在上方的耳道皮肤－鼓膜瓣

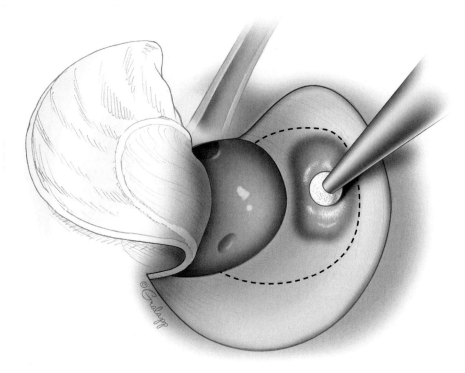

图 15.9　磨开下鼓室

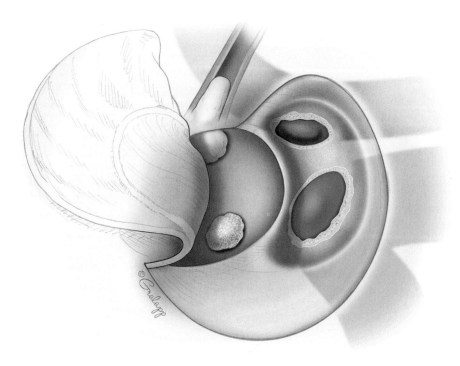

图 15.10　在下鼓室显露颈内动脉及颈静脉球

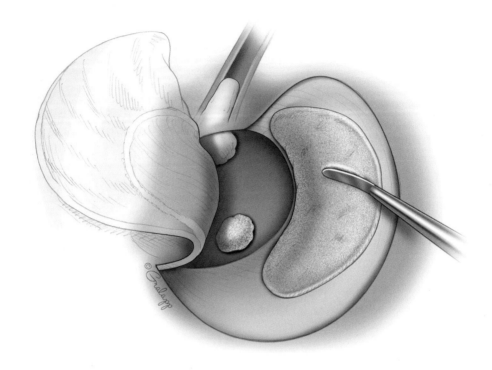

图 15.11　在显露的颈内动脉及颈静脉球处涂一层羟基磷灰石水泥以形成隔音屏障。在圆窗处临时放置吸收性明胶海绵，在咽鼓管口放置小块膨胀海绵以资保护

（程华茂　译）

第 16 章
附录：患者教育资料

Robert K. Jackler

在斯坦福大学耳研究所，医生用一系列的手册来帮助其向患者及家人解释耳部疾病和准备做的手术。笔者将这些内容汇编在本书中，以便世界各地的耳科医生可以将其用于自己的患者。

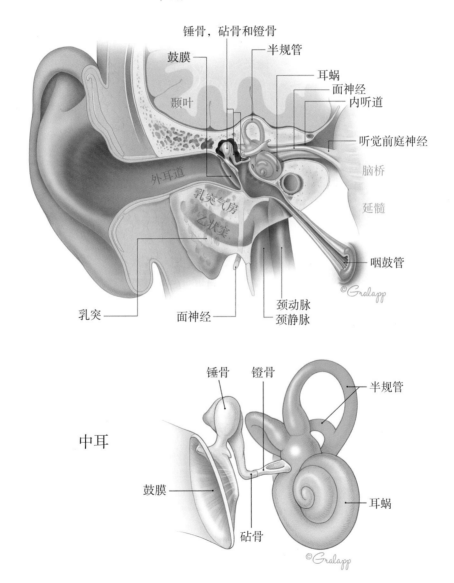

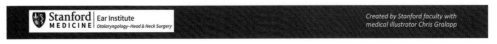

图 16.1 耳的解剖结构

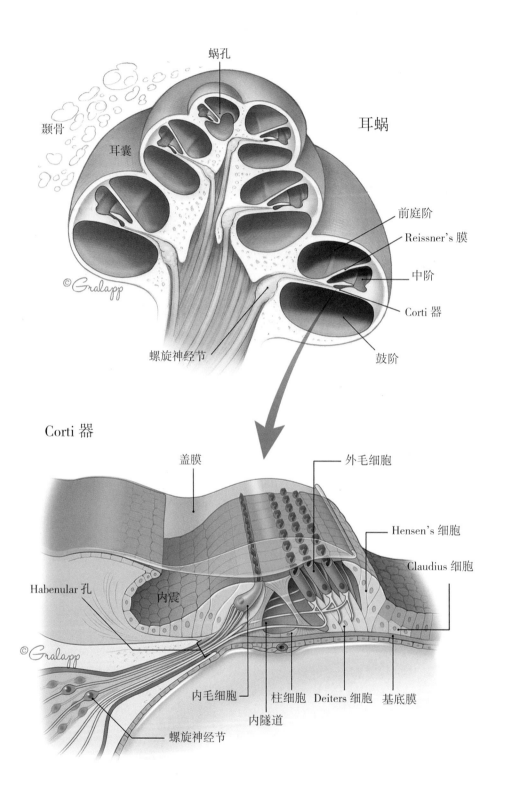

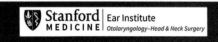

图 16.2　听觉系统解剖

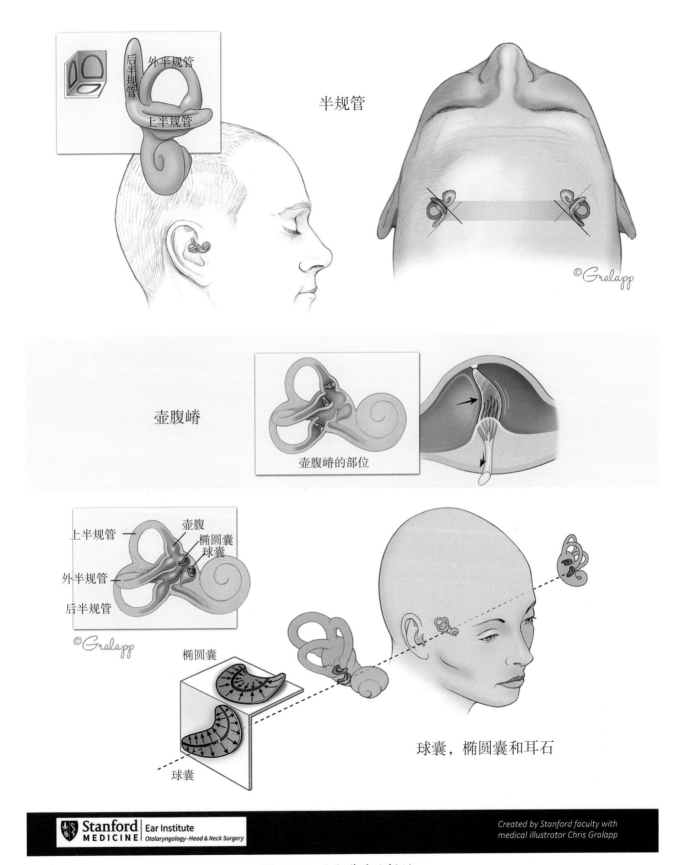

图 16.3　平衡觉系统解剖

鼓室成形术

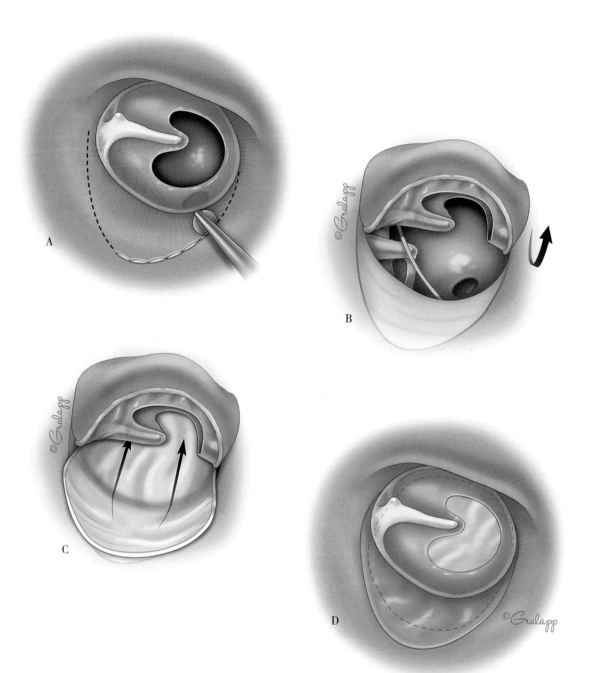

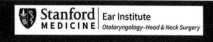
图 16.4　鼓室成形术

听骨链重建术

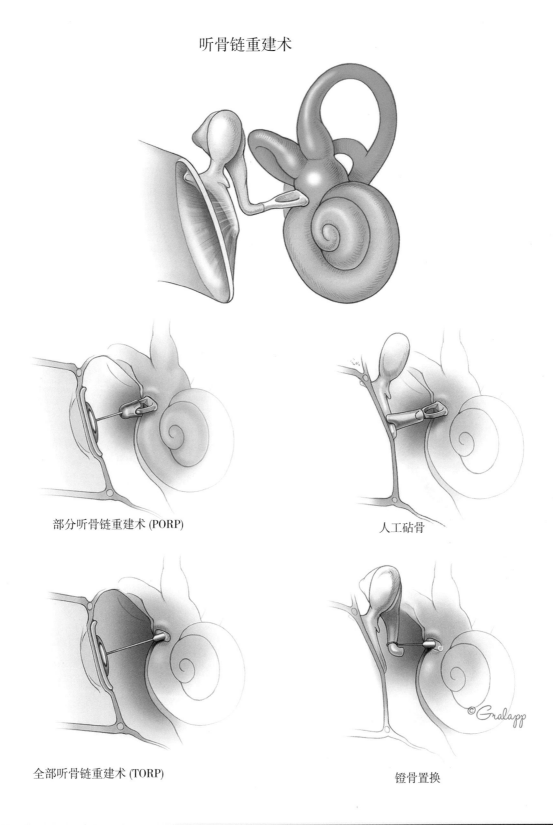

部分听骨链重建术 (PORP)

人工砧骨

全部听骨链重建术 (TORP)

镫骨置换

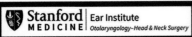

图 16.5　听骨链重建

胆脂瘤

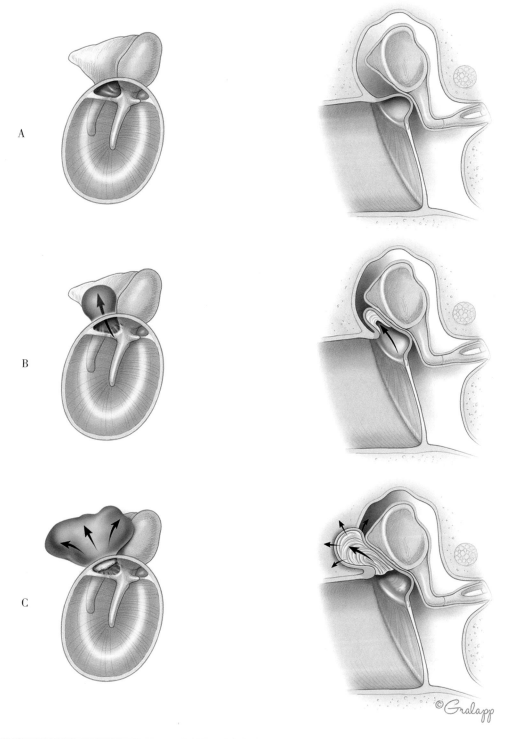

A

B

C

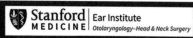

图 16.6　胆脂瘤

胆脂瘤和乳突

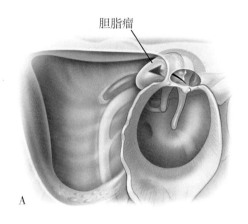

胆脂瘤

A

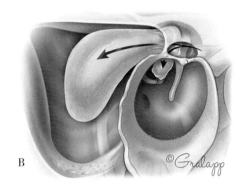

B

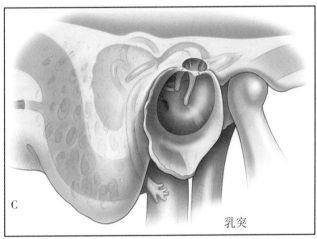

C

乳突

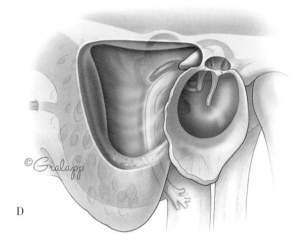

D

完壁式乳突根治术

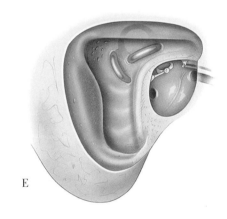

E

开放式乳突根治术

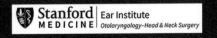

Stanford MEDICINE | Ear Institute Otolaryngology–Head & Neck Surgery

Created by Stanford faculty with medical illustrator Chris Gralapp

图 16.7 胆脂瘤和乳突根治术

耳硬化症和镫骨手术

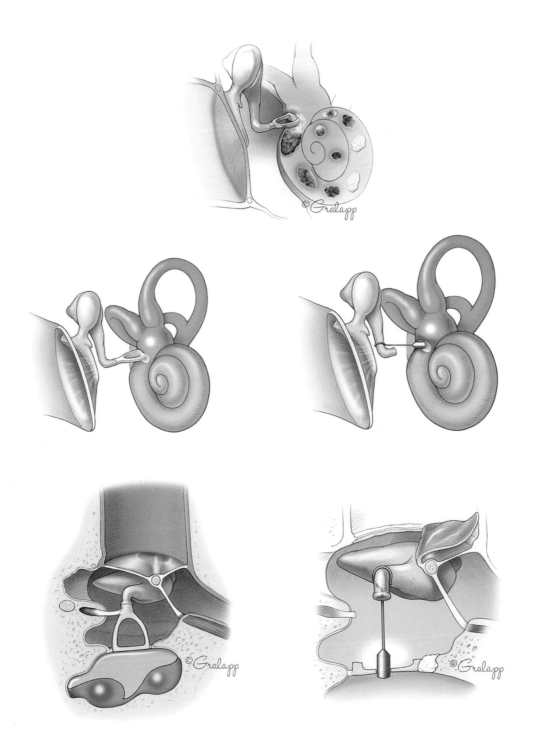

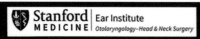

图 16.8　耳硬化症和镫骨手术

上半规管裂综合征

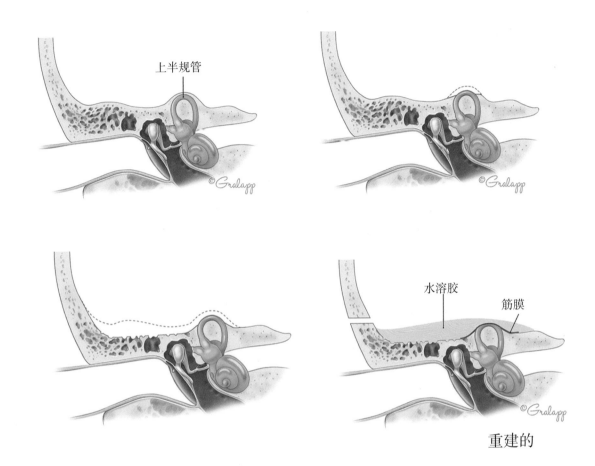

重建的

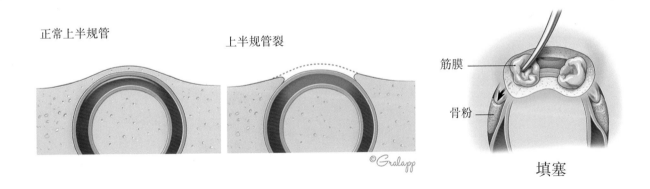

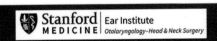

图 16.9　上半规管裂综合征

平衡系统和大脑

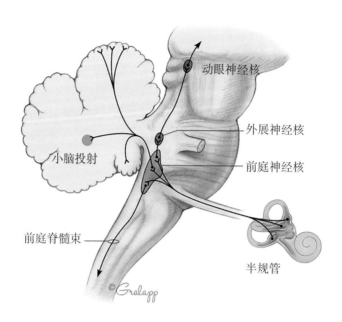

动眼神经核
外展神经核
前庭神经核
小脑投射
前庭脊髓束
半规管

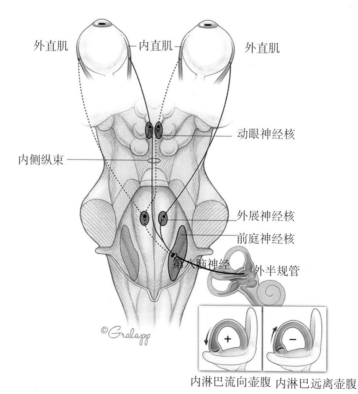

外直肌　内直肌　外直肌
动眼神经核
内侧纵束
外展神经核
前庭神经核
第八脑神经　外半规管

内淋巴流向壶腹　内淋巴远离壶腹

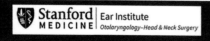

图 16.10　平衡系统和大脑

搏动性耳鸣

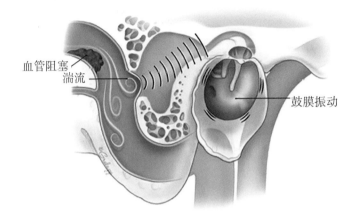

血管阻塞
湍流

鼓膜振动

乙状窦

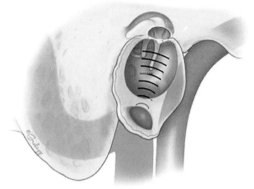

颈静脉球

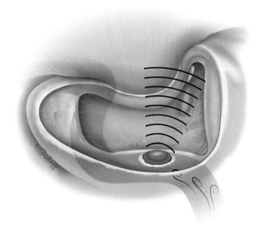

乙状窦裂开

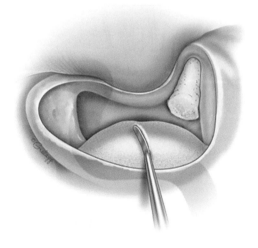

人造骨隔音板

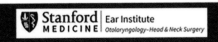

图 16.11　搏动性耳鸣

索　引